茂盛醫院泌尿婦科主任
醫學博士

謝卿宏 —— 著

泌尿婦科
診治照護全書

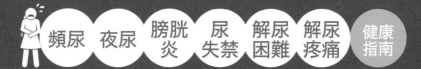

頻尿　夜尿　膀胱炎　尿失禁　解尿困難　解尿疼痛　健康指南

▲ 謝卿宏醫師榮獲美國婦產科醫學會（ACOG）頒發榮譽院士，左為當時 ACOG 理事長 Haywood L. Brown。(德州 Austin，2018)

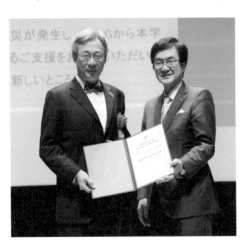

▲ 謝卿宏醫師榮獲日本產科婦人科學會（JSOG）頒發榮譽會員，右為當時 JSOG 理事長 Tomoyuki Fujii。(名古屋，2019)

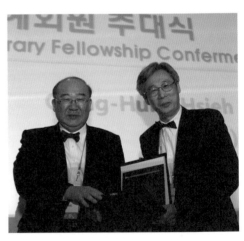

▲ 謝卿宏醫師榮獲韓國婦產科醫學會（KSOG）頒發榮譽院士，左為當時 KSOG 理事長 Kim Jang-Heub。(首爾，2014)

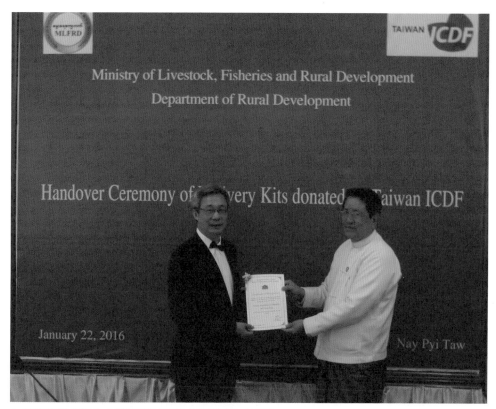

▲ 謝卿宏醫師代表台灣婦產科醫學會捐贈產包給緬甸 Ministry of Livestock, Fisheries, and Rural Development，由該部副部長代表接受，並獲頒感謝狀。(仰光，2016)

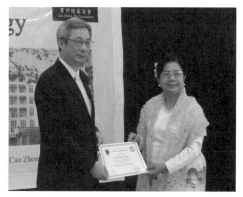

▲ 謝卿宏醫師代表 AOFOG 到緬甸第二醫學大學辦婦女泌尿學術研討會和手術示範，圖右為該大學附設醫院婦產部主任 Kyi Kyi Nyunt。(仰光，2018)

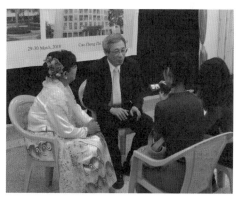

▲ 謝卿宏醫師和 Kyi Kyi Nyunt 接受媒體採訪。(仰光，2018)

手術示範／技術交流

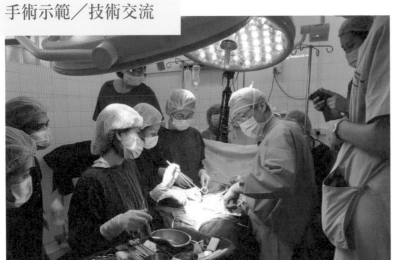

▲

謝卿宏醫師擔任亞太婦產科聯盟(AOFOG)婦女泌尿委員會主席期間，受邀至緬甸演講並在第二醫學大學示範「經腹骨盆重建手術和 Burch 尿失禁手術」。(仰光，2017)

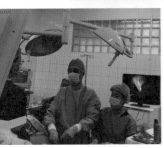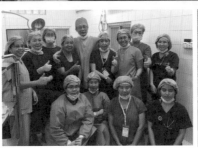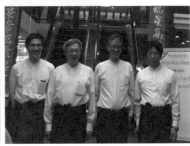

▲ 謝卿宏醫師在緬甸第二醫學大學附設醫院示範腹腔鏡子宮懸吊手術，術後與該院醫療團隊合影。

▲ 研討會後緬甸婦產科醫學會邀請筆者與京都大學婦產科主任 Masaki Mandai(右二) 等人聚會，緬甸贈送傳統服飾 Longyi。(仰光，2017)

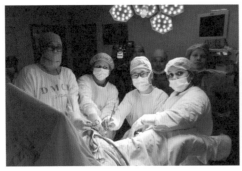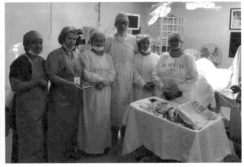

▲ 謝卿宏醫師到孟加拉達卡大學醫學院附設醫院（DMCH）做「經陰道骨盆重建手術」示範，術後與醫療團隊合影。(達卡，2018)

國際友誼（一）

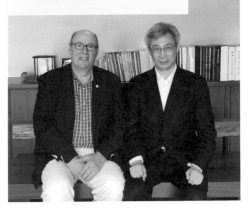

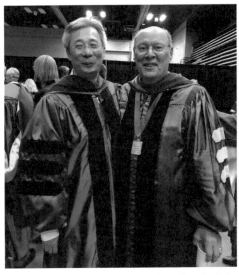

▲ Mark S. DeFrancesco（左）參觀台灣婦產
科醫學會博物館後與謝卿宏醫師合影。
(龍潭，2017)

▲ 在美國婦產科醫學會年會中，謝卿宏醫師
（左 ）與 Mark S. DeFrancesco 合影。(德州
Austin，2018)

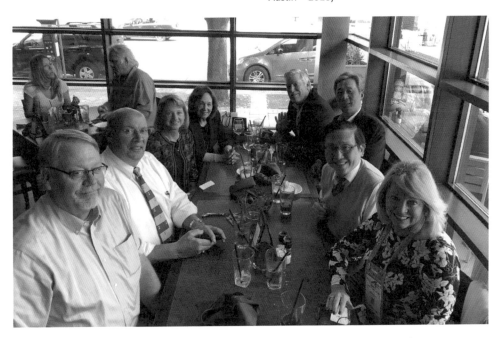

▲ 謝卿宏醫師與 ACOG 前任理事長 Thomas M. Gellhaus (2016-2017，左一)，Mark S.
DeFrancesco (2015-2016，左二)，及 Jeanne A. Conry (2014-2015，右一) 合影，Jeanne 也是
2021-2024 年世界婦產科聯盟（FIGO）理事長。(德州 Austin，2018)

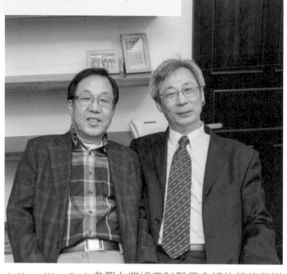

▲ Yong Won Park 參觀台灣婦產科醫學會博物館後與謝卿宏醫師合影。(龍潭，2014)

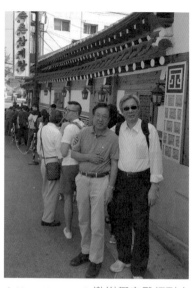

▲ Yong Won Park 邀謝卿宏醫師到土俗村享用人蔘雞湯。(首爾，2016)

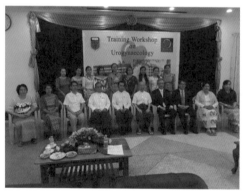

▲ 謝卿宏醫師到緬甸演講及手術示範，曹仲植基金會曹國賢董事長 (右五) 捐贈骨盆重建手術器械一批，並邀請當時我駐緬甸代表處張俊福代表 (右二) 蒞臨指導。(仰光，2018)

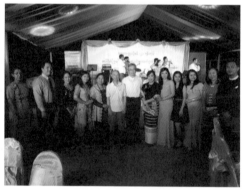

▲ 謝卿宏醫師到緬甸演講，獲邀參加緬甸第二醫學大學第 50 屆醫學生畢業典禮。(仰光，2018)

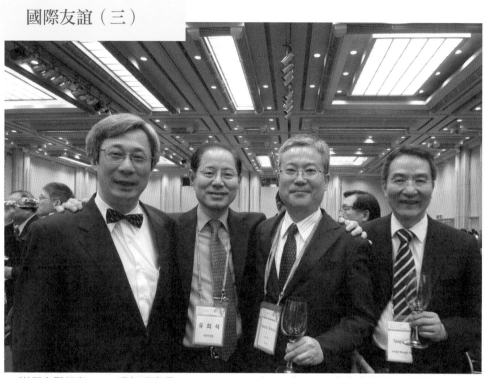

▲ 謝卿宏醫師與 JSOG 現任理事長 Tadashi Kimura(右二) 在 KSOG 年會中相聚。(首爾，2018)

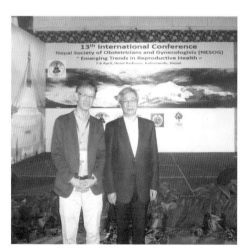

▲ 謝卿宏醫師擔任 AOFOG 婦女泌尿委員會
主席時，至尼泊爾婦產科學會年會演講。
左為京都大學 Masaki Mandai。(加德滿
都，2017)

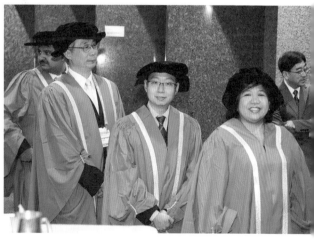

▲ 謝卿宏醫師擔任 AOFOG 婦女泌尿委員會主
席時，參加 AOFOG 年會。(香港，2017)

國際友誼（四）

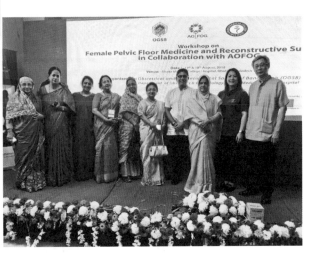

▲ 謝卿宏醫師至斐濟參加 AOFOG 理
事會，和中國婦產科醫學會代表
理事曹澤毅合影。(斐濟，2012)

▲ 謝卿宏醫師（右一）在達卡大學醫學院附設醫院研討
會後與該院醫療團隊合影，穿孟加拉傳統襯衫 Kurta。
(達卡，2018)

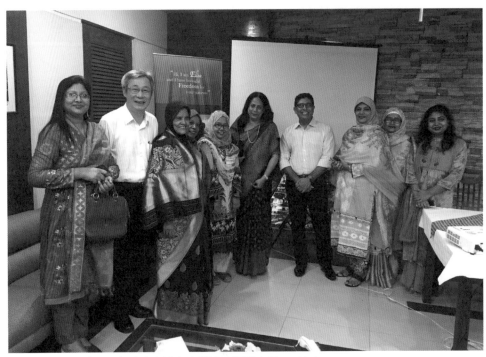

▲ 謝卿宏醫師（左二）晚宴與達卡大學醫療團隊合影。(達卡，2018)

| 特別感謝 |

本書經過 15 年後，得以更新再版，誠屬不易，尤其是在社會大眾習於看網路資訊的今天，實體書的發行更加困難。特別感謝原水文化努力發行衛教知識的好書，造福真正需要的人。個人也期待利用這個難得的機會，將行醫近 30 年來全心奉獻、專攻婦女泌尿學經驗，用深入淺出的敘述，將正確、實用又有趣的婦女泌尿學知識，從觀念、解剖構造、症狀、疾病、治療、保養之道和破解迷思等面向，鉅細靡遺地提供給讀者，避免讀者在茫茫的醫學知識大海中無所適從，這是個人最深切的期盼，相這這也是原水文化出版本書的初衷。

婦女泌尿學是一門艱澀的知識，如何以口語化的方式呈現給讀者是一項考驗，感謝自由時報羅碧副組長多年的支持，書中新增的文章都陸續在《自由時報》醫療版先行刊出。這些文章都是臨床真實的故事，是患者的痛苦遭遇。其實在個人從事婦女泌尿學的生涯中，病人就是我的老師，她們常讓我從學理琢磨更好的療法，也指引我思考正確的診治決定，更讓我累積了寶貴的經驗，治癒無數尿失禁、頻尿、夜尿、解尿困難、解尿疼痛、便祕、大便失禁、和骨盆腔鬆弛等疾病的病患。今日，能夠將個人終身的鑽研、臨床經驗和心得結合當代學理改版撰寫成冊，期待能夠對國人身心健康的照護和醫療品質的提升有所助益。

最後，感謝《台北時報》（Taipei Times）劉永昌前副社長特別撥冗幫忙潤飾校稿，讓本書所有文章更添順暢與正確性。

目錄
CONTENTS

● ● ● ● ● ● ●
前 言
從數據看婦女的
泌尿健康

▶ 婦女泌尿問題在台灣 ······ 038

●●●●●●●●
Part2
女性泌尿道常見症狀及診治

Part4
泌尿道日常保養之道

附錄

婦女朋友與醫界人士
皆受用的專書

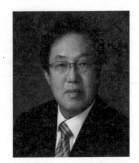

Yong Won Park 朴容沅

- 韓國婦產科醫學會 前理事長
- 韓國延世大學附設醫院 (Severance Hospital) 前總院長
- Chairman of Board, Sowha Children's Hospital

　　婦產科領域一般常分為產科、生殖內分泌、和婦癌科等，但近年來泌尿婦科已經發展成婦產科的領域之一。

　　當人類壽命延長之際，婦女尿失禁和子宮脫垂這些生殖泌尿道疾病的發生率也隨著漸增，因此我們就需要更多與老化相關的醫學知識；其中，又以婦女下泌尿道疾病和骨盆底功能異常最為需要，此乃謝卿宏醫師的書《泌尿婦科診治照護全書》出版的動力。

　　本書涵蓋一般大多數女性生殖泌尿系統疾病，諸如尿床、尿失禁、泌尿道感染、子宮脫垂等的診斷與治療，此外，由於書中的內容也與時俱進提供最新的相關知識，因此，對醫學生、泌尿科醫師、產科醫師、和婦科醫師都會有幫助。此外，本書也能提供正確的醫學知識給所有對泌尿婦科學有興趣的人，可以幫助他們對相關疾病患者的治療。

　　因此，我個人對謝卿宏教授能夠出版他的《泌尿婦科診治照護全書》，深表由衷感激和敬佩。

추천서

산부인과분야는 정통적으로 산과분야,내분비분야,종양학분야로 나눠져 왔으나
간수명이 길어짐에 따라 최근 비뇨부인과분야가 산부인과의 한영역을 차지할 정도로
급속도로 발전해 왔다,

본 책자는 야뇨증,요실금,요도 방광염,골반 장기 탈출등 비뇨 생식기의 전반적 질환에
대한 진단과 치료 방법등 현재까지의 최신 지견을 모두 섭렵하여 다루므로써 비뇨
부인과을 전공하는 산부인과 의사를 위시하여 비뇨기과의사,의과대학 학생뿐 만아니라
이에 관심많은 분들에게 정확한 의학 지식을 전하여 환자 진료및 치료에 도움을 주고자
하는데 있다

이에 비뇨기과 2nd 출간에 최선을 다하신 James 교수의 노고에

깊은감사드린다.

Congratulatory message

The field of obstetrics and gynecology has generally been divided into obstetrics, endocrine, and oncology, but in recent years urogynecology has become a part of the fields of obstetrics and gynecology.

As human lifespans are increasing, diseases such as urinary incontinence and prolapse of uterus are also increasing, and it is requiring more medical knowledge. In particular, the need for knowledge of female lower urinary tract diseases and pelvic floor dysfunctions in female patients has led to the publication of James' second edition of the book on urogynecology.

This book covers the diagnosis and treatment of general diseases of the genitourinary system such as enuresis, urinary incontinence, urocystitis and uterine prolapse. In addition, by covering all the latest knowledge to date, it will help urologists, medical students, and obstetrics and gynecologists.

This book also provides accurate medical knowledge to those interested in this field and to help with the treatment for the disease of patients. In this regard, I would like to express my deepest gratitude to Professor James for his work in publishing the 2nd edition of urogynecology,

全方位
照護婦女泌尿健康

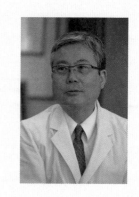

Tadashi Kimura 木村正

- 大阪大學大學院醫學系研究科 產科學婦人科學教室教授
- 大阪大學醫學部附屬病院 病院長
- 日本產科婦人科學會 理事長

　　我誠摯地恭賀謝卿宏教授寫的書《泌尿婦科診治照護全書》的出版。

　　目前，許多國家都正面臨急遽發生的老化社會，而高齡女性常為尿失禁與骨盆腔器官鬆弛等泌尿婦科問題所困擾。事實上，能夠禁得住尿是攸關人類尊嚴的重大議題之一；此外，骨盆腔器官鬆弛有時也會嚴重影響婦女的日常活動，而當婦女的日常身體活動減少持續發生之後，她們可能就衍生憂鬱和老年失智等相關的精神問題。

　　謝教授是台灣、亞太地區和世界泌尿婦科領域的頂尖領導者之一，其一生致力於在台灣等華人國家提升、傳播泌尿婦科學的水準，並從事相關知識的衛教工作，而且這些知識也絕對是醫學生、住院醫師、和一般科醫師在臨床上所必備的。

　　很多人可能不知道，泌尿婦科的問題如尿失禁是「可以治療痊癒的」疾病；此外，骨盆腔器官鬆弛則是並非少見而且常發生於高齡婦女，並是一個可以經由陰道做較不侵襲性的手術就能修復的疾病。因此，經

由泌尿婦科的治療就能促進高齡婦女的健康，進而讓患者的家人感到快樂，而且在患者能夠有持續正常作息的身心活動後，我們的醫療支出與社會成本的浪費也會降低。

　　我衷心期待謝教授這本有關婦女泌尿全方位照護書籍的出版，可以增進讀者泌尿婦科學的相關知識，並幫忙讀者找到促進身體活力和提升生活品質之道。

I sincerely congratulate publication of the textbook《泌尿婦科診治照護全書》by Professor Ching-Hung Hsieh.

In many countries, people are facing drastic ageing society. Females in general enjoy their longer life than males. For their anatomical reason, aged female often suffers from urogynecological problems including urinary incontinence and prolapse of genital region. Indeed, continence should be one of the biggest issue of human dignity. As well, pelvic organ prolapses would sometimes severely affect their physical activity. When women lose their physical activity, they might face more tragic mental problems such as depressive mood and dementia.

Professor Hsieh is one of the top leader of this field not only in Taiwan, but also in Asia-Oceania region and worldwide. Enlighten the knowledge about urogynecology to all of people living in Chinese speaking countries including Taiwan should be very valuable. This knowledge is also mandatory for medical students, residents and general practitioners. Many people might NOT know, for example urinary incontinence is a "curable" condition. Pelvic organ prolapses, which could be repaired by less invasive surgical intervention from vagina, are NOT rare disease but often happens in elderly women. To improve elderly women's health through urogynecologic treatments makes their family member happier, and via keeping their physical and mental activity it might lead medical cost reduction in their society.

深具影響力的
泌尿婦科著作

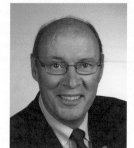

Mark S. DeFrancesco MD, MBA, FACOG

● 美國婦產科醫學會前理事長
● Vice Chair of the Accreditation Association
  for Hospitals and Health Systems (AAHHS/HFAP).
● Chief Medical Officer (Emeritus), Women's Health Connecticut
● Past President, Accreditation Association for Ambulatory Health Care (AAAHC)
● Past President, New England Obstetrical and Gynecological Society (NEOGS)

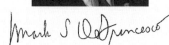

　　謝卿宏醫師在 2005 年所著作，極受歡迎和有影響力的《泌尿婦科健康指南》一書即將出版增訂版，對此我表達衷心與誠摯的恭喜。

　　謝醫師是泌尿婦科這個次專科領域享譽卓著的先驅，而且在我們婦產科的專業領域中，謝醫師對婦女健康的照護也有極大的貢獻。

　　謝謝謝醫師所有的一切貢獻，也感謝謝醫師未來繼續要為我們的專業、我們的醫師、和病人所做的打拼。

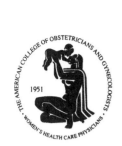

Office of the Past President

Mark S. DeFrancesco, MD, MBA, FACOG
35 Terrell Farm Place
Cheshire, CT 06410 USA
mdefrancesco@womenshealthct.com

October 5, 2019

Prof. James Ching-Hung Hsieh
Taiwanese Association of Obstetrics and Gynecology
Taipei City
Taiwan

Dear Professor Ching-Hung Hsieh,

My heartiest and sincerest congratulations on the upcoming publication of the second edition of your 2005 seminal book on urogynecology. You are a true pioneer in this sub-specialty and our profession is in your debt for you major contributions on behalf of women's health.

Thank you for all you have done, and will continue to do for our specialty, our future physicians and our patients.

Warm personal regards,

Mark S. DeFrancesco, MD, MBA, FACOG

兼顧衛教與
預防醫學的專書

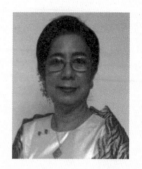

Kyi Kyi Nyunt

M.B.,B.S, M.Med.Sc(O&G), Dr.Med.Sc(O&G), F.R.C.O.G

- 緬甸婦產科醫學會 副理事長
- 緬甸第二醫科大學 婦產科教授

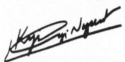

　　能夠推薦這本治療婦女生殖泌尿疾病的專書給大家，是我的極大榮幸。本書是一本關係婦女生殖泌尿道健康的衛教和預防醫學的好書，它指出了跟婦女健康和相關困擾的問題中最容易為大家忽略的部分。

　　本書作者謝卿宏教授多年來在泌尿婦科的經驗非常豐富，他在書中不僅傾囊分享了他的臨床經驗，也要告訴大家基礎的和進階的泌尿婦科學知識，我個人深信本書對所有的婦科醫師、學者、醫學生、護士、和對婦女健康有興趣者，一定都有很大的幫助。

It gives me a great pleasure to endorse this book about urogynaecology and treating women who suffer from very unpleasant conditions. It is a good book of education and preventive medicine for women's health about urogynaecology. It highlights the most forgotten part of women's health and suffering.

The author Professor Ching-Hung Hsieh has well experience in urogynaecology for many years and will share his experience and will give knowledge about urogynaecology from basic to advance. I can confidently say that this book will be useful to all gynaecologists, doctors, medical students, nurses and those who are interested in women's health.

ကျွန်မကတော့ ပါမောက္ခ ဒေါက်တာကြည်ကြည်ညွှန့် ဖြစ်ပြီး ဆေးတက္ကသိုလ် (မန္တလေး) နှင့် ဆေးတက္ကသိုလ် ၂၊ ရန်ကုန်တို့၏ သားဖွားမီးယပ်ပညာဌာနများ၌ ပါမောက္ခ/ ဌာနမှူး အဖြစ် တာဝန်ထမ်းဆောင်ခဲ့ပါသည်။ အငြိမ်းစားယူပြီးနောက် ယခုအခါ မြန်မာနိုင်ငံ ဆရာဝန်အသင်း၊ သားဖွားမီးယပ်ပညာအဖွဲ့၏ ဒုတိယ ဥက္ကဋ္ဌ တာဝန်ကို ထမ်းဆောင်လျက်ရှိပါသည်။

မီးယပ်ဆီးလမ်းကြောင်းဆိုင်ရာ ရောဂါအကြောင်း ရေးသားထားသော စာအုပ်အား မိတ်ဆက်ပေးခွင့်ရခြင်း အတွက် အလွန်ပင် ဝမ်းမြောက်မိပါသည်။ အမျိုးသမီးများအတွက် ခံစားရမှု ဝေဒနာဆိုးကို ဖတ်ရှုသူများ ဗဟုသုတရအောင် ရေးသားတင်ပြထားသော စာအုပ်ကောင်းတစ်အုပ် ဖြစ်ပါသည်။

ဤစာအုပ်သည် သားဖွားမီးယပ်အထူးကု ဆရာဝန်များသာမက ဆရာဝန်များ၊ သူနာပြုများ၊ ဆေးကျောင်းသား/ဆေးကျောင်းသူများနှင့် ပြည်သူလူထု အတွက်ပါ အကျိုးပြုသော စာအုပ်ကောင်းတစ်အုပ်လည်း ဖြစ်ပါသည်။

များသောအားဖြင့် လျစ်လျူရှုထားသော အမျိုးသမီးများ၏ မီးယပ်ဆီးလမ်းကြောင်း ဆိုင်ရာ ရောဂါဝေဒနာများအကြောင်း ရေးသားတင်ပြထားခြင်း ဖြစ်ပါသည်။ မီးယပ်ဆီးလမ်းကြောင်း ဆိုင်ရာ ရောဂါဝေဒနာများကို နှစ်ပေါင်းများစွာ လေ့လာကုသပေးလျက်ရှိသည့် ပါမောက္ခ သားဖွားမီးယပ် အထူးကု ဆရာဝန်ကြီး Professor Ching-Hung Hsieh ၏ အတွေ့အကြုံနှင့် ရေးသားထားမှုများကို စိတ်ဝင်စားစွာ ဖတ်ရှုနိုင်ပြီး မီးယပ်ဆီးလမ်းကြောင်းဆိုင်ရာ ရောဂါများအကြောင်း၊ ကုသမှု နှင့် ကာကွယ်မှုများကို သိရှိနားလည်နိုင်မည် ဖြစ်ပါသည်။

အမျိုးသမီးများ၏ ကျန်းမာရေးကို စိတ်ဝင်စားသူအားလုံးအတွက် အသုံးဝင်သော စာအုပ်ကောင်းတစ်အုပ် ဖြစ်ပါသည်။

婦女朋友的
傳家寶典

李茂盛

- 茂盛醫院 院長
- 台灣婦產科醫學會 前理事長
- 中山醫學大學醫學研究所 教授
- 中國醫藥大學 教授

　　日前欣聞謝卿宏醫師再度出版著作，針對婦女泌尿相關問題來教導婦女要如何進行日常保養，以及在醫療上會做何種處置，幫助病人得以瞭解自己的健康與病情。

　　謝醫師把在臨床上遇到的病症與案例，用深入淺出的方式來撰寫，這樣真切又實用的婦科醫學著作，在坊間實不多見，亦屬難得。可以想像謝醫師在忙碌的看診行程外，還要撥出無數個夜晚，費盡腦力，挑燈夜戰，將學術化、不易理解的生硬醫學知識，轉化為普羅大眾易讀易懂的婦女醫學普科文章，令人欽佩！而這也全拜謝醫師過往由杏壇轉至杏林的豐富教學經驗所賜。除了平時行醫救人之外，謝卿宏醫師長年熱心參與婦產科國際會議，並擔任要職，更捍衛台灣在國際會議上的地位，可謂台灣之光。他與民間女權團體合力推動「生育風險試辦計畫」與「生

產事故救濟條例」，讓醫療爭議事件得以處理。此外，他也與公部門從事台灣婦女泌尿道症狀本土流行病學研究，在國際 SCI 期刊發表數十篇的本土論文，展現出他鑽研創新技術的熱情與實績，2018 年他榮獲「台灣醫療典範獎」，實至名歸。

　　民眾真有好福氣，能閱讀謝醫師的好書，當發生相關問題或疑惑時，便能有所依循，可將之列為傳家寶典。同時，本書更可自救救人，婦女朋友除可自己收藏，更適合買來贈送姐妹淘、親朋好友，那就更功德無量了！

　　尤其，「頭痛醫頭」不是謝醫師的風格，他連婦科疾病診治都講求「全觀」與「治本」，為的就是減少病人的痛苦。寫這本書，他依然維持這樣的風格。身為他的老友，要致上感佩之意，並預祝新書大賣。

家庭必備的健康指南

林錦義

● 璟馨婦幼醫院 院長
● 台灣婦產科醫學會 前理事

　　謝卿宏醫師是一位認真而且堅持的專業學者，當他來找我為他的新書做推薦，令我受寵若驚，因為在他專長的泌尿婦科領域裡，我的專業知識並不如他，但是一想到他在台南的每一個時間，幾乎都跟我吃在一起、休息時間也在一起，所以由我來推薦這本書，似乎就顯得既恰當又合理了。

　　我覺得一位醫生，除了必須能夠把臨床上治療病人的效果提出來檢討，還得將從書本上得來的專家學者的意見，以及學會學員的研究經驗來結合自己的治療，如果能再出版專書，讓病人也能一起參與屬於自己疾病的專業討論，就能稱得上是一位好醫師，而謝卿宏醫師對專業知識及治療病人所付出的努力，令我覺得他正是一位最好的醫生。

　　我本身是一位婦產科的專業醫師，但是我竟然也成為謝醫師的信徒，因為他太專業、太有熱情了，他對於婦產泌尿專科的鑽研超過了30 年！我不清楚他是在什麼樣的機緣下步入這個專科，但是最可以肯

定的是，每一個病人只要接受了他的治療，都會有滿意的結果。

　　謝醫師是從南部到臺北讀書而且就業，但是他心裡時時刻刻惦記著家鄉的婦女朋友，所以他每個星期都會特別回台南來開設婦產泌尿專科的特別門診，他希望家鄉的婦女們，能夠因為他的用心診療及專業素養，而獲得好的照顧，展現快樂的笑容。

　　這本婦女泌尿健康寶典不僅可以給醫師、學者一次再教育的機會，更能讓一般民眾，尤其是女性朋友們，在人生的每一個階段中，都能對自己的泌尿系統有清楚的認識，進而好好照顧自己的泌尿健康，擁有良好的生活品質。這是一本家庭必備的健康照護書，說它是傳世好書，也不為過！

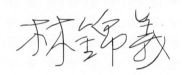

一位「間質性膀胱炎」女病患的分享

羅碧

● 自由時報生活新聞中心 副組長

　　還記得 2005 年我在謝卿宏醫師出版的《泌尿婦科健康指南》新書發表會上，採訪了一名年約 30 歲的女病患張小姐。她從 16 歲（高中一年級）時，就為頻尿所苦，白天時，每隔 20 至 30 分鐘就想上廁所，無法專心聽課，老師和同學都覺得她是故意的。

　　頻尿也讓她晚上不得安眠，明明很睏了，但因為尿急，不得不離開被窩蹲馬桶，偏偏每次都只有尿 50cc 左右，如果硬要憋尿不起來上廁所，她就會覺得肚子痛，甚至背痛，讓她睡眠品質很差。

　　頻尿不但讓她十分自卑，不敢外出遊玩，甚至曾因此中斷學業兩年，四處就醫。可是尿液檢查又驗不出細菌，還有醫師認為她是「神經質」，不但學業受到影響，即便後來出社會求職也不容易，因為沒有老闆可以忍受員工一天到晚跑廁所。

直到 2001 年，張小姐在自由時報健康醫療版上看到謝卿宏醫師投稿的文章，介紹「間質性膀胱炎」，她才知道自己得的是這種急性的泌尿道疾病，因為膀胱容量比別人小，所以上廁所的頻率比別人高，於是她接受謝卿宏醫師的建議，採取「膀胱擴張」合併「膀胱訓練」的治療方式；半年後，終於不再為頻尿所苦，也在 2004 年成為人妻。

當時張小姐訴說這段往事的感激神情仍歷歷在目，也讓我深深體會到「頻尿」等婦女泌尿科疾病對一個人的身心健康影響有多大。而謝醫師出版的 《泌尿婦科健康指南》更是幫助許多婦女知道原來自己不孤單，也有其他病友和她一樣有同樣的遭遇，可以不必諱疾忌醫。

謝卿宏醫師一直是非常認真且熱心的醫師，因為他曾經歷父親因車禍重傷而來不及獲得妥適的醫療照顧過世，在他的心裡埋下「行醫，就是為了幫助更多人」的種子，他希望在自己的行醫過程中，不單只是病人本身的健康，甚至是他們的人生與家庭。

當他看到有女病患因為他的治療，可以終結困擾多年的隱疾，過著和一般人一樣的生活，對他而言，就是最好的回報。

時隔 15 年後，原水文化請謝醫師重新增訂這本書，增加了新的治療觀念及技術，也希望讓讀者能對自己的生理結構及身體狀況有更多了解及認識，就醫時，能夠達到「醫病共享」的目的。

婦女泌尿問題少，
生活才會好

　　婦女泌尿問題是女性常見、且大大影響其生活品質的問題。婦女泌尿學知識在過去十幾年來變化非常多，包括治療尿失禁的手術「無張力吊帶」（TVT）的提出，以及在治療骨盆鬆弛方面推出了好幾代的陰道網膜，還有其他治療尿失禁的手術方法（如 TVT-O、TOT）。無奈這些技術在上市不久後，就發現人工植入物常常對病人造成不可逆的傷害，因此在美國 FDA 從 2008 年到 2019 年陸續提出警示與禁止使用或是限制的命令之後，歐美已經有很多國家紛紛禁止陰道網膜的使用。這個衝擊在國內雖未立即造成震撼，但卻也屢有爭議和討論，畢竟危機就是轉機，而且讓我們有機會回顧和思考什麼才是好的、有效、禁得起時間考驗的治療。本書也將對陰道網膜或吊帶等提出一些客觀、中肯的解析，期待對大家在就醫做決定時的判斷有幫助。

　　此外，本書也會對膀胱過動症（OAB）、產後束腹帶的使用等主題提出見解，更會對新興的技術，如海扶刀、達文西手術、陰道雷射治療和所謂的「微創手術」進行剖析。醫學貴在實證，必須經過時間的考驗，才知道效果與優劣，新科技或新技術常常未必是最好的。臨床實務應該是醫師在診治病人時，針對病人的病情，提出最適當的治

療建議，而且在兼顧病人安全和權益的前提下，儘量能夠一次就解決患者的所有困擾，落實病患安全至上、醫療品質第一。

尤其是婦女泌尿的問題，患者常常不是僅有一種症狀，而是同時有看似無關實則相關的多種症狀，如頻尿、尿失禁、夜尿、骨盆腔鬆弛、解尿困難、尿不乾淨，甚至是便祕或是大便解不乾淨等，而其根本原因可能都是出在骨盆腔鬆弛。所以治療時，不能一次只治療其中一個表面的症狀，而是必須同時解決多重骨盆腔器官疾病的所有症狀，才能治本。

本書一校期間曾上演「原稿和一校稿」流浪驚魂記，由於個人在中南部都有看診，南北奔波竟將這些寶貝遺忘在高鐵上，所幸當天就尋獲，本書才得以付梓，我們為超高服務品質的「台灣高鐵」感到非常驕傲。

個人經常在國外開會、演講和手術示範，在亞太國家推廣泌尿婦科學，因此常有機會思考行醫應該「因地、因人制宜」；而且當個人把很多的時間和精力投入在外國後，時常反省是不是要再多貢獻智慧給自己成長的土地，替國內醫療品質的提升略盡棉薄之力，所以就努力整理多年的稿件，並做相關資料的更新。

期待本書的出版能夠為婦女提供明確的健康知識和下泌尿系統的保養之道，讓女性朋友的生活品質提高，出門不必為找廁所問題所困擾，晚上也不必一直醒來上廁所而影響睡眠。本書若能幫助大家解決或預防泌尿道的疾病，就是個人最欣慰的事了。

從數據看婦女的
泌尿健康

婦女泌尿問題在台灣

　　人類是目前所知的動物中，唯一持續以直立方式行走者，雖然行動便捷，但也造成女性的生活困擾（如 P.039 圖）。由於女性先天的身體解剖構造——膀胱、尿道、子宮陰道和直腸肛門位於腹腔下方的骨盆腔內，因此，只要不是臥床平躺，子宮和膀胱等器官就會隨時承受來自腹腔內腸道等的推力，尤其是咳嗽、打噴嚏或大笑，走路和運動時，都會造成腹壓上升，進而不斷地把上述這些骨盆腔內的器官往外（下）推，造成骨盆腔或多或少鬆弛，如膀胱膨出、子宮脫垂、直腸膨出等。

　　如果加上懷孕、生產和老化等重大身體變化，女性的一生常會發生泌尿道和直肛功能異常的問題，舉凡尿失禁、解尿困難、尿不乾淨、頻尿、泌尿道感染、大便解不乾淨、便祕和大便失禁等，都時常困擾著婦女朋友們。尤其是女性的外陰部，同時有尿道、陰道和肛門的出口，而且又不通風，容易潮濕，所以病原菌（含寄生蟲、細菌、念珠菌、滴蟲、披衣菌和其他病媒）很容易在外陰部的三個器官出口間繁殖、蔓延與入侵，造成各種生殖泌尿道的不適、感染與疾病。

▶人類是唯一持續以直立方式走路的動物

除了現代人以外，各種動物都不是
直立行走的，因此，只有人類的骨
盆腔器官會直接承受重力和腹壓雙
重力量，這也造成女性子宮脫垂、
尿失禁、頻尿與解尿困難的發生。

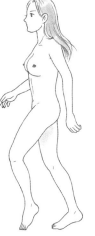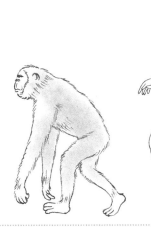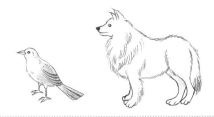

▶人體站立時，骨盆腔內器官正常與異常時的相關位置圖解

（一）正常時

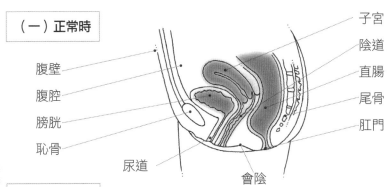

腹壁
腹腔
膀胱
恥骨
尿道
會陰

子宮
陰道
直腸
尾骨
肛門

（二）異常時

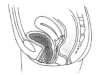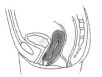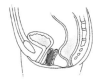

1. 膀胱膨出
（由陰道垂出）

2. 子宮脫垂
（由陰道垂出）

3. 直腸膨出
（由陰道凸出）

4. 陰道脫垂
（子宮切除後的陰道殘
(頂)端由陰道掉下來）

尿失禁

一位婦女如果無法控制小便，以致尿液不自主地流（漏）出，我們就稱她有尿失禁。

其實，婦女尿失禁是一個長久以來為醫生與病人所忽略的疾病，我們常誤以為它是正常的老化現象，或認為只是感冒所引起的（因為感冒的咳嗽、打噴嚏會造成漏尿）。因此，大家都認為只要把感冒或鼻子醫好了，就不會漏尿；或是認為平常又沒有咳嗽，所以就自認為沒有尿失禁，而不知道感冒只是將尿失禁的症狀引導並使其顯現出來，更不知道若經由仔細的評估與檢查，尿失禁常是可輕易治好的疾病。如果再積極一點，甚至可以說，尿失禁也是能夠預防的！

在歐美，婦女泌尿學的研究已近 50 年了，因此國外有許多尿失禁的流行病學報告，國外的尿失禁盛行率（盛行率就是在某一時間點或某一段時間內，某一地區罹患一疾病者占該地區全部人口的百分比）約為 17~53%；國內部分，則由個人於民國 87 與 89 年，配合台灣省家計所（現已更名為國民健康署），分別研究 20~59 歲與 60 歲（含）以上的成年女性尿失禁流行病學，結果顯示，20~59 歲的成年女性尿失禁盛行率為 18.72%，而 60 歲（含）以上高齡女性則為 29.79%。

總括來說，台灣婦女的尿失禁發生率還是比歐美女性低，其原因在於東方人身體組織中的膠原蛋白類型，比西方人（黑人和愛斯基摩人除外）的來得堅固有彈性且耐用；也就是說，我們細胞組織的老化常常比歐美人士慢，這是台灣人「天生麗質」，可不是擦膠原蛋白及其他昂貴的保養品或做玻尿酸或肉毒桿菌等治療就可竟功的，千萬不

▶成人女性的外生殖器

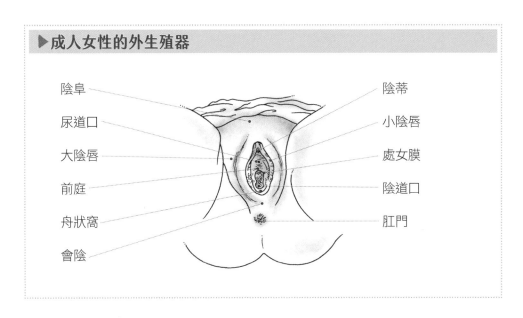

陰阜 — 陰蒂
尿道口 — 小陰唇
大陰唇 — 處女膜
前庭 — 陰道口
舟狀窩 — 肛門
會陰

▶世界各國尿失禁盛行率

國家	研究期間（年）	年齡層	盛行率（%）	尿失禁患者就醫比率（%）
瑞典	1993	20~59 歲	27.7	25
美國愛荷華州	1988	65 歲（含）以上	40.3	不詳
荷蘭	1991	35~79 歲	26.5	28.2
芬蘭	1986	25~55 歲	20.1	約 20
紐西蘭	1989~1993	15~45 歲	34.3	不詳
英國	1990	20 歲（含）以上	53.2	12.8
香港	1993	10~90 歲	21	不詳
台灣	1998	20~59 歲	18.72	21.30
台灣	2000	60 歲（含）以上	29.79	30.31

可妄自菲薄。此外，我們的研究也顯示，台灣的尿失禁婦女，知道自己罹病後向醫師求助的比率，不比歐美女性低，由這點可以看出，台灣婦女的知識水準實在不差，當然醫界人士的努力也很有貢獻。

一般說來，尿失禁對患者生活的影響，計有：心理、社交、工作、生活、運動、生理健康（體重等）、經濟與家庭成員互動等，這種現象積少成多，長久以往，對患者個人與其家庭成員甚至社會、國家的影響不可謂不大。尤其是台灣民風保守，而且有些高齡婦女的社經地位不高，經濟常需仰賴家人，患有尿失禁的婦女若不能及早診治，不僅會造成患者身體的不適與生活品質下降，更會因心理層面的障礙，如羞愧與失去自信、自尊，而自外於與親友之往來或其他社交活動。所以，一定要在自己可以決定就醫與否時就去看醫師，千萬不能等到須由他人（如子女等）等忙或是須依靠別人時，才要治療；而且病拖得愈久，常常是愈難痊癒。

在台灣，對於 20~59 歲年齡層的尿失禁婦女而言，尿失禁對生活最主要的影響有：心理、工作、不敢運動和要花錢看醫師；而對於 60 歲（含）以上的婦女來說，則稍有不同，一般說來比較會影響到：社交、心理、不敢運動和對家屬造成不便。由這些數據也可以看出，高齡的婦女比較不必負擔家計了，但是，也因此而對家庭的依賴較深，再加上長輩常怕麻煩年輕的子孫，怕影響他們工作，所以，為人子女者，如果平常能夠多多關心長輩的生活起居，發現並幫助尿失禁的家人早日就醫，不僅能儘早治療尿失禁，也必可改善並提高她們的生活品質。

▶尿失禁對生活的影響（20~59 歲婦女）

情形	回答人數	回答肯定人數	回答肯定比率 (%)
影響工作	272	57	20.96
影響社交	272	24	8.82
要多花錢看醫生	272	41	15.07
要多花錢買尿布墊	272	15	5.51
不敢運動	272	42	15.44
對家屬造成不便	272	8	2.94
影響夫妻性生活	272	12	4.41
心理的影響	272	69	25.37
變胖了	272	15	5.51
其他	272	49	18.01

▶尿失禁對生活的影響（60 歲以上婦女）

情形	回答人數	回答肯定人數	回答肯定比率 (%)
影響工作	482	24	4.98
影響社交	482	85	17.63
要多花錢看醫生	482	28	5.81
要多花錢買尿布墊	482	22	4.56
不敢運動	482	51	10.58
對家屬造成不便	482	49	10.17
影響夫妻性生活	482	1	0.21
心理的影響	482	83	17.22
變胖了	482	9	1.87
其他	482	39	8.09

頻尿

另一個引起女性極大困擾的問題就是頻尿，根據醫界最新定義，只要患者自認為她白天比以前更常去解尿，就可認為她有頻尿。但在臨床上也可以簡單地認定為：如果白天小便超過 8 次，或不到 2 小時就要去尿一次，就稱為頻尿。

其實頻尿對患者心理和生活品質的影響更甚於尿失禁的影響，因為尿失禁並不是時時刻刻會發生的事，而頻尿則是隨時、立即就影響到作息，而干擾到生活或是工作的一切。根據個人和家計所所做尿失禁流行病學的相關研究中的結果顯示，台灣 20~59 歲女性的頻尿盛行率是 5.2%（182 / 3519），而 60 歲（含）以上的頻尿盛行率是 18.8%（286 / 1521）。

▶台灣婦女頻尿的分布情形

每天次數 年齡	8~15	16~23	24~31	≥32
20~59 歲	47.2%	37.4%	1.1%	14.3%
≥60 歲	45.8%	37.8%	1.7%	14.7%

▶導致台灣婦女頻尿的危險因子

年齡	危險因子
20~59 歲	糖尿病、高血壓、婦科手術病史
≥60 歲	年齡、糖尿病、高血壓、肥胖（身高體重指數，BMI）、藥物過敏病史、抽菸、女性荷爾蒙治療、生產胎數、尿失禁

所以年齡愈大者，不僅頻尿的盛行率增加，而且導致頻尿的危險因子也愈多。

　　造成頻尿的原因非常多，例如：學齡前女童最常見的蟯蟲感染、泌尿道感染、陰道炎、尿失禁、解尿困難、子宮肌瘤和子宮脫垂，都會引起頻尿。一般而言，我們常可由患者喝水的情形，頻尿發生的時機、發生時間的長短，與是否有合併其他生殖泌尿道的症狀或所服藥物與內科疾病，來分辨造成頻尿的原因，進而對症治療，改善患者的生活品質，甚至完全痊癒，讓患者過正常的生活。

　　所謂的泌尿道感染，包含尿道炎、膀胱炎和腎臟炎，是婦女頻尿最常見的原因，也是女性最常見的婦科疾病。一位女性的一生，至少有 50％的機率會有泌尿道感染。而且，在感染的早期或急性期，常只是下泌尿道（指膀胱和尿道）感染而已，此時若疏於照顧或治療不完全，就會形成慢性膀胱炎，也因此可能波及腎臟（屬於上泌尿道），造成急性腎盂腎炎。

　　中年以後的女性容易有膀胱炎的原因，其實是和泌尿道的解剖構造、膀胱膨出而有尿液不易排空、老化引起神經退化導致膀胱排空能力下降、免疫力下降、更年期後雌激素降低而造成陰道菌落生態改變等有關。

　　由於高齡女性也常合併骨盆腔鬆弛，如果有膀胱膨出，膀胱就更不容易排空，而更容易發生慢性泌尿道感染。因此，若同時合併尿失禁，就可能必須矯正骨盆腔鬆弛，否則就會長期有慢性膀胱炎，而嚴重影響生活品質；此外，治療時除必須對症下藥，服用足夠的抗生素外，還要使用陰道雌激素荷爾蒙藥膏來改善陰道內菌落的生態。

一般說來，泌尿道感染的盛行率會隨年齡而增加，尤其是在有性行為之後，泌尿道感染的機率更會增加。對年輕女性而言，性行為與懷孕是泌尿道感染發生的主因，而骨盆腔鬆弛、全身的疾病（如糖尿病等）和住院，則在高齡婦女的泌尿道感染病因上扮演重要角色。

▶泌尿道感染的盛行率和年齡的關係

年齡	1歲以下	1歲~青春期	15~24歲	60歲	65歲	80歲（含）以上
盛行率	1~2%	1%	2~3%	15%	20%	25~50%

　　在引起頻尿的原因中，診斷與治療起來都非常棘手的疾病，則非「間質性膀胱炎」莫屬。這是一種膀胱壁組織間的慢性發炎情況或疾病，很難定義且不容易描述，自從 1908 年德國醫師 Nitze 確認本病以來，至今仍是泌尿科學上的一個謎，不僅盛行率無法正確估算，疾病的本質不明，病因不知，也沒有治療的好方法，更容易被忽視而誤診，但它卻是一個嚴重威脅患者身心健康與生活品質的重大問題。病人在臨床上的症狀表現更是變化多端，其中尤以恥骨上方（膀胱）與骨盆腔的疼痛最難忍受。患者常會因為在稍有尿意時就會有這類的疼痛，而有去解小便以期獲得舒解的傾向；但不幸的是，沒多久患者又會覺得膀胱漲而不舒服，得再去上廁所，然而卻又只解一點點尿而已。

　　頻尿、尿急、夜尿和尿急時恥骨上方疼痛，甚至是陰道痛、肛門痛、尿道痛或背部痛，都是「間質性膀胱炎」患者的常見問題，而且病人也會因此表現出焦慮、不安、急躁、脾氣不好、失眠、身體虛弱、易怒，加上時常去廁所，故容易被誤以為有精神方面的障礙。因此，

有時精神科往往是「間質性膀胱炎」患者最先去求診的地方，這些病人也因而冤枉地吃了許多鎮靜劑與其他精神疾病的藥物。

由於「間質性膀胱炎」對生活的影響是立即的，例如學習或工作的影響、睡眠的剝奪、情緒的影響、社交的限制與心理的傷害等，加上此病若沒有獲得適當治療，常會反覆發作與惡化，且其衍生的疼痛與痛苦，常使病人痛不欲生，以致患者尋短之事時有所聞。

根據個人「台灣成年女性（20~59歲）尿失禁流行病學研究」與「台灣高齡女性（≧60歲）尿失禁流行病學研究」結果，當進一步研究評估頻尿的受訪者，發現台灣成人女性（≧25歲）的間質性膀胱炎盛行率是2.558％。

▶頻尿與間質性膀胱炎的盛行率

國家	病名	年齡層（歲）	盛行率（％）
台灣	頻尿	20~59	5.2
台灣	頻尿	≧60	18.8
台灣	間質性膀胱炎	≧25	2.56
美國	間質性膀胱炎	≧18	0.17~0.5

夜尿

依據國際婦女泌尿相關組織的定義，只要患者在半夜必須起床解尿而導致睡眠中斷，並且在解尿後還回床繼續睡覺，這種必須起床解一次或一次以上的行為就是「夜尿」。夜尿對患者健康的影響不下於頻尿，因為夜尿影響睡眠的結果會導致白天精神不濟，而且半夜起床會因反應較慢和行動較遲緩，加上光線較暗，導致跌倒的危險性增加，輕者皮肉筋骨挫傷，重者骨折，嚴重威脅患者生活品質與健康。

在個人和家計所所做的尿失禁流行病學研究中，也對夜尿做了調查，台灣 20~59 歲女性夜尿的盛行率 26.4％（930/3521），60 歲以上者夜尿的盛行率則是 73.5％（1120/1523），可見夜尿嚴重威脅台灣婦女的身心健康。所以如何找出造成夜尿的原因和排除夜尿的危險因子，是公共衛生和醫界的重要議題。

解尿困難

解尿困難（或解尿功能不良）的意義，就是無法控制自如，而且有效率地、舒適地自行把尿液從膀胱排出（或解出來）。一般說來，解尿困難對患者造成的身心傷害，往往比頻尿和間質性膀胱炎來得更大。病人常會因解不出小便而沮喪並自我否定，且在疾病剛開始發生時，患者與家人通常不知所措，然而，正確的診斷，大都能夠幫助患者重新迎向彩色人生。

對於無法痊癒的解尿困難，病患和家屬都須透過衛教，學習導尿或自我導尿，所以，在面臨解尿困難時，大家都會歷經一段心理障礙、

▶ 台灣婦女夜尿流行病學

	盛行率	危險因子
20~59 歲	26.4%	年齡、糖尿病、高血壓、婦女手術病史、藥物過敏病史、已婚、肥胖（身高體重指數，BMI）
≥60 歲	73.5%	年齡、糖尿病、高血壓、尿失禁、藥物過敏病史

▶ 台灣婦女夜尿的分布情形

夜尿次數 年齡 (歲)	1	2	3	4	5	6~10
20~59 歲	66.9%	24.0%	6.8%	0.7%	1.1%	0.5%
≥60 歲	35.6%	36%	18.8%	6.0%	2.1%	1.5%

▶ 自我導尿示範圖

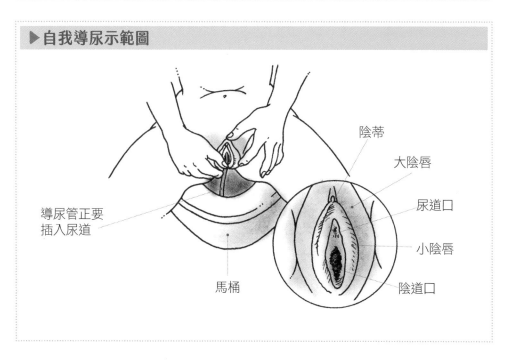

導尿管正要插入尿道

馬桶

陰蒂

大陰唇

尿道口

小陰唇

陰道口

學習與適應期。有些患者因為視力不良，頸部或頭部無法向前彎下、肥胖擋住尿道口或尿道口內縮，會造成「自我導尿」的學習障礙。當然，在學會「自我導尿」，而且可以在想尿尿時或適當的時候，在馬桶上操作自如地導尿，大都可以讓患者勇敢地站起來，在人生的旅程重新出發。

截至目前為止，在流行病學的研究上，完全無法得到解尿困難盛行率的資料，一般只能從「婦女泌尿科特別門診」患者在就診時的問題與目的來評估和統計。根據英國 Stanton 教授在 1983 年的分析，因泌尿道問題而到門診的患者，有 16.5％是解尿困難者。

▶英國尿失禁特別門診病患中解尿困難的比例

年齡（歲）	＜ 65	≧ 65	全部
比率（％）	13.6	25.5	16.5

至於在臨床上，尿失禁特別門診中所見的解尿困難患者，大都是由於中風、巴金森症（亦有譯為「帕金森氏症」）、脊椎受傷、糖尿病末期神經病變、子宮頸癌做子宮根除性手術或放射線治療後、子宮全部脫垂、子宮肌瘤、生產後或婦科手術後（尤其是做陰道網膜手術或是尿失禁的尿道吊帶手術後）、膀胱過度膨脹後、膀胱內肉毒桿菌注射、服用感冒藥與尿失禁的藥物等所造成；此外，膀胱炎（如嗜伊紅性膀胱炎）也會導致解尿困難，其他常見原因則請參見 P.051 表格。

雖然解尿困難常不易治療，但若在症狀出現時能儘速就醫，做正確的鑑別診斷，患者還是能夠得到妥善的照顧，甚至會痊癒，故也能大大地提昇生活品質。

▶引起解尿困難與尿液滯留的原因

神經方面的病變	腦中風、巴金森症、多發性硬化症、腦瘤、脊椎狹窄、脊椎損傷、糖尿病神經病變、帶狀疱疹、子宮頸癌子宮根除術
藥物	抗組織胺、安眠藥、鎮靜劑、安非他命、血管擴張劑、氣管擴張劑、抗巴金森症藥物、抗乳漏藥物、尿失禁治療藥物、肉毒桿菌
發炎	（嗜伊紅）膀胱炎、尿道炎、會陰陰道炎、疱疹
尿道出口扭曲阻塞	陰道或骨盆腔腫瘤（含子宮肌瘤）、子宮脫垂、陰道脫垂、尿道膀胱膨出、陰道血腫、嚴重便祕、懷孕末期子宮後曲
內科疾病	糖尿病、甲狀腺功能低下
膀胱過度擴張	術後、產後、催生
精神異常	歇斯底里、沮喪、精神分裂症、重大打擊
其他	陰道網膜手術後、尿失禁手術術後、尿道扭曲、尿道水腫、尿道疼痛、支配膀胱的神經被切除

PART 1

建立
正確觀念

建立正確觀念

青春期前的女孩
也會有泌尿道的麻煩嗎？

　　一般說來，泌尿道感染的盛行率隨年齡增長而增加，但是在兒童感染的病例中，泌尿道感染僅次於上呼吸道感染，高居第二位。1 歲以內男童發生泌尿道感染的機率比女童高，但到 2 歲以後，則是女童多於男童。據統計發現，女童發生無症狀泌尿道感染的機率，是男童的25 倍。

　　由於尿道口就在陰道口的上緣，女性在先天上就比較容易發生泌尿道感染。除了上泌尿道感染與泌尿系統的異常外，1 歲以前的女孩因為幾乎都包著尿布，且還不會表達大、小便之事，常常是尿布裏著尿、糞便糊滿整個外陰部，所以，大便中或外陰部的細菌，就很容易被擠入或侵入尿道，造成尿道炎與膀胱炎。但在 1 歲以後，各種泌尿系統的先天性異常大都已被發現，且小孩也較會表達或控制大小便，因此泌尿系統的感染發生率就會降低，而在沒有外來致病因素的情形下，

菌尿症的盛行率就會維持在 1％左右。

▶各年齡層女孩發生菌尿症的盛行率與其致病因

年齡	盛行率	病因
1 歲以下	1~2％	上泌尿道感染、泌尿系統異常（如結疤、尿液逆流或尿路阻塞）、外陰部局部衛生。
1 歲～青春期	1％	衛生習慣不佳。
15~20 歲	2~3％	性行為。

少喝水、憋尿和衛生習慣不佳，都是造成青春期前女孩容易得到泌尿道感染的主因。另外，在學齡前幼兒教育中頗為普遍的蟯蟲感染，也可能是小女生泌尿道困擾的原因之一。因此，如果發現小女孩每天在傍晚到上床前有肛門搔癢，或有外陰紅腫、解尿疼痛和頻尿，甚至煩躁不安的情形，都要懷疑並排除蟯蟲感染的可能。

頻尿、尿床和尿失禁，都是青春期前女孩偶爾會碰到的問題，有這些困擾時應儘速就醫，以免影響心理的正常發展，進而導致學習障礙。至於白天正常，而且睡著後也不用起床解小便，唯有睡前會有頻頻起來尿尿的現象，常是心理壓力或習慣造成，一般只要能克服心理障礙、放鬆心情，大都可以不藥而癒。

小女孩的泌尿道保養之道和成年人並無不同，一般還是要注意局部的衛生，上大號後要用中性肥皂洗肛門，便後擦拭方向由前向後，儘量少穿緊身牛仔褲，並以寬鬆棉質內褲為首選，除非必要，少用衛

生護墊，出入公共場所注意不要感染到病原菌，而且平日也要儘量均勻地多喝水（每小時約 100cc 左右）。最後，還要養成兩三小時左右才去上一次廁所的習慣，那麼青春期前，就可以預防泌尿道感染的發生。

沒有性行為
也會有泌尿道感染嗎？

泌尿道感染大多數發生在女性身上，而且女性的發生率約為男性的 20 倍左右。一個女人的一生中，至少有 50％ 的機率會得到一次以上的泌尿道感染。究其原因，實在是和女性先天的解剖構造有關。因為女性的尿道口離陰道口很近（甚至可以說尿道口就在陰道口的上緣），尿道長度也只有 3~5 公分（相對的，男性約 18~20 公分），尿道寬約 0.6 公分，細菌很容易由女性的陰道周圍經尿道進入膀胱，而細菌約 30 分鐘就會繁殖一次，所以，一旦細菌進入膀胱，那麼引起感染的機率也就相對增加。

泌尿道感染的發生，一定要有三個條件：細菌要侵入膀胱、細菌要大量繁殖聚集在膀胱內，與受感染者的抵抗力發生問題。由 P.057 表格可知，泌尿道感染的危險因子很多，其中除了高齡、老年失智和停經之外，全都可能發生在年輕女性身上，而性行為也只是造成泌尿道感染的眾多原因之一，所以即使沒有性行為，也會有泌尿道感染。

此外，復發性的泌尿道感染也是個極大問題，因為這類感染都是急性感染，沒有對症下藥或沒有治療完全（包含治療時間不夠、喝水不夠、沒有等膀胱脹後再去解尿）所致；另外，也有可能是因抗生素

▶泌尿道感染的危險因子

危險因子	種　類	說　明
高齡		免疫力降低、行動障礙、神經退化（導致膀胱排空障礙）、缺乏荷爾蒙（導致陰道內酸鹼值上升）
膀胱無法有效排空	骨盆腔鬆弛	膀胱膨出導致餘尿過多（尿無法解乾淨）、子宮脫垂導致尿道扭曲（解尿困難）
	神經傷害	如糖尿病、多發性硬化症和脊髓損傷等
	導致膀胱無法有效收縮的藥物	抗乙醯膽鹼藥、抗痙攣劑等（請參見 P.136 表格）
行為能力降低	老年失智症	無法有效排空膀胱、神經退化
	腦中風	裝置導尿管的機會增加
	神經方面的缺陷或損傷	無法有效排空膀胱
院內感染	裝置導尿管	會把細菌帶入尿道和膀胱
	住院病人	接觸到抗藥性強的細菌機會增加
停經	陰道肝醣下降和酸鹼值上升	引起大腸桿菌在陰道內大量繁殖
性行為		會將尿道口周圍的細菌擠入膀胱
大便失禁		容易汙染外陰部
懷孕		膀胱被過度拉扯、懷孕時荷爾蒙的泌尿道鬆弛作用
免疫力降低		抵抗力降低

的使用，導致原來沒有威脅的菌種大量繁殖而釀成災害。這種復發性的泌尿道感染，特別容易發生在性行為活躍的年輕女性身上，而預防之道，就是性行為後要儘速儘量排空膀胱，甚至可以喝大量的水，以便將性行為時由陰道擠入尿道與膀胱的病原菌沖出；此外，也可以在性行為前後，使用單一劑量的預防性抗生素，例如 Baktar、Nitrofurantoin、Nalidixic acid、Sulfonamide 和 Cephalosporins 都可選擇。

除了細菌感染會造成泌尿道發炎外，有一些性行為傳染的疾病，或陰道外陰部發炎的致病原，都會表現出解尿疼痛、頻尿、尿急、夜尿與恥骨上方或小腹不舒服等泌尿道炎的症狀，例如：白色念珠菌（陰道黴菌感染）、陰道滴蟲、淋病、披衣菌與單純疱疹的感染，都可能同時會有膀胱炎、尿道炎與陰道炎的症狀，因此，所有泌尿道感染的婦女就診時，都一定要內診，來排除這些疾病，以免「頭痛醫腳」，永無痊癒之日。

孕婦容易罹患泌尿道疾病嗎？

泌尿道疾病確實是孕婦常見的問題，部分疾病若未注意，還可能會傷害到胎兒。一般來說，婦女在懷孕期間與產後常見的泌尿道困擾或疾病有：

頻尿

多在懷孕早期發生，尤以妊娠的前 3 個月較常見，是變大的子宮在骨盆腔內壓迫到膀胱所造成，但症狀會隨子宮變大進入腹腔而漸漸消失。然而在懷孕末期，胎頭下降進入骨盆腔後，也會壓到膀胱，再度造成頻尿。

喝水加忍尿，才能治好膀胱炎

一名 50 歲的婦人深受頻尿所苦 20 幾年，白天不到 10 分鐘就必須解尿 1 次，但尿量非常少，半夜也常不到 1 小時就要起床上廁所，讓她十分困擾。

檢查後發現，她是膀胱炎合併腎盂腎炎，即使投藥，尿液檢查仍有尿液混濁，白血球指數雖然不高，但卻一直降不下來；同時，治療期間她只要一喝水就會小腹疼痛，無法配合忍尿。

這名患者也有子宮脫垂的問題，尿路動力學檢查顯示她的解尿量不到 10cc、膀胱非常敏感。為她施行子宮固定手術和膀胱擴大術後，解尿量偶爾可達 180cc，但膀胱痛仍讓她不敢藉由忍尿來撐大膀胱，因此膀胱炎一直復發，無法痊癒，同時尿液檢查時尿液持續混濁、白血球無法降至正常，吃什麼藥都無效。

在持續衛教她喝水和忍尿撐大膀胱的重要性，並透過家屬的支持後，患者的膀胱炎才在術後 1 個月痊癒，白天和半夜的最大解尿量分別達 450 和 500cc。

治療膀胱炎的四大原則

膀胱炎是婦女常見的疾病，主要症狀包括：頻尿、小腹痛、解尿灼熱疼痛、夜尿、血尿。

治療膀胱炎有 4 大原則：1. 用對抗生素（不能有抗藥性），2. 吃足夠的藥，3. 喝足夠的水，4. 要等到尿急才能去解尿。病人也常會質疑：「已經很頻尿了，喝水不是會更頻尿嗎？」也有人會問：「已經膀胱炎了，忍尿不是會讓膀胱炎更嚴重嗎？」其實這都是錯誤的觀念。

脹大膀胱 細菌脫落後才會沖走（參見 P.325 彩圖 8、9）

膀胱炎患者常因頻尿不敢喝水，以致無法將感染細菌沖出膀胱。其實治療膀胱炎時，一定要均勻地多喝水（每小時至少喝 200cc 的水），更要忍尿來脹大膀胱，因為膀胱炎最常見的致病菌——大腸桿菌具有微細纖毛，感染時，纖毛鉤在膀胱壁，若沒有撐大膀胱，躲在膀胱皺摺內的細菌就無法接觸到腎臟排出在尿中的藥物，因而容易突變，產生抗藥性，膀胱炎就治不好。

唯有膀胱脹大膀胱壁就變光滑，才能讓黏在膀胱壁的細菌接觸到尿液中的藥，細菌吃到尿中的藥才會從膀胱壁脫落，解尿時沖走細菌，膀胱炎才會痊癒。

夜尿

指晚上睡著後必須起來尿尿，原因是白天滯積在組織（如下肢）內的水分，在睡覺身體躺平時被吸回循環系統，再經腎臟排出，所以尿量會較多、尿液會較稀，這是正常現象，可以用白天躺平身體引流下肢積水（水腫）來改善。

無症狀菌尿症

尿液常規檢查有膿尿或尿液細菌培養可見細菌，但病人並沒有頻尿、解尿疼痛等泌尿道感染的臨床症狀。若不治療，有四分之一的病人會惡化成急性腎盂腎炎。

急性腎盂腎炎

這是較危險的狀況，常是突發性的，主要為全身性的症狀，如發燒（可達 40℃）、畏寒、腰背痛、肋骨脊柱角的敲痛、噁心、嘔吐、厭食；局部症狀則有解尿疼痛、頻尿等。多在妊娠後期與產後初期發病，如果是單側患病，以右邊較多。

與所有泌尿道感染一樣，通常是大腸桿菌致病，因此致病菌多由尿道、膀胱逆（上）行感染，也有經由血液、淋巴而感染的。子宮的壓力效應、產後膀胱過脹，不能自解小便，使用導尿管等，都是造成感染的原因。此症若無治療約有 10％會造成菌血症，而且有 3％的病人會併發內毒素毒血症，導致母體血液、腎、肺、肝等臟器功能衰竭，同時也會傷害到胎兒，並導致早產。

膀胱炎

常見的症狀有頻尿、尿急、解尿疼痛與下腹不適，偶爾也會有血

尿。產前多在妊娠 13~26 星期發生，發生率不詳。而產後發生膀胱炎的原因，則多是生產時導尿或膀胱水腫、損傷所造成。

尿解不乾淨或解尿困難

這是很常見的情形，如果產後 4 小時內仍無法自解小便，可能就有問題了。但有時會因為產後陰道血腫的關係，使這種症狀較慢出現。治療時，只需放上 1、2 天的導尿管，讓膀胱休息即可解決，通常多可在產後 1 星期內痊癒。

此問題致病因素，包括生產時尿道括約肌水腫、產後膀胱壁水腫、充血導致膀胱對其內壓力不敏感、生產時麻醉或使用催產素（Oxytocin）引起的膀胱過度膨脹，與會陰的切開、裂傷或血腫引起生殖道或骨盆腔的疼痛和不適。因此，預防的方法就是儘早發現解尿困難與產後不要讓膀胱過度脹大，而且每次解尿都要儘量排空。

尿失禁

婦女產後在咳嗽、打噴嚏、大笑或彎腰提重物時，因為腹壓增加，常會有漏尿或尿液不自主流出的情形。這些症狀經常只是暫時性出現，而且大都在產後 3 個月內消失，只有 20％左右的產婦仍然持續會有尿失禁情形，這時就必須看醫生了。

此症最常見的病因，是陰道與骨盆底肌肉或筋膜因胎頭經過而裂傷，或是支配這些組織的神經血管於懷孕或生產時受傷，進而導致骨盆底肌肉的萎縮、鬆弛。其治療方法有藥物、凱格爾運動（Kegel exercise，又稱骨盆體操，或稱縮肛運動）、電刺激法和生理回饋法等物理療法與手術。尿失禁治癒的機率相當高，而且愈早就醫，治療效果愈佳。

孕婦該小心
哪些泌尿道致病因子？

懷孕造成婦女全身的生理變化是相當大的，泌尿道當然也會受到巨大影響。這些影響的結果，有些是生理性而無害的，在生產後即會恢復；有些則是病態的，須及早偵知，並加以治療。

一般來說，懷孕時影響泌尿道的致病因子有：

壓迫力

子宮變大，會壓迫到膀胱與輸尿管；而充血腫大供應卵巢的大血管，也會壓迫到輸尿管。

叮嚀

懷孕生產婦女如何預防尿失禁？

1. 確實做好產檢，可以超音波評估、追蹤，避免胎兒過大，否則巨大的胎兒在經過產道時，比較容易破壞骨盆底。
2. 宜作妊娠糖尿病篩檢，因為懷孕時血糖異常的發生率約 6~7%，這些人一生中約有一半的機會變成真正的糖尿病患；若能及早篩檢出，學會飲食控制的方法，不僅這輩子可減緩甚至避免糖尿病與其併發症的發生，更可避免生出巨嬰，減少生產時產道的傷害。
3. 懷孕後要及早學會凱格爾運動（骨盆體操），隨時練習。
4. 待（生）產中當子宮頸全開後子宮收縮時，產婦應該避免主動腹部用力，醫師也要避免推壓孕婦腹部，宜等自然的子宮收縮將胎兒娩出。
5. 生產時宜避免使用產鉗分娩，以減少對產道與陰道周圍組織的傷害。
6. 生產後陰道與會陰和其下面深層組織的裂傷，要確實依序對好縫合。
7. 產後即做凱格爾運動，並持之以恆，就能減少日後發生尿失禁的機率。

左結腸的阻擋

左（降）結腸是固定的，而右（升）結腸卻是可活動的，所以左結腸會阻擋增大的子宮使其右傾，右輸尿管因此容易受到壓迫；另外，右輸尿管進入骨盆的角度較小，而且在骨盆腔中比較淺的位置，所以在骨盆的邊緣受到變大的子宮壓到的機會也較大。

牽引力

變大的子宮，會把膀胱由骨盆腔拉到腹腔，膀胱會變大、變鬆，進而影響膀胱的收縮。

荷爾蒙

腎盂、腎盞和輸尿管，會受荷爾蒙的刺激而變大；黃體素的增加，也會使膀胱、輸尿管鬆弛，進而影響其收縮。

受以上這些因素影響，婦女在懷孕期間與產後，就比較容易發生尿液的排空障礙和泌尿道感染。

產後到底要不要使用束腹帶？

產後使用束腹帶的情形相當普遍，一般說來，大多數的產後婦女用束腹帶的主要原因，都是因為肚子太大了，而自以為用了就可以使肚子不會變大，想想，道理有這麼簡單就好了！其實，身體的組織是很奇妙的，有延展性很好的特性，懷孕時會增生或肥大，只要假以時日，產後當然也會縮回去，子宮的脹大與縮小就是一個很好的例子。相同地，肚皮也不例外，產後 3 個月後大都會自然地縮回去，只是「凡

走過必留痕跡」，多年後，有 95% 婦女都會發現產後小腹就是鬆鬆的，而無法恢復小姐時代的結實腹壁。

其實，想要恢復結實腹壁的最好方法，是生產 3 個月以後要好好地訓練腰肌與腹肌；而且坐月子時千萬不要「補不完」，畢竟現今大家的營養都已經過剩了，產後多吃少運動的結果，脂肪就會囤積在腰圍與腹部，肚子不大也難！何況，使用束腹帶絕對和肚子的大小無關，如果要說有，那也只是假象而已。

坐月子時使用束腹帶不僅無法讓肚子變小，甚至會在產後身體組織（尤其是骨盆底肌肉）最柔軟時，直接造成骨盆底肌肉的損傷與鬆弛，進而導致日後發生子宮脫垂與尿失禁。因為，在腰與腹部圍上束腹，就是讓本已肥厚的腹壁變成銅牆鐵壁般，因此，在咳嗽、走路、起身、甚至憋氣、吸氣、解便時，升高的腹壓就只有把尚未復原的骨盆底肌肉默默地更向下推。所以，除非是剖腹產後為了壓迫傷口避免滲血，而必須使用一兩天的束腹帶，否則，產後最好不要使用束腹帶，同理，調整型內褲或束褲也要少用。

產後保養腹部的最好方法是不要吃太補，只要飲食均衡、新鮮即可，以免囤積更多的脂肪在腹部；至於保養骨盆底肌肉的最好方法，就是在坐月子期間多躺著休息，多練習凱格爾運動。此外，偶有患者會問，能不能在晚上做倒立來預防或阻止子宮脫垂的發生或惡化，答案是倒立絕對沒有幫助；所以，千萬不要聽信謠言，以為倒立可以預防或治療子宮脫垂，畢竟大家都是以站立來行動的，絕對無人可以倒立上班、上街、或與他人聯誼。

我沒有喝很多水，
怎麼會有很多尿呢？

「醫師，我沒有喝什麼水，怎麼會有很多尿呢？這樣身體會不會失水太多，像花一樣枯萎呢？」遇到有這類問題的患者時，醫護人員常要多花些時間，來解釋人體腎臟調節水分的功能。其實在正常情況下，人的腎臟是會很安全且適量地將體內多餘水分濃縮成尿液排入膀胱的，對此，我們大多不必擔心。

然而，每個人對「量」的敏感度都不同，對「多少」的認知或是目測也就有很大的差異，所以臨床上在評估病人的尿量時，我們常會要求病人做「解尿日記」。由於當事人 24 小時內解小便與喝水的量、時間，都能透過解尿日記，客觀詳實地記錄下來；甚至還可記錄病人的日常活動，及是否有尿急或漏尿的情形發生，故除了可確定是否真的沒喝水或尿很多之外，還能初步辨別患者的膀胱功能。

從解尿日記看來，很多患者都是在不知不覺中喝了很多水，所以尿當然會多。對於這類病人，如果 24 小時的喝水量與尿量都大於3000cc，就要特別注意是否有潛在的內科疾病，如糖尿病或尿崩症。另有一些人是真的沒喝什麼水，但是尿量卻很多，在詳問之下，才知三餐吃的還挺多的。其實任何食物，不管是蔬菜、水果、飯、麵、魚、肉或饅頭，含水量都在 80％ 以上，吃的多，當然也在無形中攝取很多水分，何況在食物代謝（或氧化）的過程中，還會產生很多水分（代謝作用會把「葡萄糖」+「氧」轉換成「能量」+「水」+「二氧化碳」）。

當然，也有些人的解尿日記顯示是在正常範圍，一天只解 7 或 8

次的小便，每次尿量也只在 300~400cc 左右。有時，從解尿日記甚至還能發現每次解尿量常小於 200cc 的病人。基於「用進廢退」的原理，醫師常會要求病人做膀胱訓練，以延長解小便的時間，訓練時會要求病人要等到尿急時才能去解尿，而不是一有尿意就去解，讓膀胱容量能像正常人一樣，達到 300cc 或 400cc 以上。

至於步入中年以後的患者，最常見的困擾是夜間頻尿。患者在白天都很正常，甚至上午時尿量都很少，而且晚餐後也不敢喝水，可是上床睡覺後卻必須起來尿個 3、4 次以上，而且尿量還不少呢！遇到這種情形，多要辨明病人是否有四肢水腫。一般而言，心臟、腎臟與腦部功能的退化，都可能是夜間尿量較多的罪魁禍首。其中，又以心臟血管循環退化最為常見，它會造成白天活動時水分滯積在下肢或腹腔等低處，這些水分在夜晚身體躺平後又會流回心臟，造成循環系統內有過多的水，腎臟才會「加緊做工」，把水分排出。

自覺有頻尿，就一定有問題嗎？

曾經在門診有三個自己懷疑是間質性膀胱炎的頻尿患者，三者都主訴有頻尿、尿量不多、和夜尿，其中一位上床睡著前特別頻尿。在問完病史與內診檢查並無子宮脫垂等器質性問題後，就要她們回家做解尿日記再來追蹤。

回診時，第一位患者的紀錄顯示她每次的尿量從 50 到 460cc，而且解尿間隔常可長達 2 個小時以上；第二位則尿量多在 300cc 以上，只在睡前要上 2~4 次廁所，解尿量 2、30cc，但睡著後卻一覺到天量；第

三位雖然最多的解尿量只有 250cc，卻又常可間隔 4 個小時才尿一次。

依據她們的紀錄，這三位患者的膀胱功能都是正常的，只要教她們做膀胱訓練，排除心理障礙，就可很快享受無憂無慮的不頻尿生活；因為有問題的膀胱絕對無法忍尿達 2 小時以上，尿量也常達不到 200cc，而且半夜更需起床解尿。

頻尿是一種非常主觀的疾病，而膀胱容量夠大（一般是 350cc 以上）與能夠忍 2、3 小時才上廁所，則是膀胱功能好、沒有頻尿問題的兩大指標，一般如能做到其中之一，膀胱應該就沒問題。女性容易有頻尿的問題，其實和泌尿道的解剖構造、骨盆腔器官的相對位置、老化有關，由於尿道只有 3~5 公分長，細菌容易侵入泌尿道，而且膀胱又會被後上方的子宮與腸道壓迫，加上膀胱排空功能會隨年齡變差，而且荷爾蒙也會因老化降低而導致陰道菌落生態改變，讓鑑別診斷更加困難。

頻尿患者就診時，一定要排除生殖泌尿道感染、子宮肌瘤、與骨盆腔鬆弛，甚至要確認是否有尿失禁或下肢水腫；因此，在治療前，詳問病史，適當、完整和正確的內診與全人系統性評估，大都可讓患者不藥而癒，而且必要時也可以同時解決所有引起頻尿的病因。

解尿日記說明

下表的設計，是用來評估及治癒您的解尿問題，請您儘量正確而詳細的記錄本表，對於您的治療將有很大幫助。

- 請記錄您的喝水量和小便量，以及當時的時間，並以有正確刻度的容器測量喝水量與小便量。
- 漏（滲）尿量的估計：
  只有幾滴記錄為（1）、沾溼了內褲記錄為（2）、膀胱皆漏空了記錄為（3）
- 白天指早上起床後到晚上睡著前，解尿時請用藍筆或黑筆記錄；夜晚上床睡著後到早上起床之間，則用紅筆記錄。

範例：＿＿＿＿＿＿ 年 ＿＿＿＿＿＿ 月 ＿＿＿＿＿＿ 日 星期 ＿＿＿＿＿

時間	喝水量 cc	小便量 cc	漏尿情形			
			活動	漏尿量	急迫感	尿　床
7：10		300				
8：15			洗東西	2		
8：30	150					
9：45		150				

範例：_____ 年 _____ 月 _____ 日 星期 _____

時間	喝水量 cc	小便量 cc	漏尿情形			
			活動	漏尿量	急迫感	尿　床

當天小便總量		當天 最大量		白天 小便次數	
每次小便平均量		當天 最小量		晚上 小便次數	

頻尿是不是因為神經質？

「醫師，我是不是很神經質，才會這麼頻尿？明明才剛上完廁所馬上又要再去，可是每次都只解一點點尿⋯⋯」「我吃了很多粒精神科抗焦慮的藥，可是頻尿卻沒有起色，怎麼辦？」面對病人緊張兮兮的樣子與無比焦慮的眼神，醫護人員常忍不住心想，這些頻尿患者看起來的樣子這麼糟，如果不被誤認為「神經有問題」才怪呢！

傳統上，「神經質」常被冠在許多大眾不甚瞭解的疾病上，不僅導致患者接受曠日廢時且無益的治療，更使她們極端痛苦而感到心灰意冷，甚至遭到許多誤解而蒙受不白之冤。筆者就曾經遇到一位小姐，因為不到 30 分鐘就必須衝向洗手間解尿，在訂婚後被未來的婆婆懷疑「有問題」，而慘遭男方退婚的悲慘命運。

在所有導致頻尿的潛在病因中，最令人難以忍受且最容易讓人誤解為「神經（指精神方面）有問題」的，就是「間質性膀胱炎」。因為間質性膀胱炎的患者，在受到久治不癒的頻尿、尿急、小腹漲痛與夜尿失眠折磨後，常會表現出緊張、焦慮、煩躁、憂鬱與不安的情緒，甚至會有嚴重的人際關係障礙，所以這類病人最終多會到精神科求診。其實，對間質性膀胱炎的患者來說，絕對是頻尿導致精神方面的障礙，而不是精神有問題才引起頻尿的。

當然，心理方面的障礙，也會有異常頻尿的表現。只是這類病人通常僅在某種特別的情境或時段，才會有頻尿的困擾，其他時間則無礙。其中最常見的例子，是睡前必須頻頻起床尿尿，每次都解一點點，不解又睡不著，有人就會這樣起來十幾次，可是在睡著後卻又可一覺

到天亮。此外，閒時就常跑廁所，忙時又能夠半天都不必去尿尿，也是心理問題的典型例子。對於這類患者，只要能幫助他們克服心理障礙，大多可不藥而癒。

因此，在面對頻尿問題時，一定要先辨明潛在的病因，甚至要做膀胱功能檢查或膀胱鏡檢查，才能做有效的鑑別診斷與治療。尤其在合併有情緒或心理障礙且多年久治不癒的慢性頻尿時，更應該做好鑑別診斷，絕不可只治療頻尿本身或盲目地從精神層面來探索頻尿，而不做進一步的分析。何況大多數的頻尿都是可治癒的，勿錯失良機。

頻尿會致命嗎？

依照臨床上簡單的定義，一天小便次數如果超過 8 次，或平時不到兩小時就必須去上一次廁所，都可稱為頻尿。頻尿這種疾病本身看似不會致命，但它對患者身心的影響有時可真不小，在頻尿病情嚴重時，如果患者無法忍受其所衍生的巨大壓力，就有可能會造成自我了結生命的悲劇。

頻尿可說是一種急症，對患者心理和身體的威脅常是立即的。或許白天時 1 個多小時就去上一次廁所，還不至於讓人感到生活受影響；但是，如果忽然覺得頻尿似乎已讓生活品質降低或干擾到工作，甚至影響到睡眠，就要儘速就醫，否則等到無法忍受的程度，通常已經非常嚴重了。嚴重時，小便量大都不會很多，而且在稍有尿意感時，也常會伴隨著下腹部（或膀胱）的強烈疼痛，故常使患者痛不欲生。

嚴重的頻尿，還常會導致睡眠被剝奪，進而引發情緒障礙，患者

會緊張、焦慮、暴躁、容易憤怒、心情低落、常覺得很煩、精神無法集中，因此常會被誤以為是精神有問題，而到精神科就診。但是大多數的患者即使服用了大量和多種鎮靜劑，也是藥石罔效！因為是「頭痛醫腳」，所以頻尿依舊，情緒障礙也當然無法解決，導致病情愈來愈嚴重。如果家屬不了解或溝通不良，就會產生摩擦，久而久之，惡性循環的結果，很容易引起家人間的衝突，尤其是在與最親密的家屬爭吵後，萬一患者想不開，憾事就會發生。

以下是兩位頻尿患者治療前的解尿日記。李太太（化名）一天中要上廁所 50 幾次，而且夜晚上床後更要起床尿 14 次（平均不到半小時就要一次）；王小姐（化名）則一天要上廁所 30 次，晚上也常不到 1 小時就要起床小便（一夜 8 次）。像這種相當嚴重的頻尿，有時會讓患者像發瘋了一樣，以致心生尋短念頭。在筆者擔任泌尿婦科醫師的 20 多年生涯裡，見過多位患者來就診前因嚴重頻尿而輕生，也有好幾位患者常想一死了之，想來怎麼不教人心酸呢？這兩位女士在做膀胱鏡檢查和膀胱水擴張之後，在門診追蹤做膀胱訓練，不到兩個月就開始享受彩色的新人生。

註 解尿日記是像日記記錄一個人一天的活動一樣，將其 24 小時每次解小便的時間和小便量，與其他有關泌尿道的問題或症狀確實登載的記錄。

時間	喝水量 cc	小便量 cc	漏尿情形				時間	喝水量 cc	小便量 cc	漏尿情形			
			活動	漏尿量	急迫感	尿床				活動	漏尿量	急迫感	尿床
5:10		50					18:30		80				
5:40		30					18:45		10				
6:20		30					19:15		20				
7:10		20					19:30		10				
8:20		30					19:50		60				
8:40		20					20:20		40				
9:10		30					20:40		20				
9:30		60					21:10		10				
10:20		40					21:30		20				
10:40		20					21:50		10				
11:20		80					22:20		30				
11:50		30					22:40		40	上床			
12:10		20					23:50		20				
12:30		60					0:20		60				
13:50		40					0:40		20				
14:20		20					1:30		20				
14:40		30					1:50		60				
14:55		20					2:10		20				
15:15		40					2:40		10				
15:30		20					2:50		50				
15:50		20					3:30		20				
16:10		30					3:45		10				
16:40		20					4:20		20				
17:20		80					4:40		60				
17:40		30					4:50		20				
18:10		20					5:20		10				

解尿日記（李太太） 92 年 12 月 7 日　星期一

當天小便總量	1640	當天最大量	80	白天小便次數	38
每次小便平均量	31.5	當天最小量	10	晚上小便次數	14

解尿日記（王小姐）93 年 1 月 5 日 星期一

時間	喝水量 cc	小便量 cc	漏尿情形 活動	漏尿量	急迫感	尿床	時間	喝水量 cc	小便量 cc	漏尿情形 活動	漏尿量	急迫感	尿床
8:50	300	10					23:35		10				
9:55		50					0:10		10				
10:30	200						1:00		20				
10:15		30					2:00		20				
11:00		30					3:45		50				
11:20		20					4:10		30				
11:40		20					6:00		30				
12:00		20											
13:35	200												
14:15	50	50											
14:20		30											
15:30		30											
16:00		20											
16:45	100												
17:00		20											
17:35		20											
17:55		20											
18:20		20											
19:00		10											
19:20		10											
20:00		10											
20:35		20											
21:00		20											
21:55		20											
22:35		10	上床										
23:00		20											

當天小便總量	680	當天最大量	50	白天小便次數	22
每次小便平均量	22.7	當天最小量	10	晚上小便次數	8

嚴重頻尿是否就是膀胱過動症？

在門診常會遇到罹患頻尿被診斷為膀胱過動症而久治不癒的婦女，患者通常沒有尿急的情況，也不會在上廁所前有來不及而漏尿的現象，而且在聽到水聲或洗手時也沒有想去解尿的感覺。

膀胱過動症的診斷其實完全是根據患者的症狀，依據醫界的定義，在沒有泌尿道感染或其他明顯的疾病下，只要患者認為她尿急（是一種突然想尿但卻無法忍著不去尿的情形，但是常會合併頻尿和夜尿），不管有沒有急迫性尿失禁，都可稱為膀胱過動症，其治療都是口服抗膀胱收縮藥物。

但是臨床上有很多疾病都同時有尿急、頻尿、或夜尿；因此，僅憑患者尿急等症狀，就據以診斷為「膀胱過動症」，甚至服用藥物，治療失敗率極高。而間質性膀胱炎和膀胱過動症的重疊性甚高，也宜做好鑑別診斷。

此外，患者的尿急和頻尿如果是子宮的脫垂或肌瘤壓迫造成的，若把它當作膀胱過動症，而不解決真正的致病因，病人的問題就無法獲得解決；同樣地，尿失禁的婦女常會同時有頻尿與尿急的問題，若只對這類患者治療頻尿或尿急，而不治療尿失禁，也常會藥石罔效。其實，以筆者個人的臨床經驗，除了膀胱不自主收縮（或膀胱逼尿肌過度收縮）、逼尿肌過動的病人外，尚未診治過膀胱過動症的病人。

間質性膀胱炎是不是絕症？

　　臨床上常會有患者求診時，非常絕望地說她得了間質性膀胱炎，而不知所措。說來也是難怪患者會有這樣的反應，因為久治不癒，且病情日益嚴重，大家又都說間質性膀胱炎是絕症，患者難免陷入恐慌。

　　造成間質性膀胱炎患者痛苦的共同病因是膀胱壁的纖維化或硬化，導致膀胱的容積變小，尿量因而不多，故頻尿與夜尿就是當然的結果，而且，也因膀胱壁的纖維化，當膀胱內一有尿液，就會擴張拉扯到膀胱上皮的神經纖維末梢，於是恥骨後方或膀胱就會痛。由於患者的症狀常是久治不癒，因此間質性膀胱炎常會被誤診為慢性膀胱炎，但尿液檢查大多是沒有感染，尿動力檢查會發現膀胱容量較小，有時甚至不到 100cc 患者就會有尿意感，所有治療常無效，看了無數名醫，病情卻不見起色，甚至更嚴重，久而久之就會變得沒有信心。

　　由於患者的問題是膀胱的容量變小了，只要能讓膀胱可裝更多的尿，患者就會好，治療也就會有成效，但是截至目前為止除了膀胱擴張之外，其他外科治療都沒有效果。至於膀胱內灌注法，也都沒辦法有效增加膀胱的容積，因此不管是肝素、玻尿酸或其他藥物的灌注，除了有要重覆灌藥的麻煩與不適之外，也常徒勞無功；而肉毒桿菌注射不僅不能讓膀胱變大，更會造成解尿困難，臨床常有患者因此而有苦難言，也就相信絕症之說了。

　　若用口服藥來治療間質性膀胱炎，則大多無法改善頻尿，也不能根本治療。由於現有藥物都不能增大膀胱的容積，也常有禁忌與副作用，更要長期服藥，因此，患者就會到處「逛醫院」，有時甚至會被

診斷為膀胱過動症，而吃了很多藥，病情卻每況愈下。其實，根據國際間質性膀胱炎基金會的統計，約有 14％的間質性膀胱炎患者同時罹患膀胱過動症，若患者恰巧服用 Vesicare 這類治療膀胱過動症的藥物就會見效，此乃由於 Vesicare 也有增大膀胱容量的效果，所以是目前唯一能夠改善間質性膀胱炎的藥物。

　　間質性膀胱炎的治療還是以保守為宜，患者可先做膀胱的自我訓練：均勻喝水與忍到尿急再上廁所，或服用 Vesicare 這種藥物，而對於仍無法改善者，則以膀胱擴張為首選。根據筆者的臨床經驗，膀胱擴大後，只要好好做膀胱訓練，膀胱就會變大，不僅每次解尿量會增加，解尿次數會減少，甚至膀胱痛也能改善（筆者的研究結果發表在世界婦女泌尿醫學會 IUGA 的官方雜誌 IUJ 上）痊癒率可達 80~90％以上 [1]。所以間質性膀胱炎不是絕症。

1　Hsieh CH, Chang ST, Hsieh CJ, Hsu CS, Kuo TC, Chang HC, et al. Treatment of interstitial cystitis with hydrodistention and bladder training. Int Urogynecol J 2008;19:1379~84.

尿失禁與生孩子有關嗎？

「我又沒有生孩子，怎麼會有尿失禁呢？」

「我是剖腹生產又不是自然產，為什麼還會有尿失禁？」

以上是許多尿失禁婦女經常提出的問題。其實，造成尿失禁的原因，遠比一般人所能想像的還複雜；換句話說，尿失禁通常不是單一原因造成，而是很多因素互相加成作用所引起。

根據筆者在國內所做的尿失禁流行病學研究，20~59 歲的台灣成年女性中，有 18.7% 的人罹患尿失禁，由此可知，並不是所有的女性都會有尿失禁。

因此，理論上必定有某些特定的人，或是某種特定的因素，和尿失禁較有關聯。美國加州大學爾灣分校長堤醫學中心 Ostergard 教授的研究就認為，生產、肥胖、高加索人（白種人）、泌尿道感染、高血壓、婦科手術、子宮脫垂、膀胱膨出、兒時尿床、抽菸、提肛肌功能不良與服用利尿劑等 12 種情形，都是尿失禁的危險因子。

至於台灣本土的研究則顯示，造成尿失禁的 10 項危險因素，有年齡（老化）、糖尿病、高血壓、婦科手術、結婚、藥物過敏、喝酒、泌尿道疾病、遺傳（親屬中有尿失禁患者）與肥胖。至於有沒有生產或生產次數的多少和生產的方式，與尿失禁的發生並沒有明顯的關聯。

由此來看，沒有生孩子的女性，也有可能罹患尿失禁；同樣道理，也不是多次自然產的婦女，就比僅有一次生產者更容易得尿失禁。至於很多人認為自然產的產婦就一定會有尿失禁，因而想選擇剖腹產來

預防尿失禁，更是錯誤的觀念。事實上，直到目前為止，幾乎沒有任何文獻或報告可以證明：剖腹產能夠預防尿失禁；也不認為：對於沒有做過尿失禁手術的尿失禁婦女，剖腹產有任何可以預防尿失禁的益處。（不過，曾因大便失禁、尿失禁與生殖器官脫垂，而以手術治療成功的患者，再次懷孕時，仍以剖腹產為最佳選擇。）

擺脫生產迷思，我們反倒要特別注意的是，在上述尿失禁 10 項致病的危險因子中，老化排名第一。尿失禁不僅和年齡有關，而且年紀愈大，神經愈退化，骨盆愈鬆弛，罹患尿失禁的機率也就愈大。由於老化是所有人必經的自然現象，因此在年輕時，如果能夠學習強化骨盆底的「凱格爾運動」，就可以預防老化引起的尿失禁。

臨床上，造成尿失禁的危險因子中，最重要的就是「老化」。當然，肥胖、慢性肺病、粗重工作者、女性和抽菸者也都比較容易有尿失禁。至於生產次數與尿失禁的關係，則尚未有定論。

尿失禁會遺傳嗎？

就像大多數的疾病一樣，大家都會問尿失禁會不會遺傳？其實，在疾病的本質與遺傳基因的密碼尚未完全被解析前，實在很難肯定地回答相關問題。雖然如此，我們還是可以用流行病學的方法，來統計分析疾病與人種或種族有無關連。

在門診時，常會遇到病人這麼說：「我媽媽有子宮脫垂，我也有子宮脫垂，這種病是不是會遺傳？」也有人問：「我母親有尿失禁，我將來會不會也得尿失禁？」其實，尿失禁不會在同種族中的個別家

族中遺傳。但是，遺傳基因會決定我們人類各種族骨盆底的支持組織的強弱程度，進而影響尿失禁的發生率。

舉例來說，西方白種女性的肌肉強度，比黑人和東方女性來得弱些，故統計數據常顯示，白種女性較容易發生尿失禁與子宮脫垂。由此看來，最關鍵的原因，是遺傳基因決定了組織中膠原纖維的型態，造成各人種或種族間肌力強弱的差異。但是，這種差異所導致的肌力強弱，在同種族中的個別家族間，表現是不會有所不同的，因此，尿失禁不會在家族中遺傳。

叮嚀

糖尿病與高血壓患者特別注意

- 糖尿病與高血壓患者，常會因老化與肥胖，導致病況惡化或不易控制，進而引起神經病變。尤其是糖尿病若控制不良，就會造成末梢血管阻塞，使阻塞血管所支配的神經因無法獲得足夠的營養成分而退化萎縮。倘若這種情況發生在支配膀胱、尿道和骨盆底肌肉群的陰部神經末梢，就會使骨盆腔鬆弛並引起尿失禁。同樣地，如果沒有妥善地治療高血壓，也會導致末梢血管破裂，而影響其所支配的神經或器官的功能；倘若發生腦血管破裂，後果更是不堪設想。

- 糖尿病的控制宜遵照醫囑，並力行「三部曲」：飲食控制、規則運動和藥物控制（前兩項尤其重要）。而且，更要在糖尿病早期就做好營養諮詢，學會怎麼吃東西。至於需以藥物控制時，不僅要規則用藥，如果口服藥物已無法有效降低血糖，就代表身體胰臟已經不能分泌足量胰島素，患者應及時施打胰島素，以免末梢血管和神經發生病變。

- 高血壓的控制，更要持之以恆，千萬不可因服藥後血壓控制良好或沒有感到任何不適，就任意自行調整藥物或停藥。此外，日常生活中更要規則運動和做好飲食控制，如果能夠讓體重減輕，則對血壓的穩定控制會有加分作用。

什麼情形會有暫時性尿失禁？

尿失禁的病因，常是骨盆腔中支持膀胱尿道的組織發生斷裂或鬆弛所造成。然而，並非所有的尿失禁都是因為膀胱尿道的支撐出了問題，有些尿失禁是肇因於其他可逆性的「外在因素」。這些「外在因素」中，有些是暫時性的或偶發的，也有些則是可以矯正或控制的，當這些「外在因素」被排除後，尿失禁也就會不藥而癒。因此，只要能做適當的鑑別診斷，針對這些「外在因素」加以治療，而不必對尿失禁用藥或做其他保守療法，就能解決患者的困擾。

一般而言，造成暫時性尿失禁的常見病因有：

譫妄

是一種像失智、且是急性或亞急性發作的精神錯亂（混淆）狀態，任何藥物或內科疾病（如肺炎、充血性心臟衰竭、深部靜脈栓塞症與骨折引起的疼痛）都有可能導致譫妄。

泌尿道感染

菌尿症常會刺激膀胱上皮，引發膀胱肌肉強烈收縮，進而導致急迫性尿失禁。而且，膀胱內細菌所釋出的內毒素，也會阻止尿道肌肉收縮，進一步引起壓力性尿失禁。這種情形特別容易發生在停經後婦女身上，因為在年紀大後，身體機能會逐漸退化，神經也會老化，排尿功能會退化，所以解尿後膀胱容易有殘尿（餘尿）；而且女性在停經後，生殖泌尿道會發生萎縮、退化，更容易出現泌尿道感染。所以，高齡婦女泌尿道感染症狀多與年輕女性不同，其膀胱炎所表現出來的唯一症狀常可能是尿失禁，而不會出現解尿疼痛或其他不適。

萎縮性尿道炎

停經後雌激素的缺乏，會使得生殖泌尿道的敏感度增加，容易有刺激的症狀，於是患者常會訴說尿道灼熱感、解尿疼痛或不適、性交疼痛、尿急與頻尿等症狀，且尿道會變硬沒有彈性，使尿道不易收縮而造成尿失禁。

藥物

在臨床上，任何作用在自主神經系統的藥物，都可能會影響下泌尿道的功能，其中較常見的藥物，包括抗高血壓藥物、抗憂鬱劑和鎮靜劑或安眠藥，都會惡化尿失禁。此外，綜合感冒藥、抗組織胺和抑制充血的藥物，也會作用在下泌尿道上，而在服藥期間突然出現尿失禁。

精神性的原因

尿失禁有時可能會被患者利用，以喚起他人注意或操縱（弄）他人。此外，病人在極度沮喪或憂鬱的情況下，也可能根本不會在意尿失禁這回事，而任由尿流滿地。

內分泌的病因

糖尿病和高血鈣症常會有滲透性的利尿效果，進而惡化原有的尿失禁。

行動的限制（功能性尿失禁）

關節炎、臀關節損傷變形與步伐不穩，都可能會讓患者在尿急時，無法及時到達洗手間而致尿失禁，因此，在患者行動無法改善之前，身旁應有活動式的馬桶，以備不時之需。

糞便嵌塞

在長期臥床與行動不便的患者中，大量糞便嵌塞在直腸，常會擠壓到尿道、膀胱而引起尿失禁，所以，如果發現臥床病人膀胱脹大，而且有尿失禁的情形，就要檢查直腸肛門，看是否有大量糞便嵌塞在肛門內。

膀胱炎與陰道炎有什麼不同？

「醫師！我已經 2 個月沒跟先生行房了，怎麼還會有膀胱炎？」

這是一個中年婦女，在門診被診斷出膀胱炎後，所提出的問題。說來，我們實在太不關心自己的身體了，分不清尿道與陰道的解剖位置與功能的，還是大有人在。以前就曾有病人問：「行房時，陰莖會不會誤闖尿道？」答案當然是絕對不會發生這種事！因為就女性的外陰部來說，尿道只是一個在陰道上方，平均寬度（直徑）僅 0.6 公分的小通道而已，至於陰莖的直徑，則有 4、5 公分以上，陰莖哪有可能會誤闖？

膀胱是一個儲尿的器官，如果我們不讓它經常流通，而像一池死水般，任由微生物繁殖，那麼它就會發炎，表現出急性的頻尿、血尿、解尿時有灼熱感或疼痛等感染症狀。所以，不管潛在原因為何，膀胱炎都是因為進入膀胱而在尿液中大量繁殖的細菌，沒有及時或順利地排出體外所造成，不是全部都跟行房有關連。尤其在炎熱的夏天，尿液的產生會因汗液加速流失而減少，這時，就應該均勻地攝取更多的水分，以促進尿液的形成與排出。

至於陰道炎，則是女性最常抱怨的不適，臨床上常見的表現是白帶多，有時會合併外陰部的搔癢或疼痛。較為敏感的女性，性行為後

常會主觀認為白帶增多，甚而懷疑丈夫的不潔。其實在內診時，常發現病人所說的白帶，都只是女性陰道中正常的清澈分泌物，根本不需治療，這種情形大多發生在排卵期。大多數的婦產科醫師，都能從白帶的量、顏色、形狀、氣味，以及外陰部局部刺激的情形，來辨識病因。如果在診斷時，能夠加上檢體的顯微鏡檢查與細菌培養，或抽血做血清抗體檢查，大多可正確地鑑別診斷病因，判定到底是黴菌、淋病、菜花、陰道滴蟲、疱疹、披衣菌還是其他感染。

遇到久治不癒的陰道炎，就要考慮是不是陰道有異物。如果是小女生，則要懷疑有沒有蟯蟲感染。至於其他較特殊的致病原因，還包括長期廣效性抗生素的使用、口服避孕藥、營養不良、糖尿病控制不好、使用類固醇等。

最後要特別一提的是，當病人抱怨頻尿、小便疼痛、外陰部刺刺的時候，有經驗的醫師不會立即判斷為泌尿道感染。因為疱疹、淋病、白色念珠球菌、披衣菌與陰道滴蟲的感染，除了會有陰道炎的症狀外，也會有上述生殖泌尿系統的不適，因此，所有病人都要做內診，以利鑑別診斷。此外，間質性膀胱炎的病人在罹患陰道炎時，約有 40％的患者，其原有的頻尿、尿急與膀胱疼痛的情形會更嚴重，所以就診時，應遵從醫囑做內診。

自然產會不會影響性生活？

在「婦女尿失禁門診」中，常有患者問：「自然產是不是比較不好？」因為很多女性都怕自然產不僅會造成尿失禁，更會導致骨盆腔鬆弛，使陰道變得鬆鬆的，導致先生在行房時沒有任何感覺。這實在是一個讓人迷惑又困擾的問題，身為女性，是不是除了得搏命面對生產外，產後又必須一輩子面臨更令人煎熬的性生活挫折感呢？

剖腹產的婦女，真的不會有陰道鬆弛的問題嗎？在回答這個問題前，我們要先了解，從陰道自然產，是天造萬物最佳繁衍後代的生產方式，只不過隨著醫學進步，遇到難產時可藉由剖腹產，幫助產婦母子度過難關。然而，盲目地追求剖腹產，不僅無益於母親（肚皮留下疤痕、傷口疼痛、異樣感、感染、腹腔沾黏、麻醉併發症等），對胎兒也不見得有好處（有研究指出，剖腹產的新生兒發生呼吸窘迫情形，會比自然產的來得多，而且剖腹產時的麻醉也可能導致胎兒缺氧和酸中毒）。

是的，婦女剖腹產後，還是會有尿失禁與陰道鬆弛的問題。雖然肌電圖的研究顯示，自然產後支配骨盆底肌肉的神經（如陰部神經等）傳導速率會受影響，但這並不會增加大小便失禁或陰道鬆弛的機率。況且，在懷孕前甚或懷孕時或產後，勤加練習凱格爾運動，仍可維持骨盆底肌肉的彈性與力量。

其實，影響性生活最大因素是「心理」的障礙，舉凡環境、時間、情境或氣氛一成不變，或聲色效果不佳，在在都會鈍化內心的觸動，使性生活僵化。於是，在不知如何化解性生活不協調的狀況下，「陰道太鬆」就成了代罪羔羊。在門診常發現，會引起性生活障礙的其他女性外

表特徵實在太多了，舉凡頭髮（禿頭）、臉蛋（疤痕）、乳房（乳癌手術）、肚皮（結腸造口或疤痕）、子宮（切除）、輸卵管（結紮）與手腳的問題等，都會被拿來當做性生活不滿意或其他不當行為的藉口。所謂「欲加之罪，何患無辭」，陰道鬆弛，絕對不是唯一的代罪羔羊。

既然知道自然產與陰道太鬆沒有絕對關係，只是心理因素在作祟，

叮嚀

為了性生活美滿，一定要做陰道整形嗎？

● 一般所說的陰道整形，常只是將陰道口與會陰部縫窄一點。事實上，陰道整形還要包括陰道前壁、直腸膨出與陰道最上端的部位。因為陰道壁是否支撐得當，除了常與性的感覺相關外，也和尿失禁、頻尿、大便功能有關，因此，若考慮做陰道相關的整形手術，一定要找熟悉陰道構造的婦產科醫師，才能克竟全功。

● 婦女想要做陰道整形手術，目的是要恢復陰道的功能，往往「性生活」是主要目的；但是若因為夫妻不和、心理因素，甚或有外遇問題，陰道整形不僅無助於性生活，更對婚姻無益。如果決定要做陰道後壁與會陰整形，千萬不能只做陰道口，讓它像門檻一樣，而是要修復整個陰道後壁，尤其是有便祕或解便不順時，也要縫合陰道後壁深部的肌肉。若患者有尿失禁或頻尿與子宮脫垂，甚至要考慮同時做陰道前壁的手術或懸吊子宮。

● 一般而言，陰道需要整形的最常見原因是陰道鬆弛和生產造成陰道裂傷。此外，陰道狹窄，尤其是陰道入口太緊，導致性行為疼痛，也是適應症之一。若只是陰道後壁整形，門診手術後，即可回家，術後要預防陰道血腫，而且縫線常要一至兩個月才會吸收，因此，在傷口痊癒前，會有一些陰道分泌物，這段期間也暫時不要有陰道的性行為。

● 其實，自然就是美，非必要最好不要接受陰道整形手術，但如果非要做手術不可，一定不能只因想藉陰道整形改善性生活，畢竟局部的身體修復很難影響其他非器官的因素，患者在術前應三思。

那麼，面對這種困境時，盲目施行陰道整形手術的助益當然不大。臨床上就曾有一位陰道沒有鬆弛問題的 30 幾歲婦女來門診要求做陰道整形手術，雖經醫師百般解釋，但她仍然充滿疑惑，所以，有問題時，建議除了找醫師評估是否有骨盆腔鬆弛與尿失禁問題外，夫婦還須一起做婚姻諮詢，才會對改善性障礙有所幫助。此外，女性朋友宜時時自我充實，進修充電、終身學習，加強自身本職學能和興趣，塑造自我形象，畢竟婚姻問題「冰凍三尺，絕非一日之寒」，只要持續用心，必能克服一切障礙。

有泌尿道問題，
又怕看醫師要做內診，怎麼辦？

很多傳統女性一輩子都沒看過婦產科醫師，因為孩子是產婆接生的，且有婦科問題時，又多發揮台灣人的「傳統美德」——忍耐，所以，有時因陰道流血或解不出小便來看婦產科醫師時，情況都已一團糟。其實，怕看婦產科絕對不是老一輩女性的專利，而是古今中外老少皆然，尤其是每次看婦產科都會內診，的確讓所有女性怯步。

其實，女性朋友往往多慮了，內診只是婦產科必要的診治過程，就像看牙科要張開嘴巴一樣。口腔也是個人身體很隱私的一部分，一般人也很少對他人張開「血盆大口」，但一遇到牙痛，還是乖乖張大嘴給牙醫看，因為要治病就必須讓醫師能夠找出真正的原因，所以，如果能把內診看作像去看牙醫時張開嘴巴一樣，就可以輕鬆多了。

況且，現今醫療服務品質已大幅提昇，許多醫院都積極為患者創造一個安全、安靜、隱密與舒適的就醫環境。至於專業的診療醫師，

也都以維護患者隱私權為第一要務，讓患者能安心接受治療。如果還是覺得看男醫師不好意思，目前已有愈來愈多女性加入婦產科醫師行列，各大醫院大都有女性主治醫師；此外也有很多執業的女性婦產科醫師，散布在各地的基層診所，她們可就近擔當起篩檢婦女疾病的第一線。因此，當有任何問題時，請儘速到女婦產科醫師處就診，相信全國婦產科的女醫師都有能力擔當此重任。不過，如果被診斷出較複雜或屬於次專科的疾病，而該原看診醫師無法做有效治療時，就診者就一定要接受醫師建議，轉診到專門的次專科醫師處治療，此時就不能再堅持醫師性別了！

　　此外，目前網路相當發達，許多網路醫院或個人網站都有醫療諮詢，當發現自己有問題時（一般說來，稱得上「病」者，一定是症狀會持續，也就是症狀不會無緣無故消失，而且該等症狀常會隨時間而惡化或有其他新症狀產生），也可以上網尋求解惑或依答詢建議就醫。不過，醫師要診斷一個疾病，除了聽患者敍述（聽診）外，還要觀察病人的神情和身體外觀，甚至要觸摸和聞一聞，且大都要做進一步的身體檢查與實驗室檢查，再根據自己的經驗與學理，才能綜合出一個據以治療的初步診斷。而網路醫療諮詢的最大限制，就是醫師只看到患者的敍述，其他什麼都不知道，由於不同器官系統有問題時，可能會表現出相同的症狀，所以有時很難做正確判斷而給予提問者一個滿意答案。

　　由於婦女的泌尿道疾病常和骨盆腔的問題有關，有骨盆腔問題的婦女，除了頻尿和尿失禁外，也會有夜尿、解尿困難、尿不乾淨、便祕或一天要大便兩三次，甚至有大便失禁的症狀，而這些問題與困擾

常會糾纏在一起，萬一治療前沒有完全、適當地診斷，治療效果就會打折扣。以女性慢性頻尿來說，其可能病因有：尿道的狹窄、憩室或肉阜，尿解不乾淨，泌尿道結石或癌症，尿失禁，膀胱不自主收縮，間質性膀胱炎，子宮脫垂或肌瘤等；若患者同時有骨盆腔鬆弛，病況就會更複雜，此外，如果也有便祕或大便解不乾淨的話，一定要在治療前一併診斷出潛在的致病因。而能有效做鑑別診斷的內診檢查，正是治療成功的最重要關鍵。另外，有些同時罹患頻尿和尿失禁的婦女，以為接受尿失禁手術後，頻尿就會好，無奈惱人的頻尿與夜尿在做尿失禁的手術後依舊。

之所以會有這些情形發生，在於女性骨盆腔的構造非常複雜，而且各個臟器常互相干擾，為了避免「頭痛醫頭，腳痛醫腳」，治療前都要仔細評估骨盆腔前、中與後腔室（分別有膀胱和尿道、子宮和陰道與直腸和肛門），是否有異常、鬆弛或牽連。所以，對於有泌尿道功能障礙的女性患者，在治療前，適當、完整和正確的內診與評估，絕對是治療成功的第一步。尤其是想接受手術（特別是尿失禁手術）前，一定要內診檢查，才能增加手術成功的機率；筆者的門診常會看到完全沒經過內診就做尿失禁手術，在術後出現嚴重併發症的患者來求診。所以，任何積極的泌尿婦科治療（如手術）前，一定要有內診等完備的理學檢查。

因此，萬一發現自己有生殖泌尿道的問題，千萬不能諱疾忌醫，畢竟健康、生活品質和生命永遠是最重要的。延遲就醫，不僅自己受苦受折磨，和家人擔心外，預後（最後的結果）也常會較不樂觀。所以，放開心胸，接受醫師的專業診治，絕對是最好的選擇。

泌尿道疾病吃藥有效嗎？

「醫師，我可不可以不吃藥？」或「治療尿失禁，我可不可以吃藥就好？」是筆者在門診時最常聽病人說的兩句話。有的人是怕吃藥傷腎，所以常擅自將醫師的處方「偷斤減兩」，一天 4 次改成早晚，一次 3 種藥變成只吃 1 粒，甚至乾脆用「自然抵抗力」與病魔博鬥，其實這樣是挺冒險的。至於只想吃藥的患者，大多是怕開刀。說實在的，天底下所有人在面臨開刀時，沒有不怕的，當談到開刀等較積極的治療時，我們往往會問，有必要嗎？不開的利弊得失如何？安全性如何？醫師有經驗嗎？預後（結果）如何？有沒有什麼危險？還有別的替代法嗎？是主治醫師親自操刀嗎？要休養多久？需要人照顧嗎？……實在有太多的顧慮教人猶豫不決！

其實，任何疾病幾乎都有以下四大類治療方法：順其自然、藥物治療、物理治療和手術。舉例來說：泌尿道感染和感冒一樣，有時不一定要吃藥，只要多喝水就會好。但是，有時候我們也可能不會這麼幸運，這時就不得不吃藥了！此外，有些人會用自以為是的自我療法，而錯失早已合併存在的其他疾病的治療機會。當然，像膀胱頸息肉造成的頻尿，不一定要吃藥或切除息肉，有些息肉在發炎消褪之後就會消失，但如果不適症狀持續存在，則切除息肉仍是最好的選擇。至於嚴重的頻尿，尤其是間質性膀胱炎，則不管是吃藥或手術（有尿液分流術、膀胱擴大術和膀胱切除術），全都無效，目前最有效的方法，反而是保守療法的膀胱內水擴張法。

另以尿失禁來說，症狀輕微者、過度肥胖者、慢性肺病患者或缺

乏荷爾蒙者，通常不需開刀，就能有不錯的治療效果（當然醫師都得針對患者不同病因加以治療，始能克竟全功）。但是，如果尿失禁已經很嚴重，像是只要一走動就會漏尿，或同時合併解尿困難，或是骨盆腔已鬆弛得很厲害，則吃藥或物理治療等保守療法根本無效，不開刀一定沒有機會好！當然，嚴重的尿失禁也並非一定要手術不可，但是手術的目的，就是要重建患者骨盆腔的解剖構造，來恢復膀胱的正常生理功能，及降低支配骨盆底神經血管的進一步傷害，並避免其併發症的惡化，增加保養的效果，以提高患者的生活品質。因此，在醫師充分解說之後，如果患者還是堅持要吃藥，醫師一定會以患者的意見為重，尊重其選擇。

其他如泌尿道結石、泌尿道癌症與泌尿道的器質性疾病，大多必須以外科方法治療，對此，患者暨其家屬最好要儘量聽醫師的建議。如果想進一步聽其他醫師的第二意見，也是正確的作法，但千萬別聽信鄰居非專業的說辭，亂服草藥、香灰或做其他民俗療法。

最後，打個比喻給大家參考：「生病」就如同人走到懸崖邊，「治療」則有如架在山谷之間的單人吊橋，走起來雖然晃動得嚇人，但要安全通過山谷開創人生的另一春，則非得忍受恐懼、硬著頭皮走過吊橋不可。希望這個比喻，能使大家坦然接受醫師建議的各種治療方法。

尿失禁到底要不要開刀？

　　尿失禁是一種很煩人的疾病，多數人對開刀與否更感到困擾。筆者在門診時，常見到尿失禁婦女面臨手術與否的兩難。她們很怕開刀，又常聽人說開刀有很多併發症，甚至會小便解不出來，有的還說復發率很高，開了刀等於沒開，只是白白挨一刀！但是，不開刀又常漏尿，而且病情越來越嚴重，到底該怎麼辦？

　　其實，只要仔細地想一想，如果不開刀，就幾乎永遠沒有痊癒的機會，甚至會日益嚴重，所以，應破除鴕鳥心態，勇敢接受治療才能提昇生活品質。而對於尿失禁的治療，一定要先鑑別造成漏尿的各種原因，才會有成功的可能。例如泌尿道感染所導致的暫時性尿失禁，常在感染好了之後就會痊癒，因此，發現有尿失禁時，要先做尿液的常規分析檢查，先排除膀胱炎；但如果是泌尿生殖道瘻管（指生殖系統與泌尿道間不該有的不正常通道，其中以膀胱陰道瘻管最常見）造成的漏尿，就要開刀做瘻管的切除和修補。

　　此外，對尿失禁的患者來說，最要小心的是逼尿肌過動（俗稱膀胱抽筋）造成的「急迫性尿失禁」，手術前如果沒有先做膀胱功能檢查（也就是尿路動力學）診斷出來，因其治療大多不會成功，萬一沒有做正確的鑑別診斷就開了刀，則除了尿失禁情形會更加嚴重外，頻尿、尿急與跑廁所褲子還未脫就漏尿等症狀也大多不會改善。

　　由此可見，並不是所有的尿失禁都需要開刀或適宜開刀。一般說來，年紀過大、有嚴重內科疾病、尿失禁不太嚴重或仍有生育的願望時，常是不宜開刀的（想生育的婦女若要選擇開刀治療尿失禁，其實

也未嘗不可，只是下回再懷孕時，就必須考慮以剖腹產為宜）。這時，可採取較為保守的治療，如藥物與物理治療都是很好的選擇。另外，減肥、更改感冒藥或高血壓藥物、使用雌激素、減少做粗重工作，甚或治癒呼吸道疾病以避免慢性咳嗽，或治療陰道炎與膀胱炎等，常都會有意想不到的效果。

「最新」的手術方法就是最好的嗎？

治療婦女尿失禁的手術方法很多，截至目前為止大約有 200 種，大家經常可在報章媒體上，看到各大醫院宣傳各種治療的方法，有的號稱最新、最快、最好、不痛、傷口又小，甚至還只要局部麻醉，非常簡單，住院一兩天即可。這些琳瑯滿目的資訊，常讓患者眼花撩亂，即使想動手術，也不知該去哪兒，但是千萬別被「手術簡單」矇蔽。

其實，在眾多尿失禁的手術中，絕大多數的新方法都只是曇花一現，只有少數幾種禁得起時間的考驗。當然，不管各家技術如何，手術治療的基本原則，都是要恢復膀胱和尿道的正常解剖與生理功能，並克服尿道沒有彈性或沒有阻力的問題。每種方法都有其優缺點及適用時機，而且沒有一種手術方法可以適用所有的病人，因此，醫師必須依患者的個別條件，來選擇自己最專長且對病人最適宜、成功率最高與最耐久的方法，以改善病人的生活品質，並減少手術後遺症的發生。

舉例來說，1961 年被提出的「陰道膀胱頸懸吊術（Burch colposuspension）」，就是最常被使用、併發症最少、成功率也最高的手術方法，而且此法還有另一個好處，那就是可以針對與尿失禁併存

的骨盆腔鬆弛，在手術中由同一傷口同時做骨盆腔的重建。但是，如果是高齡併有尿道與陰道萎縮或瘢痕化、尿道閉鎖壓過低或功能不良的患者（常是尿道已經沒有彈性了），此法的效益就很有限，這時，醫師常會考慮使用「吊帶法」。

由此來看，如何針對病情選擇最佳手術法，才是保證手術成功的先決條件。而標榜最新、最快的療法，未必是成功率最高、最適合病人或最好的方法，因此患者千萬別被媒體誤導，而選擇了簡單的手術方法，畢竟尿失禁絕對不是一個簡單的疾病。因為，即使是相同的尿失禁症狀，也會因年齡不同、有無骨盆腔鬆弛、陰道和尿道是否萎縮或硬化等，而有不同的手術治療方法。英國泌尿婦科泰斗 Stanton 教授曾說：「尿失禁患者來開刀時，她們所考慮的通常不是手術傷口有多大或住院幾天，而是想把尿失禁治療好！」不管使用何種方法，只要仔細檢查、正確評估，加上執刀醫師的經驗和技術，與患者自身的努力、合作，尿失禁手術治療成功的機率都會很大！

子宮良性疾病手術一定要切除子宮嗎？

子宮切除術是最常施行的婦科手術，據統計，在法國和美國分別有 8.5% 和 17% 的婦女因經血過多、子宮肌瘤、子宮內膜異位症、良性卵巢腫瘤與子宮脫垂等良性疾病而切除子宮；台灣的流行病學調查報告，則顯示 20~59 歲與 60 歲以上的婦女，子宮切除的盛行率，分別是 1.67%（59/3537）與 8.83%（134/1517）。

子宮切除的適應症在良性疾病包括雖經藥物治療但仍然無法有

效控制的不正常出血或經血過多、子宮肌瘤（太多、太大或生長迅速）、子宮腺肌症、子宮內膜異位症、骨盆腔臟器脫垂、骨盆腔發炎、慢性骨盆腔疼痛和懷孕所引起的子宮病變，以及子宮肌瘤已經引起解尿困難或尿滯留；而在惡性（傾向）的疾病則包括子宮頸上皮內贅瘤（CIN）、侵襲性子宮頸癌、子宮內膜異生、子宮內膜癌、卵巢癌、輸卵管癌和妊娠滋養層細胞腫瘤。

若患者因癌症而做子宮切除的根除手術，我們常預期術後會有解尿困難與尿失禁等問題出現；同樣的，對於良性疾病而切除子宮的婦女，不管是用腹腔鏡與從腹部或陰道做手術，臨床上也顯示，術後發生尿失禁的危險性也比一般人高出甚多。以60歲以上的台灣女性來說，未切除子宮與切除子宮的尿失禁盛行率分別是29.8%與42.4%。

子宮切除後，除容易有尿失禁的困擾外，研究也顯示子宮已經被認為與婦女個人的自尊、形象、信心和性慾有正向的關聯性；因為子宮頸的保留可以維護患者的自我形象，所以，過去20年來，在西方先進國家治療良性子宮疾病的趨勢已逐漸由保留子宮頸的次全子宮切除術取代子宮全切除術。然而，若保留子宮頸，也必須建議患者一定要長期追蹤做抹片檢查來排除子宮頸的惡性疾病。

此外，對於子宮脫垂的患者，若必須做手術來矯正，則以子宮懸吊術為優先考慮，其原因除了尿失禁危險性的預防與自我形象和信心的維護外，更沒有明確的臨床證據能夠支持單純的子宮切除可以改善骨盆腔器官鬆弛的狀態，何況子宮懸吊術還能夠以腹腔鏡用很小的傷口來把子宮恢復原狀，而住院天數也能縮減為1~2天。

由於膀胱緊貼子宮，而且位於子宮的正前下方，所以子宮的任何

良性、惡性疾病常會侵犯或影響到膀胱和尿道的功能；因此，子宮的手術前一定也要考慮患者是否同時有尿失禁、解尿困難和頻尿等問題，若有頻尿，則更要知道該症狀有多久了，而且還要評估每次解尿的尿量，才能在手術時同時矯正這些問題，否則，如果是因為頻尿來切除子宮，則患者在術後仍可能持續會有頻尿等下泌尿道功能異常的情形。

總而言之，子宮手術的新趨勢是：可以陰道手術就不要從腹部、可以腹腔鏡做就不要剖腹、可以保留就不要切除、可以保守就不要積極，而且也應同時兼顧患者是否有膀胱尿道的功能障礙；而婦科醫師不只要精於各種不同的手術技術，也要從患者病史、理學檢查和臨床發現來與患者討論，用對患者最有益的全人治療，令患者術後擁有最滿意的治療結果與生活品質。

切除子宮是否就不是女人了？

當患者面臨子宮必須被切除的命運時，通常會焦慮地問醫師，切除子宮後是否就不是女人了？會不會比較容易老？會不會影響性生活？子宮原來占據的地方會不會空空的？腸子是不是就會跑來跑去，甚至跑到陰道來？會不會引起尿失禁或無法解尿等泌尿道功能障礙？

其實，許多困擾都是過慮了。畢竟，一個女人是否為女人，早在受精的剎那就已決定，因為性染色體才是性別的決定者，所以子宮的切除，並不會改變一個自我肯定的女人之性別認同，畢竟沒有子宮的女人也是女人。此外，子宮切除後也不會影響性功能，因為陰道才是性交的主要器官；況且，如果不談生殖功能，子宮僅是廣義的性徵之

一，其他性徵還包括頭髮、面貌、四肢、乳房、肚皮等，如果沒有包容與愛，這些性徵的缺陷，也都會造成性生活的障礙與是不是女人的疑惑！

由此可知，如果能夠獲得充分的資訊，女性在不得已的情況下切除子宮後，不僅不會引起老化，更可無憂無慮地享受性生活。而且，子宮切除的患者，在更年期後若想或必須服用荷爾蒙，只要適時適當地補充低劑量的雌激素（不必加黃體素），就可得到預防老化和生殖泌尿道萎縮的效果。

一般而言，生殖期女性的子宮，大約僅有番石榴那麼大，在骨盆腔內是和膀胱、大腸、小腸緊緊地靠在一起，所以，子宮如果被切除，它原來的空間就會被腸子占滿，絕不會「空空的」，腸子也不會因而亂跑或掉到陰道。有些肌瘤很大的患者在手術後，不僅腹腔的容積因子宮肌瘤的推擠消失了而變小，甚至還會有減肥好幾公斤的輕快感。

在門診時，常會遇到因子宮肌瘤扭曲尿道，而無法順利解尿的病人。這些泌尿道的疾病，在肌瘤切除（甚或子宮切除）後都會痊癒；然而如果是膀胱受肌瘤壓迫而導致萎縮，子宮手術時就必須同時治療膀胱變小的問題，否則頻尿在子宮手術後並不會改善。至於切除子宮後的泌尿道問題，較常見的為輸尿管的損傷與支配膀胱的神經受損，所導致泌尿系統的功能性障礙；有時，也會有泌尿生殖道瘻管（如膀胱陰道瘻管）發生。但一般說來，這些損傷只要能及時發現，大多不會有後遺症。

到底可不可以憋尿？

　　許多女老師都會有頻尿的困擾，這是由於她們擔心上課中若必須去解尿會影響教學，所以利用每節下課時上廁所的現象非常普遍。這種每 4、50 分鐘就去尿尿的習慣一旦形成，就會成為一種強迫性的行為或心理障礙，而且膀胱也會因為長期沒有撐大而變小。

　　一般說來，常去解尿在短期內並不是真的不好或對健康有害，但若持續而成為生活中一種不得不然的行為模式就可能成為一種病態。因為大多數的人在稍有尿意感時，若沒有立刻去排尿，就會稍有膀胱不舒服的感覺，故在頻尿開始對生活產生困擾時，患者常會怕膀胱發炎而用「忍尿會發炎」來合理化常去解尿的行為。然而膀胱長期在沒有足夠脹大的狀況下，就會萎縮、纖維化（硬化），而無法容納正常的尿量（一般指 350cc 以上）。膀胱這種變小的情形，有點像駝背久了，沒辦法抬頭挺胸而使身高變矮一樣。

　　膀胱在裝尿約達 150~200cc 時，就會讓人有脹的感覺，正常人在這時是不用去解尿的，因為膀胱的容量常在 4、500cc 以上；但若因「誤信不可忍尿」或「反正在家很方便，感到有尿意就去解」，就會讓膀胱無法發揮它正常的彈性，進而使膀胱纖維化，只能裝非常少量的尿。患者因而會有嚴重的頻尿，以及只要膀胱稍微脹大，就會覺得刺激或疼痛，但在就醫時又常會被誤認為慢性膀胱炎，甚至是精神有問題，而誤吃很多的消炎藥、抗生素與抗焦慮的藥。

　　「不可憋尿」實是一個迷思，很多婦女都認為「感到膀胱內有尿時就要去解尿」，否則就是「憋尿」，就會傷身，其實，這是錯誤的。

因為「有尿意感」並不代表馬上得去尿，正確的做法是要等到尿急了才去。然而，如果是已經尿急了，還強忍著不去排空，正是所謂的「憋尿」；持續而長期的「憋尿」，膀胱內的壓力會上升，腎臟排出的尿液就無法順利流入膀胱，於是，尿就會積在腎臟內，引起腎水腫，久而久之甚至會壓迫腎臟，而使腎功能衰退，這種情形才是真正的「憋尿傷身」。

所以，讓膀胱常態地維持足夠大的容量是健康的膀胱非常重要的指標，而要有足夠的尿量，也必須均勻地攝取水分。一般說來，每小時約喝水 150cc（分成數次喝），當然，要視個人活動情況、天氣與環境來增減，才能讓膀胱維持正常的功能，並避免泌尿道感染或結石，除享受良好的生活品質之外，更可幫助腎臟將體內的毒物排出體外！

平常如何保養膀胱？

養成「四要一不要」

女性的膀胱問題常不被認為是病，但某些問題（尤其是頻尿）有時會嚴重影響生活品質、甚至是會要人命。所以，婦女一定要知道膀胱的保養之道：首在養成「四要一不要」的解尿習慣，也就是要均勻喝水、要到尿急後才去解尿、要多做肛縮運動，也要在泌尿道有任何以前沒有的症狀時儘速就醫；此外，不要用力解小便。

一個人如果 3、4 小時才去解一次小便，而且小便量約在 3、400cc 以上而且沒有尿失禁，基本上就可以認定此人的膀胱功能是正常的。然而，不管膀胱是否正常，平日一樣都可以進行膀胱的保養，而且其保養的原則都相同。當然，膀胱功能異常時，一定要先治療好，否則

保養起來必定會事倍功半，就像汽車的板金凹了一個大洞或生鏽了，如果不先修理，即使再怎麼上漆或打蠟，看起來絕不會是重新烤漆後的樣子，而且不僅比較不好保養，損壞的程度也會愈來愈嚴重。

■第一步──「要」注重喝水與飲食

常聽患者說，一大早喝兩大杯水，可以有清腸、促進血液循環和保養膀胱的多重效果，其實這是不正確的，畢竟一下子喝了 1000cc 以上的開水，只是讓膀胱像鬧水災一樣罷了。須知，大自然的一切，講究的是協調、穩健與和平，人的身體又何嘗不是這樣？暴飲暴食與不協調或不規則，都是大忌。一般而言，多喝水是保養膀胱的第一步，而喝水的原則，就是隨時要均勻（平均）地慢慢喝，最好是每小時在 100~200cc 左右（但千萬不要因為要規則喝水而搞得自己神經兮兮的）。

而飲食則要有足夠的營養，富含維生素 A、B_6 和 C 的食物有益膀胱上皮，對膀胱有保護作用，所以，在台灣四季都可享用的柑橘、柚類或番茄，都是很好的選擇。當然，要以食用新鮮的水果為宜，而且除了水和水果之外，我們不建議飲用其他植物萃取的飲料或其相關製品（膠

▶保養膀胱的營養素補充建議劑量

補充養分	每天劑量
維生素 A	12,500IU
維生素 B_6	100mg
β - 胡蘿蔔素	12,500IU
維生素 C	2,000mg（分數次服用）
維生素 E	400IU

囊），一來是經濟原則，二來人體不應攝取過多的糖分，更何況台灣盛產的水果就很棒了，既便宜，又能充填肚子增加飽足感，可以避免吃太多其他富含脂肪或醣類的食物。此外，水果和柑橘類中豐富的纖維素，也可以吸收其他食物中的脂肪和膽固醇，並促進大便成形，進而預防便祕的發生。

▓第二步——「要」適度憋尿

保養膀胱的第二步，則是適度憋尿，養成3、4個小時左右去解一次小便的習慣，千萬不要有事沒事就去上廁所，以避免膀胱因長期沒有充分擴大而萎縮變小，這正是「用進廢退」的原理。

不過，也不要過分憋尿，上班族千萬不要因為工作太忙而忘了去解小便、或即使在尿急時也因為要等趕完一件任務而一直憋尿，否則膀胱會因過度脹大而無法順利解尿，甚至容易引發膀胱炎或尿液逆流而傷及腎臟。膀胱如果因憋尿而脹得過大，會導致膀胱變鬆而沒有彈性，反而會發生頻尿和解尿困難。曾有一位30幾歲的高中英文老師來就診，她的問題是頻尿，可是膀胱功能檢查時卻發現她的膀胱容量高達1,600cc，所以，問題的癥結就是膀胱長期過度脹大而導致彈性（或收縮）不佳。

此外，絕對不要為了怕上廁所影響工作進行而不敢喝水，因為少喝水，尿液會較濃，泌尿道就容易出現結石，也容易感染，且較濃的小便會更刺激膀胱而進一步引起尿意，久而久之，膀胱會變小，反而造成嚴重的頻尿！須知，只要均勻地喝水，腎臟每分鐘大約只會排出1~2cc的尿液，因此，根本不會讓人很快就有很急的排尿衝動與困擾。

■第三步──「要」常做凱格爾運動

常做凱格爾運動（骨盆體操），是平日保養膀胱的第三步。一般而言，最好每天做 5、600 次以上、甚至千次的骨盆底肌肉（或稱提肛肌）的收縮動作（像憋住大便或忍住屁的樣子），且每次都要持續收縮一兩秒鐘，才有助於保養膀胱功能。這個運動對於骨盆腔鬆弛與尿失禁和大便失禁，有良好的預防與治療效果。

不管有沒有尿失禁等泌尿道問題，最好從年輕開始就要每天做凱格爾運動，如果不知道自己會不會，可以請泌尿婦科醫師確認。或許瑜伽或其他舞蹈有些動作很像是縮肛運動，但是一定要做對且最有效的縮肛動作，而且躺、站、坐隨時都可以做，效果才會好；這個運動對男士一樣有助益，所以建議男士也一起學習。

■第四步──有任何不適或改變，「要」去看醫師

正常人大約是 2~3 小時解一次小便，尿量常會在 350~500cc 左右，並不會有頻尿、夜尿、解尿疼痛、灼熱、尿急，解尿也不必用力，不會尿不乾淨、解尿困難，也不會漏尿、血尿。如果解尿有任何不適、解尿功能或習慣發生改變、或尿液顏色改變、容易泌尿道感染、重複感染或感染久治不癒、下腹痛、下墜感或生殖泌尿道外觀的改變，都可能是生殖泌尿道有問題，絕對不能以火氣大或是太累所造成視之，也不可聽信偏方，一定要去泌尿婦科尋求診治。

■第五步──「不要」用力解尿

尿急時膀胱內壓力會急遽上升，所以，在解尿機制啟動後，任何

人幾乎都可以輕鬆自然地享受順暢解尿「一瀉千里」的感覺。除非是尿道狹窄、膀胱出口阻塞、膀胱收縮力不良或是膀胱收縮肌肉（逼尿肌）和尿道括約肌不協調，否則，一般人大都會在 20 秒左右就解完一泡尿，而不需要用力。所以，發生必須用力解尿時，一定要趕快看醫師。當然，有些人解完小便後，仍然覺得膀胱內還有一些尿，不解不快，就順勢用力擠一下，其實這常是不必要的，因為任何人都有可能會有一些尿解不乾淨（稱為餘尿）的問題，而餘尿在 30cc 以下都是正常的，而且我們的餘尿常會隨年齡而增加，所以，一位 7、80 歲的婦女，餘尿即使是 100cc，也在可以接受的範圍內。

到底要不要每日使用衛生護墊？

在門診常聽到有些患者抱怨，每隔一段時間白帶就會比較多，她們覺得很納悶，為什麼老是有陰道炎，是不是先天抵抗力較弱、體質比較差？細問之下，原來這些病人都有「每日使用衛生護墊」來保持下體乾爽的習慣！

某家衛生棉廠商宣稱，大約 90％的台灣婦女，已有使用衛生棉墊的習慣了。這種標榜「使用衛生護墊，可以吸收陰道分泌物，讓人感覺乾爽」的作法，到底是否合理呢？沒錯！棉墊可以吸收陰道分泌物，但是這種因棉墊使用而造成的不通風、不透氣結果，常會使外陰部更加悶溼（有點像溫室效應），反而讓陰道環境發生改變，進而促使陰道內本來無害的黴菌大量繁殖，這就是久治不癒的陰道炎惡性循環的開始。

我們都知道，在潮溼、悶熱、不通風的地方就會長黴菌，人體當

然也是各種微生物的溫床，只是這些微生物一直維持著「恐怖平衡」罷了。然而，任何身體外（內）在條件的改變，常會打破這種平衡而致病。每日使用「衛生」護墊的結果，會改變陰道內微生物的平衡狀態，在這種惡性循環之下，陰道炎就會久治不癒！

因此，不管是怕陰道分泌物多而有異味、怕溼溼悶悶感覺不適；還是因月經不規則，怕無法預期來潮時間或怕弄髒內褲，無論就學理或臨床經驗來說，都不應該養成使用衛生護墊的習慣。而且，不只是衛生護墊，連墊衛生紙都是不正確的。曾有位患者說她不敢使用護墊，而是在內褲上墊著衛生紙，且每次上廁所時都換衛生紙，但是，沒想到還是常有陰道炎，因此讓她感到非常奇怪。其實一點也不奇怪，因為衛生紙造成外陰部不通風的狀況，和衛生護墊是一樣的，故只有不使用護墊、保持下體的透氣通風，才是預防陰道炎的不二法門。

旅行時如何預防泌尿道疾病？

自從施行週休二日的政策後，利用週末假日遊山玩水或出國旅行，已是非常普遍的情形。不過，在旅程中無論食、衣、住、行，樣樣都可能影響到個人的泌尿系統，造成有人「乘興而去、敗興而歸」！因此，全方位的多加預防，對於身體健康與旅行順利是相當重要的。

一般說來，出門在外仍須攝取足夠的水分與新鮮蔬菜水果，以免身體在缺水與活動量增加的雙重影響下，腎臟無法產生足夠的尿液，適時將尿道口周圍、尿道中與膀胱內的細菌沖走，而引起膀胱炎。尤其是在國外與坐飛機時，更應多喝些水（流質的東西亦可，只是要注

意避免口腔時常暴露在糖分下，而有害牙齒健康），但要注意衛生。水分攝取的原則，依個人活動、天氣與空調情形而定，平均約每小時100~200cc 左右，而且要均勻慢慢地攝取。

至於衣著方面，則以舒適、通風棉質布料為佳，絕不能穿緊身牛仔褲將外陰部包裹得密不通風，以免引起陰道炎，尤其是陰道的黴菌感染，常會續發性地侵犯下泌尿道，導致尿道炎或膀胱炎。此外，更不要動不動就使用衛生護墊，以免造成接觸性外陰炎或陰道炎。

接觸感染，永遠是致病的最常見原因，所以，不管是住宿後或在旅途中，開關門、如廁與關水龍頭、按馬桶沖水時，千萬都不要用手直接去觸摸公共設施，畢竟誰也不敢保證雙手這麼一摸，不會讓自己沾染到可怕的病原菌。在醫學文獻中，曾提及經由這種接觸傳染而導致生殖泌尿道疾病的病媒菌中，比較常見的是人類乳突病毒、淋病與陰道滴蟲，而這些惱人的病原菌，又都會侵犯到生殖泌尿系統，引發生殖泌尿道感染。因此，手拿厚紙（塑膠袋也可以），而用厚紙來開、關、按、壓、拉、推、拿所有公共設施設備，才是明哲保身的最佳策略！至於時下流行的 SPA、按摩或泡溫泉與公共澡堂，也常是容易感染病原菌的地方，一定要特別小心。

行車前，也要評估好車程、有沒有可能塞車、要不要先行「疏洪」？不過，最好還是準備些車內用尿袋，以備不時之需。否則，若讓膀胱過度膨脹，常會導致解尿困難或無法小便，甚至會有尿失禁產生。

最後，旅行時一定要記得帶些常備用藥。對於泌尿道疾病來說，一般以 Baktar 為首選，由於水土不服（拉肚子）的最重要致病菌是大腸桿菌（E. coli），而此菌正是泌尿道感染的最常見元凶，所以，此藥

不僅對膀胱炎效果奇佳，也可用於旅行時吃壞肚子的腹瀉。其服用方法是隔 12 小時服用 1 次，1 次 2 粒，而且要持續使用三天至一個星期（無論泌尿道疾病或腹瀉，其用法均相同）。

術後無法解尿時怎麼辦？

能夠順暢地解小便，是一種福氣，曾在門診中看到兩位 60 多歲的婦女，主訴都是完全無法解小便，兩人每天都活在痛苦絕望深淵。

甲患者在台南，來就診 3 年前在某醫學中心做完「尿失禁與骨盆重建陰道網膜手術」後，就發現無法解小便和大便，後來大便是靠中藥排空，就診時帶著已裝了 2 年多，從小腹插入膀胱的造口管和尿袋。乙患者住台北，來就診 2 年前跌倒腿受傷，手術後就無法解小便，就診時的情況是兩年來每隔 6~8 小時自我間歇性導尿一次，每次都導出 600~800cc 的尿。

內診時，甲患者的陰道前後壁分別有一條帶狀物緊壓著尿道和直腸，也有骨盆腔的二級鬆弛；乙患者除有萎縮性陰道炎之外，其餘都正常。在尿液常規檢查排除泌尿道感染後，兩人都接著安排膀胱功能檢查，報告都是完全無法解小便，而甲患者還有尿失禁。

甲患者因有膀胱腹部造瘻管的疑慮與尿失禁，就先安排解開直腸前的網膜，術後患者便祕改善許多，而且沒有了大便困難的問題；對於甲患者無法解尿的問題，商量後的治療計畫依序是：先自我膀胱訓練與做解尿日記，安排做膀胱鏡檢查，再依據評估結果，拔除放了兩年多的膀胱造口管，並做膀胱腹部造瘻管的閉合；最後，視恢復狀況，

再擇日做傳統尿失禁與骨盆重建手術，順便解開陰道前壁尿道下面的網膜。由於甲患者對於膀胱問題的治療很猶豫，醫病商量後一年多仍然帶著造口管和尿袋。

而乙患者先安排在門診做 3 次尿道擴張，並且嚴格遵守每小時均勻慢慢地喝水 150cc 與 2、3 小時就自我導尿一次，以避免膀胱過度膨脹而繼續壓迫傷害膀胱內神經；接著就在門診施行膀胱造口手術，讓患者不必自我導尿和讓膀胱持續休息，術後 2 週，膀胱竟然慢慢恢復脹的感覺，解尿量也逐漸由解 5cc 增加到 160cc，再配合每次排尿時做 2 次或 3 次解尿的訓練，餘尿也由 450cc 漸減為 50~90cc，術後兩個月，膀胱奇蹟地恢復功能而拔除造口管，生活由黑白變彩色。

有解尿困難時，不應該就判死刑，除應找出潛在的病因外，也要防治感染，更要讓膀胱休息，以避免膀胱過度膨脹而受損，尤其要避免造成惡性循環，更要在適當時機用膀胱造口術做膀胱訓練。對於原來沒有解尿困難的患者，若在術後發生解尿困難，一定要排除阻塞性的原因，以免傷及膀胱神經而惡化成不可逆，甚至危及腎臟功能。尤其是這幾年陰道網膜手術非常流行，而網膜造成的解尿或是解便困難時有所聞，若不幸遇到問題，一定要儘速找原診治醫師或尋求第二醫師意見拆除相關網膜，才能恢復正常生活。此外，在考慮或決定做陰道網膜或吊帶手術治療骨盆腔鬆弛或尿失禁時，不管是醫師或是病人，絕對不能認為陰道網膜或吊帶手術是很簡單的手術，而掉以輕心，對於可能的併發症與發生後的對策，也要考慮清楚。

註 筆者建議，政府與所有民間服務業者應在所有公共廁所的洗手台，全面使用感應式（非觸摸式）水龍頭，並備洗手用清潔乳液，以防範接觸感染，而不是提倡諸如「溼→搓→沖→捧→擦」或只是「內外夾弓大立腕」之類仍可能會染汙雙手的洗手方式。

PART 2

女性泌尿道
常見症狀及診治

解剖與生理

認識上泌尿道與下泌尿道

泌尿道可分為「上泌尿道」與「下泌尿道」，前者包含腎臟和輸尿管；後者則包含膀胱和尿道。

當血液由心臟輸出經主動脈、腎動脈進入腎臟後，腎臟的過濾系統（主要有腎絲球和腎小管），就會濾出身體的代謝廢物（包含許多的離子、尿酸、磷酸鹽和水分，也可能會有糖分、蛋白質等物質）；經再吸收與過濾後的血液，則會由腎靜脈流回大靜脈再流入心臟，開始另一次的血液循環。

至於這些腎臟排出的代謝物，則經輸尿管收集、運輸到膀胱儲存，等到膀胱內的尿液累積到某種程度，而且在我們的意識警覺到（或想到）必須排空膀胱內的尿液時，在薦椎（位於腰椎以下、尾骨以上的脊椎）內的排尿反射中樞就會把這種訊息，藉由神經傳導到腦幹和大腦的排尿中樞，指揮膀胱收縮與尿道放鬆，來進行排尿的動作。

一般說來，在正常的生理功能下，膀胱儲尿時，膀胱肌肉會放鬆，

而且尿道肌肉與尿道括約肌會收縮，甚至骨盆底與泌尿生殖橫膈的肌肉，也會持續維持在緊張狀態，來避免尿液滲出。相反地，在膀胱要排空內部的尿液時，幾乎在膀胱收縮的同時，尿道肌肉、尿道括約肌與其他骨盆底的肌肉都會放鬆，讓尿液由尿道流出。這種完美的儲尿、排尿過程，完全是由排尿控制與反射中樞的神經所掌控，所以，我們才能無憂無慮地工作、吃飯、睡覺和進行其他活動。

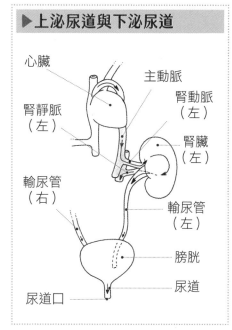

▶上泌尿道與下泌尿道

心臟
主動脈
腎靜脈（左）
腎動脈（左）
腎臟（左）
輸尿管（右）
輸尿管（左）
膀胱
尿道
尿道口

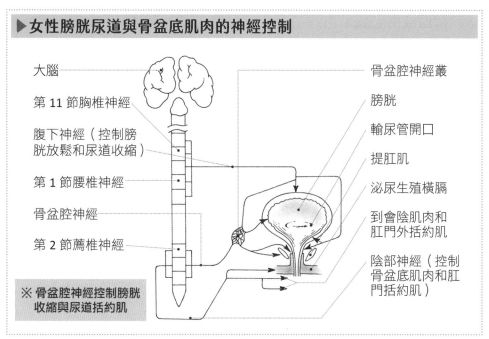

▶女性膀胱尿道與骨盆底肌肉的神經控制

大腦
第 11 節胸椎神經
腹下神經（控制膀胱放鬆和尿道收縮）
第 1 節腰椎神經
骨盆腔神經
第 2 節薦椎神經

骨盆腔神經叢
膀胱
輸尿管開口
提肛肌
泌尿生殖橫膈
到會陰肌肉和肛門外括約肌
陰部神經（控制骨盆底肌肉和肛門括約肌）

※ 骨盆腔神經控制膀胱收縮與尿道括約肌

認識膀胱

膀胱的解剖構造

　　膀胱位於恥骨正後方與陰道前方，是骨盆腔（第一薦骨前上方與恥骨上方的連線平面，稱為「骨盆腔入口」，其上方就是腹腔，而其下方則是骨盆腔）內的一個囊狀器官。幼童的空膀胱向上突出於骨盆腔入口，但由於骨盆會隨著年齡而發育變大，因此成年人的整個空膀胱都在骨盆腔內。然而，當膀胱被尿脹滿時，膀胱的上緣會向上昇而進入下腹腔的下緣。

　　膀胱的上表面完全被腹膜覆蓋，其本體的組織由內而外可分為「上

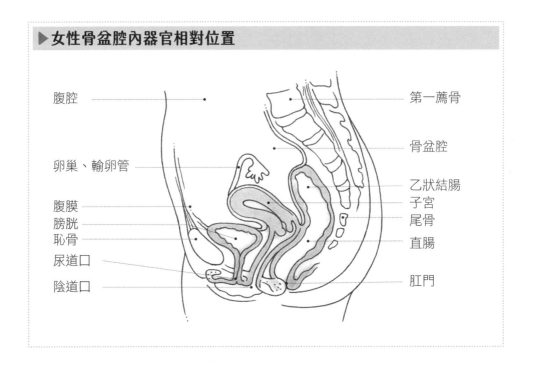

▶女性骨盆腔內器官相對位置

- 腹腔
- 卵巢、輸卵管
- 腹膜
- 膀胱
- 恥骨
- 尿道口
- 陰道口
- 第一薦骨
- 骨盆腔
- 乙狀結腸
- 子宮
- 尾骨
- 直腸
- 肛門

皮層」、「固有層」和「平滑肌層」，四周再被脂肪、蜂窩組織和筋膜包裹著，且藉著這些鬆散的脂肪、蜂窩組織和筋膜，與前面的恥骨、兩側的骨盆壁和後面的子宮陰道固定連接。

在膀胱組織中，最重要的部分，是由三層肥厚、縱橫交錯並纏繞在一起的平滑肌所組成的「膀胱逼尿肌」。雖然，膀胱壁的逼尿肌並沒有嚴格分層，但其排列卻有些特色。一般說來，最外層逼尿肌的組織纖維是縱向排列，中層則大多是斜的和環狀的，至於最內層則又以縱的走向為主。而這些縱走的肌肉中，有些會延伸到尿道的上段，因此，當逼尿肌收縮時，膀胱頸便會呈漏斗狀張開，引起排尿反射，以利於尿液的排出。

▶膀胱在骨盆腔內與周圍組織關係圖

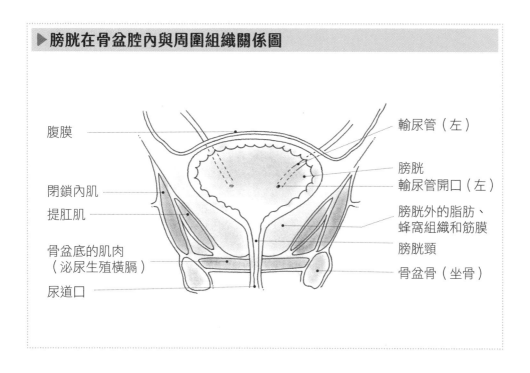

腹膜

閉鎖內肌

提肛肌

骨盆底的肌肉
（泌尿生殖橫膈）

尿道口

輸尿管（左）

膀胱
輸尿管開口（左）

膀胱外的脂肪、
蜂窩組織和筋膜

膀胱頸

骨盆骨（坐骨）

膀胱的功能

　　膀胱的功能，除了儲尿外，也兼具排尿的作用。人在出生後，排尿原是一種反射動作，但在經過學習和訓練之後，這種反射就會受大腦較高級的中樞控制。對於稚齡兒童來說，排尿只是一種膀胱膨脹時就發生的簡單反射動作；而成年人的排尿，則已轉變成平時由大腦皮質抑制，而只有在合適的時間和地點才會發生的機制。

　　膀胱是一種很奇特的器官，即使裝滿小便，其內的壓力也常保持在非常穩定的低壓（通常在 15 公分水柱以下），這種低壓有助於腎臟排出的尿液經輸尿管排入膀胱；只有當要排尿時，膀胱內的壓力才會驟然上升，此時，尿道會配合放鬆，尿液便順利排出，且在膀胱排空前，膀胱內壓會一直維持在持續的高壓狀態，直到解尿後，膀胱內壓才會隨即下降到平常的低壓。所以，解尿時是不需要用力的。

膀胱的疾病

　　常見的膀胱疾病，可分為以下數種：

■ 儲尿期的疾病

　　指儲尿時發生的疾病，屬於膀胱功能方面的疾病，其中最常見的，是「尿失禁」和「逼尿肌過動」（俗稱「膀胱抽筋」），前者較常發生於中年左右女性身上，後者則以停經後婦女較多。此外，過敏性膀胱和膀胱容積變小的問題也很常見，其特色是膀胱常只裝少量小便就會急著想尿尿。

■ 排尿期的疾病

　　指想排尿時才發生的疾病，也是膀胱功能方面的疾病，最常見的

是「尿滯流」、「解尿困難」、「膀胱出口阻塞」、「逼尿肌收縮無力」與「逼尿肌－尿道括約肌不協調」（指逼尿肌收縮時，尿道括約肌卻不放鬆）；有這些問題的病人常會有尿流速度慢、解尿時滴滴答答不順暢、必須用力解小便、小便解不乾淨和餘尿多的問題。

■ 器質性的疾病 （參見 P.326~332 彩圖）

指膀胱內或膀胱本身的疾病，如膀胱炎、膀胱癌、膀胱結石、間質性膀胱炎、膀胱憩室、膀胱陰道瘺管、膀胱的子宮內膜異位症和膀胱結核等病變，其他則有膀胱內異物（如線、網膜、吊帶等）。

■ 組織鬆弛的疾病

指骨盆腔鬆弛所造成的疾病，例如膀胱膨出、尿道膨出。

認識尿道

尿道的解剖構造

尿道是膀胱向外的唯一通道（如果膀胱還有其他對外的通道，如膀胱陰道瘺管，那就是異常了）。正常站立時，尿道是斜靠在陰道上，而且依靠陰道壁肌肉與骨盆底組織的支撐，來維持其筆直的管徑，以保證尿液暢通。

成人女性的尿道，長度約 3~5 公分，內徑寬約 0.6 公分。在組織學上，尿道可分為三層，其中最內層的是「黏膜層」，具有閉合的作用，這種作用與黏膜下「固有層」內的腺體和血管叢所產生的彈性，都是尿道能夠緊密閉合的重要因素之一。而停經後女性的尿道，常會因黏膜層和固有層的萎縮（因此血管叢和腺體也都會隨著萎縮），導致尿

道沒有彈性、硬化（會像用久硬化的橘黃色南亞水管一樣），故無法有效閉合，進而引起尿失禁。

尿道的最外層是「肌肉層」，也分為三層，內二層都是平滑肌，走向為內縱外環（分別稱為「尿道縱走平滑肌」與「尿道環狀平滑肌」），外再覆以「外尿道括約肌」（是一種骨骼肌）。而肌肉層的功能，更與會不會尿失禁息息相關。

尿道的功能

尿道的最重要功能，是作為膀胱排尿的通道。當膀胱逼尿肌收縮時，尿道括約肌必須同時放鬆，才能順利排尿；反之，逼尿肌放鬆而尿道括約肌緊縮，在腹壓上升時，膀胱內的尿液才不會外漏。一般說來，尿道括約肌收縮以關閉尿道的作用，可以隨意志來控制。但是，尿道括約肌的鬆弛作用，卻是一種不能受意志力支配的反射作用，而正常的小孩，大約要等到 2~3 歲時，才能發展出控制排尿的能力。

此外，外尿道括約肌會和周圍骨盆底肌肉的肌纖維交錯混合在一起，並共同擔任控制排尿的功能，而這些骨盆底肌肉的肌纖維又可以分為兩類，一種稱為「慢肌」，會輪流收縮，負責維持平時骨盆底的張力，以避免日常生活中膀胱內尿液意外滲出；另一種則是「快肌」，當腹壓突然急劇上升時（如咳嗽、打噴嚏、大笑、運動等），快肌就會迅速做最大的收縮，來防止尿失禁，所以尿道的另一個重要功能，就是預防尿失禁。

尿道的疾病（參見 P.324~325 彩圖）

在尿道的疾病中，最常見的就是感染發炎。此外，還有尿道陰道瘻管、尿道憩室、尿道癌、尿道狹窄、尿道息肉與尿道口肉阜。

▶女性骨盆腔的矢狀切面：尿道與陰道關係圖

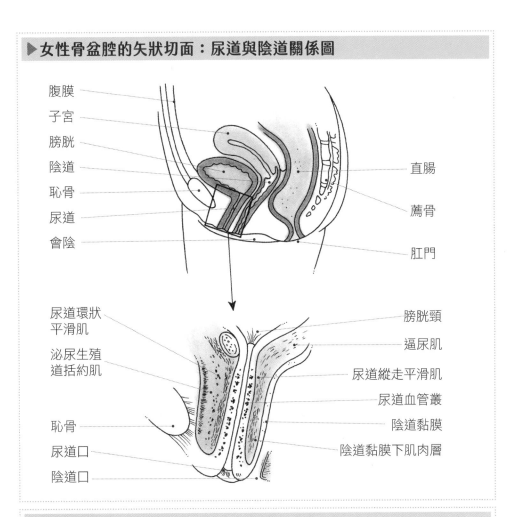

腹膜
子宮
膀胱
陰道
恥骨
尿道
會陰

直腸
薦骨
肛門

尿道環狀
平滑肌
泌尿生殖
道括約肌
恥骨
尿道口
陰道口

膀胱頸
逼尿肌
尿道縱走平滑肌
尿道血管叢
陰道黏膜
陰道黏膜下肌肉層

▶尿道憩室

指表面平滑的尿道黏膜向內
凹陷成一囊狀，常是尿道旁
腺體出口因為腺體和周圍組
織發炎而阻塞，腺體分泌物
無法排出，造成細菌在腺體
內大量繁殖後腫大造成，故
內容物多為膿。

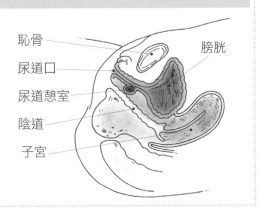

恥骨
尿道口
尿道憩室
陰道
子宮

膀胱

常見女性泌尿道症狀及困擾

頻尿

頻尿的定義

一個人自認為比以前更常去解小便或白天（指醒著時）解尿的次數多於八次，就可以說是「頻尿」，嚴重的頻尿會影響患者的生活作息、工作和生活品質。

引發頻尿的原因

頻尿病因相當複雜，以下即是幾種常見的情形：

▌ 大量攝取水分

不知不覺攝取大量水分，是頻尿的常見原因之一。其中有人是因大量飲水，也有人是吃下含有太多水分的食物，例如西瓜等水果。此外，飲用啤酒或喝含咖啡因的飲料（如茶、咖啡），都會導致一過性（暫時性，亦即一會兒就會過去）的頻尿。當然，在這些原因消除後，頻尿就會立即消失。

▉ 藥物的作用

服用某些藥物，會導致一過性的頻尿發生。所以，醫師治療頻尿的病人時，必須詢問她們現在服用的藥物，以確定患者的用藥是否與頻尿有關，如果有關，則必須查明用藥原因，若須調整這些藥物與其劑量，則必須先和原開立該處方的醫師討論後，再決定怎麼做。

▉ 精神性因素

有人早上特別頻尿，下午或晚上就沒問題。也有人是上班時忙起來可以一個上午只解 1 次小便，但一在家閒著就拼命往廁所跑，沒多久就又要去 1 次，每次解的量又不多，去了還想再去。另外，有些人整天都好好的，只有睡前躺在床上翻來覆去，5 分鐘就要起來尿尿，尿量少少的，沒起床又覺得尿急，沒去解尿就是睡不著，等入睡後卻又可一覺到天亮。像這種一天當中只有某段時間特別頻尿，常是心理因素造成，檢查起來也大多沒有器質性問題，所以無須特別治療，只要克服心理障礙，忍著不去尿，習慣了就可不藥而癒。

▉ 泌尿道感染

急性發作的頻尿，常是泌尿道感染所造成，且症狀多會合併有尿急、解尿疼痛、灼熱感、小腹不舒服，甚或產生血尿、腰部酸痛等情形，此時，只要多喝開水，加上正確且足夠的抗生素治療，症狀就會立即消失。一般來說，如果腰部有敲痛或酸痛，病人又有發燒、噁心、嘔吐的狀況，就要懷疑是「急性腎盂腎炎」，必須積極治療。

▊ 陰道炎

疱疹、披衣菌、淋病雙球菌、陰道滴蟲、白色念珠球菌等，除了會造成外陰、陰道炎的症狀，也常會導致泌尿道不適，而出現頻尿情形。

▊ 逼尿肌過動

這是膀胱不自主地收縮（一般常稱為「膀胱抽筋」）所造成，常見症狀有頻尿、尿急，晚上睡著後常要起床尿尿，甚至尿急時多會來不及上廁所就漏出尿來。此外，有不少患者在聽到水聲或洗手時，就會尿急；也有人在尿急時，如果剛好拿著鑰匙要開門，常會來不及脫褲子而滲出尿來。常見病因包含中風、巴金森症等神經性因素，另外也有可能是尿道狹窄、內尿道括約肌功能不良，或其他膀胱的問題。

治療時必須正確診斷，才能收立竿見影之效。而且，患者更應多喝開水，同時也要做「膀胱訓練」，訓練延長解尿的間隔。許多病人常擔心，都已經頻尿了，再喝水不就更難過？其實剛好相反，愈不喝水，尿液就會愈濃，對膀胱黏膜會更刺激，會更想尿尿，結果造成惡性循環。

因此，醫師會鼓勵患者做「膀胱訓練」，以及適度合理地憋尿。在泌尿婦科醫師的控制下，慢慢依序延長解尿的間隔和增加膀胱容量（有點像訓練舉重能力），對改善病情絕對有益。況且，一個人在晚上即使經過7、8小時的睡眠而沒有起床尿尿（也就是睡覺時自然憋尿7、8小時），也絕對不會使膀胱壞掉，因此不必擔心「膀胱訓練」。

▊ 尿失禁

尿失禁患者在膀胱脹滿或尿急時，只要腹部用力就會漏尿，為了避免這種情形發生，患者常會利用經常解尿來避免膀胱過脹，導致膀

▶ 引起頻尿的常用藥物

學名	商品名
Calcitonin	Calcimar，Miacalcin，Cibacalcin
Carteolol	Cartrol
Cisapride	Propulsid
Cyclizine	Marezine
Cyproheptadine	Periactin
Dantrolene	Dantrium
Doxorubicin	Adriamycin
Edrophonium	Tensilon，Enlon
Fluoxetine	Prozac
Gabapentin	Neurontin
Leuprolide	Lupron，Lupron Depot
Ofloxacin	Floxin
Omeprazole	Prilosec
Paroxetine	Paxil
Phendimetrazine	Adphen
Phenmetrazine	Preludin
Prazosin	Minipress
Procarbazine	Matulane
Protriptyline	Vivactil
Selegiline	Eldepryl
Trimeprazine	Temaril

胱慢慢變小，久而久之自然出現頻尿的情形；也就是說，頻尿是尿失禁患者經由日常生活經驗中學會的自我保護行為。然而，日子久了，這種自我防衛式的解尿習慣──常上廁所，就會變成另一種夢魘的開始！

▍間質性膀胱炎

致病原因不明，有人認為是免疫因素造成的。其常見的症狀，有頻尿、夜尿、尿急、感覺尿脹時恥骨上方會疼痛，患者的膀胱容量通常不大。此病相當難診治，診斷時宜有膀胱鏡檢查，做膀胱鏡時要同時用水擴張膀胱，追蹤治療時可做「膀胱訓練」，在控制飲水量下，延長解尿的時間間隔。

▍更年期或停經症候群

頻尿、尿急、解尿疼痛等泌尿道症狀，也常見於更年期以後的婦女，只要以女性荷爾蒙治療常可使症狀緩解。此外，骨質疏鬆、冠狀動脈硬化等，也可因這類處置而獲益。

▍循環不良

人上了某個年紀往往會發現，除了白天頻尿外，以前晚上多可一覺到天亮，但不知何時開始，每晚卻變成要醒來上一兩次的廁所，這種情形大多是循環不良造成，而且常可發現病人有下肢水腫的現象。這時，應該找醫師鑑別診斷，看是否有心臟、腎臟或其他的病因。

▍子宮脫垂

由於子宮在膀胱的後上方，所以子宮脫垂的人，站立時子宮和腹

頻尿非常嚴重就是間質性膀胱炎復發嗎？

有一名 37 歲嚴重頻尿的病患因舊疾復發前來就醫，她是 8 年前，被筆者診斷為間質性膀胱炎的患者，當時她的解尿量常不到 20cc，經過膀胱擴張與膀胱訓練後，不到 1 個月就可享受正常的生活，而這種不會頻尿的日子也過了 2、3 年。直到懷第一胎後，頻尿又發作了，至今她已是兩個孩子的媽，白天常是十幾分鐘就須上廁所，每次尿量都不到 20 cc，半夜也常要起床 3 次以上，苦不堪言！

其實，懷孕的早、晚期，由於子宮或胎頭容易擠壓到膀胱，孕婦常會頻尿，再加上黃體素分泌增加與子宮變大的拉扯，更易導致尿解不乾淨，若有泌尿道感染，頻尿就會更嚴重。此時預防與解決之道就是懷孕時做凱格爾運動（骨盆體操），要均勻喝水（150 cc / 小時，至少分 5~6 次喝），還要等尿急膀胱脹了才能去尿尿。當然，若懷疑泌尿道感染，就要馬上看醫師。但是，若產後 3 個月仍有頻尿問題，宜儘快看婦產科醫師，排除骨盆腔鬆弛或其他疾病。

由於聽患者說曾罹患間質性膀胱炎，看診的醫師沒有內診或做其他檢查就認為她一定是間質性膀胱炎復發，而幫她做「膀胱玻尿酸灌注」，無效之後又在膀胱內施打肉毒桿菌，導致患者解尿困難。

最後，來筆者門診看診時，發現患者有子宮脫垂，也有尿失禁，解尿日記顯示她在白天解尿 30 幾次，每次尿量約 20 cc，半夜只起來一次，夜間尿量則有 200 cc。筆者的診斷是骨盆腔鬆弛與過敏性膀胱，在施行子宮懸吊手術後，患者的症狀就都痊癒了。

間質性膀胱炎是一種膀胱萎縮容（尿）量變小（少）、常有頻尿，但必須排除其他可能致病原因後才能診斷的疾病。如果僅因患者曾被診斷有間質性膀胱炎，或因患者有頻尿、尿急、夜尿、尿量少、或膀胱疼痛，就據以診斷為間質性膀胱炎，而不詳問病史或內診，就不容易有好的治療結果。

腔內的腸子會壓迫到膀胱，進而導致常想上廁所；但在身體躺平（如睡覺）後，就比較不會有頻尿的情形發生，故病人常會有白天頻尿，而沒有夜尿的現象。子宮切除後，陰道殘端脫垂的患者也會有相同症狀。

■ 子宮肌瘤

原理和子宮脫垂一樣，當肌瘤太大，就會壓迫到膀胱，造成站立或走動時出現頻尿症狀。如果沒有即時診斷並把肌瘤拿掉，病人常會因突然解不出尿而到急診求助時，才赫然發現腹內有一個巨大肌瘤。

■ 膀胱偽性憩室　（參見 P.328 彩圖 25、26）

因解小便習慣不良、解尿困難、逼尿肌尿道括約肌不協調或泌尿道重覆感染，病人常有長期用力解小便的情形，以致膀胱逼尿肌肥厚，

叮嚀

海扶刀可以治癒子宮肌瘤引起的頻尿嗎？

子宮的位置是在膀胱的後上方，所以有子宮肌瘤時，如果剛好壓迫到膀胱，就會引起頻尿。曾有一位子宮前壁有個大肌瘤的患者因為嚴重頻尿在中國做過海扶刀子宮肌瘤治療，術後頻尿沒有痊癒，因而來筆者的門診求助。術前超音波評估經過海扶刀治療的肌瘤並沒有變小，術中剝出肌瘤時發現海扶刀的熱能讓整個肌瘤變成像做豆漿濾出的黃豆渣，病理報告為大小約 8.5x5.5x4.5 公分，重量 143 公克，有透明變性（Hyaline degeneration）的肌瘤。所以以這位病人來說，海扶刀治療子宮肌瘤後肌瘤並沒有消失，其壓迫膀胱導致的頻尿也仍存在。近期也有位肌瘤 2 公分的患者，有同樣的治療經驗。

對於海扶刀是否能治療子宮肌瘤，治療前要慎思。

結果不僅造成膀胱硬化，也使得本來平滑的膀胱內壁凹凸不平，所以，患者常會有小便解不乾淨的情形，因而容易發生頻尿的困擾。

▌尿道狹窄

患者不僅會有頻尿的困擾，而且會有尿液無法順暢排出和尿流細小，和有復發性的泌尿道感染，甚至會有尿急和急迫性尿失禁。

▌其他疾病

膀胱或尿道結石、膀胱癌、膀胱結核、化學性或放射性膀胱炎、尿道肉阜、膀胱膨出、尿滯留、尿道炎與尿道憩室等，也會出現頻尿症狀。此外，還有一些非泌尿系統的疾病也會引起頻尿，詳見下表。

▶引起頻尿的非泌尿道病因

內科	利尿劑治療
	充血性心臟病
	腎功能不全
	上運動神經損傷
	低鈣血症
內分泌	糖尿病
	尿崩症
	甲狀腺功能低下
性行為	引起感染或擠壓、刺激膀胱
懷孕	早期或生產前胎頭壓迫
習慣	常有家族傾向
焦慮	一過性的

頻尿的影響

當頻尿發生時，常會合併其他惱人的泌尿道症狀出現，如解尿疼痛、解尿困難、血尿、尿急、下腹疼痛或恥骨上方疼痛等。不過，頻尿最大的影響，還是在於改變病人的生活型態與心理健康，特別是慢性頻尿病人，常自覺日子過得比尿失禁患者還慘。

確實，頻尿與其他和頻尿有關的泌尿道症狀，對生活品質的影響，常遠大於尿失禁。舉例來說，有些人不到一小時就想解小便，更嚴重的甚至是幾分鐘就想尿尿，以致上班時無法專心工作，回家後也不能好好休息，且常因害怕找不到廁所，或畏懼他人異樣眼光，而不敢出門；即使待在家中，也因時時要上廁所，而無法專心做事或妨礙睡眠，生活品質非常差，甚至出現精神異常的狀況。

頻尿患者也往往對出遠門旅行裹足不前，怕萬一尿急時找不到廁所；即使鼓足勇氣外出旅遊，也常需要排隊上廁所。別人是遊山玩水，患者則是花錢找罪受，每次一下車就得往廁所衝，好不容易等到洩洪了，又多只敢在廁所附近逛，以便在上車前再上一次廁所，這種「到廁所一遊」的經驗，真是令想好好玩和享受人生的患者又恨又怕。

頻尿的診治

▌ 一定要內診

由於頻尿病因複雜，治療起來自然相當棘手，而且常常是效果緩慢，需時甚久。如果患者沒有耐心，到處逛醫院，既吃西藥又換中藥，以致曠日廢時，使心理負擔更大，對生活影響也更糟，甚至進而形成惡性循環。

不過，頻尿問題雖是患者的夢魘與醫師的一大挑戰，卻絕非不治

之症。即使病情嚴重到一天解 50~60 次小便，只要做好正確鑑別診斷，還是可以治療痊癒。因此，在有頻尿的困擾時，應該即時看醫師，免得病情日趨嚴重，讓自己受苦。

一般來說，只要瞭解患者的症狀、病史，並做好內診與理學檢查（有時可做驗尿、細菌培養、驗血等實驗室檢查，以排除糖尿病、肝腎疾病），再輔以解尿日記與儀器檢查（膀胱鏡或尿路動力學檢查），大都可以鑑別診斷出病因。

只要能夠找出頻尿的原因而對症治療，大都可以獲得不錯的治療效果，像是藥物引起的頻尿，在不影響原有疾病的控制下，可減藥、換藥或停藥。若致病因是陰道滴蟲，則口服或陰道用抗滴蟲藥的效果都非常好。如果頻尿是因尿失禁所致，那麼尿失禁的物理治療或手術均可考慮。但若是子宮肌瘤或子宮脫垂引起的，則以開刀矯正的預後最好。當然，治療相關的內科或內分泌疾病，也必然可以藥到病除，因此，對症下藥絕對是頻尿治療的最高指導原則。

子宮脫垂會有嚴重的頻尿

身處公共場合發生頻尿情況，往往令人非常尷尬，一名 54 歲的婦女每隔 5 分鐘就要尿一次，令她感到痛苦不堪，有一次從新店搭捷運到天母，20 分鐘的車程就跑了 4 次廁所，有種生不如死的感覺。在家裡每天晚上睡覺都要起來上廁所 6、7 次，而導致焦慮睡不好。最後診斷她是「子宮脫垂合併間質性膀胱炎」，使用「腹腔鏡子宮懸吊術」治療後，讓她終於擺脫頻尿及焦慮夢魘。

因為子宮位在膀胱的後上方，如果有子宮脫垂，站立或走動時子

宮就會擠壓到膀胱而出現尿意。萬一又合併「間質性膀胱炎」，除了頻尿外，還會有夜尿、尿急、感覺尿脹時恥骨上方會疼痛，是相當難診斷及治療的疾病。

如果只有間質性膀胱炎，患者可能會吃了很多抗生素和肌肉鬆弛劑，甚至是鎮定劑，但是效果大都不好，仍然會頻尿，而且還會愈來愈嚴重，甚至導致焦慮。治療間質性膀胱炎通常要解決膀胱容量小的問題，才能徹底解決患者的困擾，所以，用水來做膀胱擴張，是一個很好的方法。

傳統對於子宮脫垂患者的治療方式就是直接切除子宮，對於想生育的婦女來說，很難做出決定。使用腹腔鏡子宮懸吊術，是利用腹腔鏡在子宮縫上不可吸收的線，順著整條圓韌帶，在腹膜下及腹壁內，來固定子宮的筋膜與韌帶（參見 P.332 彩圖 44、45），可以保留子宮，並徹底解決子宮脫垂，以及改善頻尿的致病因。

夜尿

何謂夜尿

夜尿是泌尿婦科門診常見的症狀之一，通常是單純指晚上睡著後還要起床解小便。根據醫界的共識，只要夜間起床解尿 1 次就算是有問題。

依據筆者的流行病學統計，台灣 60 歲（含）以上的婦女高達 73.5％，每夜會因尿急而至少起床解 1 次小便，其中有 28.4％的人，每晚至少得起來 3 次。另對 20~59 歲婦女的研究指出，超過四分之一的人有夜尿困擾，其中每夜起床解小便 1、2 次的佔 90.9％，這些人中只

有 22％自認為有問題，2％自認為問題嚴重；另外有 9.1％是每夜起床解尿多於 2 次，這些患者中有 83％認為夜尿有問題，其中的 37％又認為問題相當嚴重。

夜尿的常見原因

▌大量攝取水分或藥物作用

與頻尿原因一樣，不知不覺攝取大量水分，或是服用利尿劑等藥物，抑或是晚餐或睡前喝太多水或吃富含水分或是利尿的食物，都會增加半夜起床解尿的次數。

▶下肢水腫的形成與夜尿關係

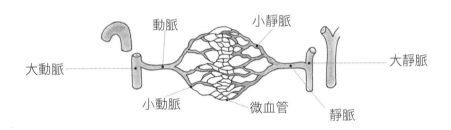

氧氣和養分由動脈→小動脈，再經動脈端微血管滲出循環系統，供應給身體的組織。如果滲出的組織液，無法全部回流淋巴系統或被靜脈端的微血管吸回小靜脈，則會逐漸地滯留在組織間，引起局部組織的水腫。這種水腫常會因重力的關係，囤積在下肢，而且會在白天時越積越多，故在夜晚躺平後，就會被引流回血液與淋巴循環系統。這時就像一下子喝很多水，腎臟就必須將其排出，而造成夜尿。

▌內科疾病

心臟血管疾病（如充血性心臟衰竭等）、神經病變（如中風、椎間盤病變或脊椎關節黏連引起的髓神經病變等）、新陳代謝異常（如糖尿病等）、泌尿道疾病（如尿道炎、間質性膀胱炎、下泌尿道阻塞與膀胱逼尿肌過動）、尿崩症（較少見），以及有末梢下肢水腫狀況的患者，都較容易出現夜尿。

▌懷孕

婦女懷孕期間出現夜尿，是正常的生理現象。這是因為子宮壓迫到大血管（大靜脈），使血液循環的回流較差，導致白天站立時，水分（組織液）會滯積在身體末梢（或周邊），於夜晚身體躺平後，就會流回心臟再由腎臟排出，因此夜間尿量會增加，而濃度也會較稀。

▌生理老化

對於老年人夜尿的研究顯示，生理老化引起腦下垂體抗利尿荷爾蒙分泌節奏的異常、腎臟腎絲球過濾暨腎小管再吸收功能的降低，以及心臟血管系統幫浦作用的衰退，此外，還有下肢水腫，都是造成老年人夜間解尿頻率高與尿量增加的原因。

夜尿的影響

夜尿病人常會因晚上睡著後還要起床解小便，致使睡眠中斷甚或被剝奪，造成白天疲憊不堪、精神恍惚，影響工作情緒與生活品質。此病對上了年紀的人威脅更大，因為老年人如果常在半夜神志不是很清楚、動作較不靈活時摸黑上廁所，則跌倒受傷的機會隨之增加，如

果情節嚴重以致股骨頭或髖關節骨折的話，甚至會威脅到生命安全。

夜尿的診治

由於夜尿常有多重病因，且多與下泌尿道無關，宜對症治療，因此在治療前都要做正確的鑑別診斷，才能使患者得到最有效的治療。

在確立診斷之時，「解尿日記」是最重要的依據。因為透過詳細的飲水與排尿記錄，可以鑑別病人的問題，究竟是膀胱變小導致尿量太少，解尿次數太多，還是尿量超乎正常。

下肢水腫的治療，除了藥物（如利尿劑）外，生活習慣的改變也很重要。例如早晨起床前立即穿上合適的彈性襪、中午睡個午覺、傍晚與晚餐後都各躺平 30 分鐘以上、晚上稍為限制水分攝取等，都是防

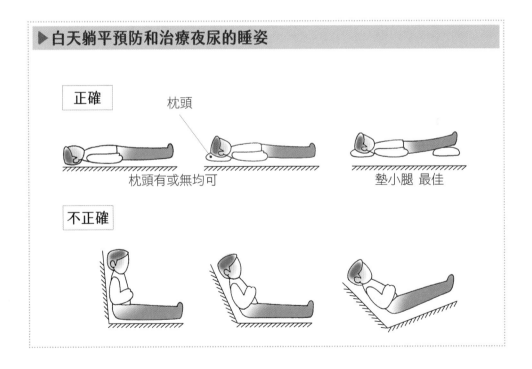

▶白天躺平預防和治療夜尿的睡姿

正確

枕頭

枕頭有或無均可　　　墊小腿 最佳

不正確

防範和治療夜尿的有效辦法。白天躺平時可以睡枕頭，仰臥或側躺都可以，最好小腿也要墊個硬物（例如捆成一捲的枕頭），因為水腫的小腿就像吸滿水的海綿一樣，受擠壓時，水分比較容易回流。

尿解不乾淨

尿不乾淨真惱人

解尿如果無法一氣呵成，解後還想再解或滴滴答答，或是站起來後還有尿液流出來，尿液沾濕內褲不僅不舒服，還會有異味，對病人而言，都是很大的困擾。有的病人在穿好褲子後，隔沒多久又有尿意，為了避免這樣的狀況就會用力解尿，進而導致骨盆腔鬆弛或是使鬆弛變得更嚴重。由於小便解不乾淨，病人可能會不敢喝水，就容易造成泌尿道感染和嚴重的頻尿，影響生活品質。

尿解不乾淨的鑑別診斷

尿解不乾淨是一種常見的婦科疾病，多發生在中年後的婦女，病人常會合併其他生殖泌尿道的症狀，臨床上有頻尿、夜尿和需用力解尿，有時也會合併解尿困難與尿失禁。因此，除了問診，對於尿解不乾淨的婦女，一定還要內診，來排除膀胱膨出或子宮脫垂的問題，有時還要進一步做尿路動力學檢查，以鑑別診斷是否有尿道狹窄、膀胱頸阻塞、逼尿肌無力、過敏性膀胱、餘尿太多、解尿困難與逼尿肌－括約肌不協調等情形。

診查時，若可能也一定要做膀胱鏡檢查，尤其是對合併有解尿困難、須用力而原因不明的婦女。透過膀胱鏡，常會發現膀胱壁有大小

不一的窟窿，稱為偽性膀胱憩室，這類患者偶有膀胱結石或膀胱癌的可能，因此，施行膀胱鏡檢查時若發現憩室，則每個憩室的窟窿內部都要仔細檢查，因為惡性病變可能就藏在裡面。

除了會尿解不乾淨外，膀胱結石也常發生在膀胱膨出或子宮脫垂的患者，這是因為尿液容易滯留在膀胱，久了除容易發生泌尿道感染外，也會形成結石，膀胱結石有時也會在解尿時卡住膀胱頸，造成尿解不乾淨，甚至解尿困難。

尿解不乾淨的治療

對於尿解不乾淨的治療，常要針對潛在病因做根本的解決才能成功，所以，治療前的膀胱功能檢查非常有用。有些婦女的問題常只是一種習慣或感覺而已，即使也合併有尿急、頻尿和夜尿，只要檢查時尿量大於 350cc，都可在衛教或膀胱訓練等行為治療之後痊癒；但患者的解尿量若少於 200cc，甚至必須在馬桶上坐很久，那就可能是間質性膀胱炎，此時，只要能正確診治間質性膀胱炎就可痊癒。

合併膀胱膨出或子宮脫垂而沒有尿失禁的患者，也常見尿解不乾淨，只要矯正這兩種鬆弛就能解決問題；但若同時也有尿失禁，治療時就要合併做尿失禁手術，以期一次解決所有生殖泌尿道與骨盆腔鬆弛的困擾。

此外，已做過尿失禁手術（尤其是吊帶法：TVT、TVT-O 或 TOT），術後若發現小便解不乾淨，就要排除吊帶阻塞尿道的可能，則拆掉吊帶就是唯一辦法。萬一問題發生在子宮頸癌子宮根除性手術後，則治療非常困難，但也可做評估來找改善的辦法，這時尿道擴張、

膀胱造口術加上膀胱訓練都是可以嘗試的方式。至於中風或是腦部曾經做過手術的患者，若有尿解不乾淨的問題，也都是要先做尿路動力學檢查和膀胱鏡檢查來評估，而治療方式則和子宮根除性手術後發生解尿困難時類似。

對膀胱憩室或偽性憩室，則要做憩室的切除，但也一定要對造成憩室的潛在病因（如膀胱逼尿肌括約肌不協調）做治療，有時，僅做保守的尿道擴張，或做膀胱訓練等行為治療後，病情就會改善。

解尿困難

解尿困難好痛苦

能夠順暢地解小便，實在是一種福氣，筆者曾在門診時，看到一位 26 歲的未婚女性為尿不出來所苦。病人主訴多年來解小便老是解不乾淨，每次都只能尿一點點，且尿後仍然覺得膀胱很脹，於是她就閉氣用盡腹部力量，硬要將小便擠出。但還是沒有用，常常不到一個小時就必須再上廁所，一天跑個 2、30 次，晚上也要起床 5、6 次，而且每次即使用盡吃奶的力量，還是無法順暢地尿尿，令她每天都活在痛苦與絕望的深淵。

臨床上，解尿困難會因病情的嚴重程度不同或是否合併其他問題而表現出不同的症狀，如需用力解尿、小便速度慢、尿流細小、解尿斷斷續續、尿不乾淨、需用異常的姿勢才能解出小便、甚至無法解尿與尿滯留，有時也會有頻尿和尿失禁；由於這些症狀都沒有特異性，很難只憑病人的主訴就做出正確診斷。

解尿困難的原因

▌生殖系統的病因

　　子宮脫垂或是子宮肌瘤都可能造成尿道扭曲和尿路阻塞，進而引起解尿困難，這種情形在臨床上非常常見。這幾年來，對於尿失禁與骨盆腔鬆弛的手術，盛行使用吊帶或是陰道網膜，所以，對於原本沒有解尿困難的患者，若在尿失禁或骨盆重建手術後發生解尿困難，一定要儘速排除尿道阻塞的原因，以免惡化危及腎臟功能；尤其是使用吊帶與陰道網膜手術的患者，術後發生解尿困難者時有所聞，因此，若在該等手術 2 個月後，仍然有解尿困難或是不順暢，就要儘速就醫評估是否儘快解開吊帶或網膜。醫師和患者絕對不能認為吊帶和陰道網膜手術是簡單、方便或容易的手術，而輕率決定施行。

　　至於因子宮頸癌做子宮根除性手術的患者，因為在切除部分陰道和子宮頸旁組織時會將膀胱神經切除，故常發生術後暫時性或永久性的解尿困難。此外，較大的陰道前壁腫瘤也會壓迫、扭曲尿道，造成尿道阻塞，導致解尿困難。

▌逼尿肌過動

　　臨床上做尿路動力學檢查，常顯示異常的原因出在病人的逼尿肌過動。這是一種膀胱逼尿肌會不自主收縮的疾病，常見症狀為尿急與急迫性尿失禁。發生逼尿肌過動的潛在病因，多是神經方面的病變或尿道出口阻塞。

　　在膀胱鏡檢查下，可發現患者的膀胱表面，並不像正常人一樣平滑，而是像放大了一百倍的布面一樣，膀胱已被交錯排列且極端肥大

的膀胱逼尿肌，切割得到處都是凹洞，所以，如果沒有針對病因適當地治療，多是藥石罔效（請參見以下 P.174「膀胱逼尿肌過動」一節）。

■用力排尿的惡性循環

有尿解不乾淨或解尿困難時，實在是不該閉氣用力解尿的！因為在腹部壓力上升時，骨盆底肌肉也會立即反射性收縮，如此尿道就會受到壓迫，膀胱出口也因而受阻，尿流當然會更不順暢，形成惡性循環。因此，在有解尿困難時，大家認為理所當然地用力解小便，只會惡化病情，讓問題更加棘手！此外，如果這種尿解不乾淨的情形，是因為子宮脫垂與膀胱膨出造成的，那麼用力解尿必定會使得原已因骨盆腔鬆弛而扭曲的尿道更加扭曲，更解不出尿來。

▶引起解尿困難與尿滯留的藥物

藥物	降低膀胱收縮力	增加尿道阻力
抗乙醯膽鹼藥	+	
神經節阻斷劑	+	
肌肉鬆弛劑（抗痙攣劑）	+	
鈣離子阻斷劑	+	
抗組織胺	+	
支氣管擴張劑（Theophylline）	+	
三環抗憂鬱劑	+	+
α-腎上腺素接受體作用劑		+
抗巴金森症劑（左-杜巴）		+
安非他命		+

▓ 泌尿道感染

如果是急性泌尿道感染或陰部發炎，常會造成尿量少、解尿困難或解尿疼痛，甚至外陰部或尿道口周圍局部的紅、腫、脹，也會使小便不順暢。此時，只要做一個尿液檢查、細菌培養和內診，便可知有沒有感染和是否有外陰部或尿道口的病灶。此外，嗜伊紅性膀胱炎會有不明原因的解尿困難。

▓ 服用藥物

此情形常發在中老年人身上，這是因為他們通常服用多種藥物，且用藥劑量不小，加上又是長期使用，常在不知不覺中使逼尿肌收縮力下降，或讓尿道阻力上升，進而影響排尿。

除此之外，服用抗痙攣、抗乙醯膽鹼藥、三環抗憂鬱劑、鈣離子阻斷劑、α-腎上腺素接受體作用劑等藥物，也容易造成解尿困難。因此，如果服藥後或期間有解尿困難情形，一定要請教醫師及藥師。

▓ 逼尿肌－括約肌協調不良

平時膀胱儲尿時，膀胱逼尿肌會放鬆，尿道括約肌則會收縮，令尿液不會滲出；相反的，在解尿時，逼尿肌就會收縮，而尿道括約肌會同時放鬆，尿液自然會從膀胱流出來。但是有一類病人，當她們要小便時，卻會有逼尿肌和括約肌同時收縮的情形，因此尿液無法順暢解出。此種情形，就稱為「逼尿肌－括約肌協調不良」。

這種逼尿肌－括約肌的協調不良，大都能在尿路動力學檢查時就診斷出來。至於治療，則常用「生理回饋法」（參見 P.260），來幫助患者認知與控制骨盆底肌肉和尿道括約肌的收縮與放鬆，一般而言，

效果相當好！此外，也可以做尿道擴張來改善。

▉ 精神因素

現代人壓力大、步調急，連上廁所也是來匆匆、去匆匆，有時即使尿急了，也沒時間上廁所，而導致膀胱過度脹大，引起膀胱收縮困難和無法解小便。因此，上廁所一定要保持悠閒心態，絕對不要趕時間，也常常要用輕鬆的心情工作，並維持固定的時間（約 2~3 小時）就去上一次廁所。

曾有一個 20 幾歲研究所剛畢業的女生來求診，主訴因為目睹父親無故要對母親家暴，她挺身阻擋，隨後立即發生解尿困難，大多時候都要解很久才能尿出來，而且要一直去尿，尿量卻不多，有時甚至還要掛急診導尿；由於這種情形一直持續了 3 週都沒有改善，患者才開始緊張求醫。這是一個精神性解尿困難的案例。

其實這位病人那次來就診的前幾年，就曾因罹患間質性膀胱炎多年來求診，當年在診治和訓練後，間質性膀胱炎也痊癒了，之後 4 年期間白天常只解小便 5、6 次，解尿量大都可達 4、500cc 以上，在解尿困難發生前的一年多前因為工作不順而失眠，然而，即使服用了安眠藥，小便情形也多正常。

急性的解尿困難在年輕人並不常見，因此會造成患者與其家屬的極大壓力與困擾；最常見的情形多是解尿疼痛所導致，例如尿道炎、陰道炎、產後或外傷等造成，而精神的因素也是常見的病因。如果要診斷解尿困難是否是精神因素所引起的，必須要先確認是否有泌尿道、生殖道、和神經系統的疾病，若無，則可能是精神因素。而精神性的

▶解尿困難的致病因

系統	病因	機轉
生殖道	子宮脫垂	尿道扭曲
	子宮肌瘤	尿道扭曲
	尿失禁或骨盆重建手術	尿道或膀胱頸阻塞
	子宮頸癌根除性子宮切除手術	破壞膀胱神經、膀胱無力
	陰道前壁囊腫或腫瘤	尿道扭曲
泌尿道	膀胱或尿道膨出	尿道扭曲
	逼尿肌過動	神經病變或尿路出口阻塞
	泌尿道感染	尿量少或尿道口局部腫脹、解尿疼痛或不明原因
	逼尿肌—尿道括約肌協調不良	尿路出口阻塞
	膀胱結石	排尿時會塞住膀胱頸出口
	膀胱過度脹大	膀胱收縮無力
	膀胱頸息肉	膀胱頸阻塞
	尿道狹窄	尿路通道變窄
	尿道憩室	尿道扭曲
	尿道疾病手術	尿道扭曲或瘢痕化
	先天異常	泌尿系統畸形
其他	老化	神經退化
	神經損傷	支配膀胱的神經受損
	用力排尿的惡性循環	尿路出口阻塞
	藥物	膀胱無力或尿道阻力增加
	精神因素	巨大壓力
	生產時硬膜外麻醉	神經被阻斷使得膀胱過脹
	生產產道和尿道損傷或水腫	尿道阻塞、膀胱過脹

解尿困難則常是家庭、學校、和社交出了問題，需要做精神科的相關評估；其中，家庭因素常是發生問題的關鍵所在，所以在治療時，精神科的諮詢或心理諮商對這些案例來說，非常重要。此外，這些患者可能在兒童期曾因尿床、遺尿或遺便等大小便的問題被過度處罰，故也常會有其他的心理障礙；像上述這位患者小時候就因常去解尿，導致膀胱變小，而表現出間質性膀胱炎的嚴重頻尿和夜尿的情形。

▌其他原因

女性容易發生膀胱或尿道膨出，使尿道受壓迫而扭曲，阻塞尿流出口。而膀胱結石、膀胱過度脹大、膀胱頸息肉、尿道狹窄、尿道憩室或尿道的先天性異常等泌尿系統的問題，都會造成解尿困難。至於年紀大或是支配膀胱的神經退化、受損，也都是常見原因。

此外，術後、外傷與疼痛等因素，也會導致解尿困難，尤其是生產時的無痛分娩（硬膜外麻醉），常會暫時性地阻斷膀胱的知覺，故產後容易發生完全感覺不到膀胱很脹或有尿的情形。另外，生產時陰道前壁或尿道周圍的損傷或水腫，都會造成產後暫時性的解尿困難。

解尿困難的潛在危機

解尿困難的病人，有一個潛在的危機，那就是容易有復發的泌尿道感染。如果不及時治療，或是處置不當，甚至會併發腎盂腎炎，而危及腎臟功能，尤其是對年長者，甚至會引發敗血症，而危及生命安全。當餘尿量增加，罹患泌尿道結石的機會也大增。而且膀胱內壓過高，會引起尿液逆流與輸尿管和腎盂因積尿而擴張，導致腎臟積水，這種腎盂的持久過度擴大，甚至會破壞腎功能。因此，如果出現尿解

不乾淨或解尿困難的現象，應該儘快就醫做鑑別診斷，辨明病因，才能做即時且最佳的治療。

解尿困難的診斷

許多人在身體有問題時，喜歡用自己發明或從他人處聽來的偏方來解決，直到實在沒辦法再拖下去，才不得不到醫院來，殊不知那時已錯失最佳治療時機，而且還導致病況惡化，增加治療的困難。

這種情形，特別容易出現在解尿困難的病人身上，原本只是排尿有點不順，結果一拖再拖，問題越來越嚴重。其實，只要確定解尿困難的原因，早期診斷，耐心治療，這個惱人問題多半可以解決。

在臨床上，解尿困難的病人，常會有各種不同的泌尿道功能異常的症狀，如尿流細小（或小便的速度很慢）、尿不乾淨（尿完了還想再尿）、須用力解尿、頻尿、夜尿與尿失禁等。由於這些症狀都沒有特異性，因此，很難單憑病人對病情的敘述做出做正確的診斷，尤其是這類患者通常年事已高，或表達多辭不達意，更增加診斷的困難。

除了問病史（尤其是糖尿病、是否開過刀和用藥史）之外，內診常可立即辨明病情與生殖泌尿道是否為病因，然而在內診前，醫師都會要求患者先去解尿，並且要測量解尿量再內診。內診時，如果發現恥骨上方鼓鼓的，則多代表即使剛剛已解尿了，但膀胱內還是有很多的殘（餘）尿，這時導尿就可立見真章；而且所導的尿，也可以送去做尿液的常規分析檢查與細菌培養。

在排除或治療泌尿道感染的情況之後，要求患者做 3 天的解尿日記，再安排做尿路動力學檢查，即可查出功能異常的原因所在。隨後，

再進一步做膀胱鏡檢查，來分辨患者有無膀胱尿道的器質病灶。

臨床上，精神性解尿困難的患者做膀胱功能檢查時，在膀胱充填期會發現膀胱過度敏感的現象，而解尿時則會有膀胱收縮力不足或膀胱無法收縮的情形。門診時，患者與家屬都可能表現得非常焦慮，若患者服用安眠藥，則必須先確認她所服用的安眠藥沒有影響排尿功能，此外，解尿日記可以做客觀的初步評估。門診追蹤時，如果解尿日記顯示患者的膀胱功能正常，則在適當的衛教後，患者就會有信心重新開始正常的生活。

解尿困難的治療

解尿困難與尿液滯留是一急症，常必須立即治療。立即治療的好處有三：一是馬上緩解症狀；二是避免膀胱過度擴大而無法收縮或損傷；三則可避免因膀胱內壓力持續上昇，導致輸尿管內尿液逆流，進而影響腎臟功能。

對於解尿困難的病人，第一步要做的就是立刻導尿——把尿引流出來，如果導出的尿量大於 500cc，那麼最好放置 1~2 天的導尿管和尿袋。如果在拔掉導尿管後，解尿功能仍然不良（餘尿很多），或一開始即預估膀胱功能不可能短期就恢復，那麼最好的治療方式，就是立即改用恥骨上方的「膀胱造口術」（或稱造瘻術），以防止膀胱功能無法在短期內恢復時，而有拔尿管—導尿—再放尿管的情形發生，避免一再嘗試錯誤。而且，膀胱造口術的尿液引流方式，除可隨時偵知膀胱解尿功能是否恢復之外，亦可避免泌尿道感染和放置尿管或導尿管的疼痛，甚至只要照顧得當，放置 1、2 個月都沒問題。當然，如果膀胱已因過度脹大而損傷或已神經受損，以致功能完全無法恢復時，

則自我導尿就是一個最好的治療方法了！

　　一般說來，到目前為止，除了對停經後婦女的解尿困難（因缺乏雌激素導致陰道尿道萎縮而引起），給予陰道內雌激素藥膏治療，以緩解解尿功能不良的症狀外，其他任何藥物治療都無法治療解尿困難。當然，如果解尿困難是因服用藥物所致，那麼適當地減藥、停藥或換藥，馬上會得到改善。

　　至於外科療法，一定要找出潛在的致病因，對症治療，也要防治泌尿道感染，更要讓膀胱休息，以免膀胱過度膨脹而導致膀胱壁與膀胱表面的神經受損。若無器質性病因，則外科手術可處置的範圍相當有限，除了上述的膀胱造口術外，就是尿道擴張了。尿道擴張的目的，是要讓下泌尿道出口的通道大一些，如此尿流阻力會小一點，而使小便順暢。但是，因為尿道擴張須做很多次，而且有時效果不彰（畢竟

叮嚀　解尿困難不可放棄

　　臨床上時常遇到解尿困難的病人。有一個 99 歲的老婦人因跌倒住院，無法解尿因而放置導尿管長達 8 個月，病人痛苦不堪；另有一個 50 歲的婦女在陰道網膜手術後，完全無法解尿，尿道裝了非常粗的導尿管，人生沒有色彩，7 個月後竟想不開輕生，所幸救了回來；另外有個 90 歲的阿嬤門診的主訴是已經尿失禁 2 個月了，內診發現膀胱脹得非常大，導尿後竟然有 2000cc 的尿；還有腦瘤術後 5 年來都無法自解小便；尿失禁手術後無法蹲著解尿等各種解尿困難的情形。

　　這些病人都在膀胱鏡檢查後，從腹部放置膀胱造口管讓膀胱休息 2 周後再嘗試膀胱訓練，有的接著做尿道擴張，放網膜的拆除網膜，幸運的是，所有病人都在就診後 1 個月左右恢復彩色人生。

最根本的問題常出在膀胱無法收縮），所以到頭來，自我導尿就成了唯一的方法。另外，利用膀胱鏡，檢查膀胱內是否有腫塊或是異物阻塞了膀胱頸。如果造成解尿困難的原因，是由於尿失禁手術做膀胱頸懸吊或是骨盆腔鬆弛重建時放入陰道網膜所致，那麼儘早解開懸吊物和網膜則為最上策。

此外，改變生活習慣也有助於改善病情。例如在解小便時，患者可以張開嘴巴吹氣，來避免用腹壓上升的力量解尿；也可以在解尿時，稍微改變個姿勢（如身體向前稍微傾斜等），或用熱（溫）水袋熱敷小腹，都可能會有幫助。還有，解 2 次尿（Double voiding）的技巧，也是個治療的好方法，做法是每次解尿後起身走走，5 分鐘後再去尿 1 次。對於精神性解尿困難的治療原則，是在找出潛在的病因之前，短期內要先做導尿，以免膀胱過度脹大而傷害膀胱神經，這種傷害如果太久，有時會造成不可逆的變化。

●●●●●●

解尿疼痛

解尿疼痛的徵候

「解尿疼痛不是尿道感染造成的嗎？我媽驗尿都正常，為什麼解尿會持續痛了半年都沒有改善呢？」這是門診時一位 70 歲患者的家屬提出的問題。其實，除了類似蜜月尿道炎外，臨床上單純的尿道感染造成的解尿疼痛並不多見。

解尿疼痛常會伴隨許多其他的症狀與不適，患者在解尿時，除了會有灼熱感或刺痛感，也常有頻尿或解尿困難的情形，另有許多患者

尿液有異味，或是有濁尿甚或血尿情形。此外，有些患者會同時合併陰道分泌物的異常，如量多、呈黃綠色或有臭味，而下腹部或下背疼痛也是常見的狀況，且有時也會發生性交疼痛的現象。

解尿疼痛如果發生在停經後的婦女身上，病人又經常為頻尿、解尿疼痛、性交疼痛所苦，尤有甚者，在沒解尿時，有的患者的陰道或尿道口也會感到酸痛，而整天坐立難安；驗尿時如果沒有感染，就不是慢性膀胱炎或尿道炎，不應隨便投予抗感染藥物。

解尿疼痛的原因

▌泌尿道感染

這是最常見的原因。一般來說，正常尿道應該是無菌的，但如果個人抵抗力較弱、不喝水、憋尿或衛生習慣不良，就會導致原本躲藏在會陰皮膚、陰道和肛門附近的細菌，偷偷潛進尿道裡，甚至再往上到達膀胱，造成膀胱炎。

▌外陰部感染與陰道炎

性行為活躍的女性，是此症高危險群。因為尿道很靠近陰道，發生性行為時，很容易把尿道口和陰道內的細菌擠入尿道，所以有陰部感染或陰道炎的人，泌尿道也會受到影響。但是，即使沒有性行為，陰道感染的病原菌（如淋病、黴菌、陰道滴蟲）也很容易潛入尿道，引起解尿疼痛，而且外陰部感染本身（如疱疹）就會引起解尿不適。

▌尿道肉阜

常出現在停經後缺乏雌激素的婦女，發病時，解尿會感到非常刺

激、刺痛與不舒服。診治此病時，一定要排除尿道癌的可能。

▋披衣菌感染

這是常見的性病，通常經由性行為傳染，感染後卻沒有治療的人若有性行為，則容易有乒乓效應，所以，治療時夫妻或性伴侶要同時服藥。患者會有外陰部、陰道口或尿道口周圍的灼熱感或疼痛，解尿時也會疼痛；如果沒有對症下藥，患者的症狀甚至可以拖好幾年，嚴重影響生活品質。尤有甚者，更會造成骨盆腔炎而導致不孕症。

▋膀胱結核病

年輕女性無緣無故有久治不癒的頻尿與解尿疼痛，或曾有過肺結核感染者，卻查不出泌尿道感染的病因時，就要高度懷疑膀胱結核病的可能。

▋其他疾病

尿道憩室也可能引起解尿疼痛，此外，糖尿病和免疫系統較弱的人，出現泌尿道感染的機率較常人高，而糖尿病控制不佳的病人，常會有外陰部的紅腫痛，解尿就會不舒服。此外，子宮頸癌侵犯到膀胱時，也會有解尿疼痛的症狀，不可輕忽。

▋年紀

年紀愈長，泌尿道感染的危險性就愈高，出現解尿疼痛的機率也就愈大。當然，這種局部疼痛也可能是末梢神經感覺異常。

解尿疼痛的影響

　　解尿疼痛的病因，通常是泌尿道感染或外陰陰道炎，如果不及時治療，造成膀胱炎的細菌再往上跑到輸尿管、腎臟，則上泌尿道也會感染發炎，就可能傷及腎臟功能。在台灣有些腎衰竭而洗腎的患者，就是因為早期的膀胱炎沒有適當治療造成慢性腎臟發炎所引起。

　　另外，造成陰道炎的常見原因之一──披衣菌，也會引起外陰部的紅腫、發炎和疼痛，進而導致解尿疼痛；由於披衣菌會侵犯輸卵管與骨盆腔，如果沒有及時治療，就會引發骨盆腔炎，甚至導致不孕，所以年輕女性有解尿疼痛時絕對不能輕忽！

解尿疼痛的診治

　　泌尿道或外陰部和陰道的感染造成的解尿疼痛，其實很容易診斷，一般透過問診、內診即可，必要時再做個尿液、陰道分泌物或血清抗體檢查，就可以找出病因，且大都使用第一線的抗生素就能很快治癒。因此，解尿疼痛絕對不要拖，早一天就醫，就能早一天脫離疼痛折磨，並避免病情惡化而致不可收拾。

　　對於有下泌尿道感染症狀的患者求診，尤其是停經後婦女與久治不癒者，絕對不能只驗小便就開立處方，一定要內診來做鑑別診斷；因為有一些非下泌尿道感染的生殖泌尿道疾病也會造成解尿疼痛，例如尿道肉阜、披衣菌感染、淋病、陰道滴蟲、外陰部疱疹、白色念珠球菌，甚至在子宮頸癌侵犯到膀胱時都會有解尿疼痛的症狀；此外，在無明顯肉眼可見病灶時，就必須進一步做膀胱鏡檢查，而膀胱鏡檢有時也可意外發現如膀胱結核病和嗜伊紅性膀胱炎（由病史和膀胱切片診斷），這兩種疾病也會造成解尿疼痛。

所以，治療婦女解尿疼痛時絕對不能「頭痛醫頭，腳痛醫腳」，只給尿道止痛藥或只當作下泌尿道感染給予抗生素來治療，問診後一定還要內診，以鑑別診斷可能的病因。

腹痛

腹痛是急症

腹痛是女性常見的症狀，是必須立即鑑別診斷致病因的急症；由於病因很多，而且不管急性或慢性腹痛，都可能有生命危險。因此腹痛時，千萬不能小看，一定要儘速就醫，以免延誤病情。

腹痛應注意的事項

腹痛常能由病史、理學檢查與實驗室檢驗，做正確的診斷，而其最重要的關鍵就是必須釐清疼痛的性質或特徵。包括痛多久了，痛的位置，是單側、雙側或整個腹部，是持續的痛或間歇性的，痛的強度如何，是悶痛、酸或尖銳的痛，會不會轉移，身體的姿勢或動作會不會改變疼痛的強度。此外，體重有沒有減輕，有沒有發燒、噁心、嘔吐、便祕與腹瀉，大便習慣是否改變，是不是同時有頻尿或尿不乾淨，解尿或尿急時會不會痛，跟月經週期有沒有關係，是不是剛開過刀；生殖器官有沒有腫瘤或鬆弛，內診時會不會壓痛、觸痛、腹部會不會彈痛；還有血液或尿液的檢查與超音波，都能提供重要的診斷資訊。

腹痛的鑑別診斷

慢性的腹痛，如果合併體重減輕，一定要排除腸道或生殖器的癌

症；如果走動會痛，且有頻尿、尿失禁或解尿困難，則常和子宮肌瘤或脫垂有關。至於急性的腹痛，如會轉移到背部，就要懷疑胰臟炎；而腹部與背部的劇痛，以主動脈剝離最危險；萬一疼痛由上腹轉移到右下腹，又有發燒、肚子彈痛，則多是盲腸炎。懷孕早期的劇烈腹痛，就要考慮子宮外孕；而卵巢扭轉，常是單側、間歇性的劇痛（每次痛約持續 15 分鐘），多會合併輕度發燒、噁心或嘔吐，且弓著身時疼痛會減輕。至於術後的嚴重腹痛，大多是術後併發症，如內出血、臟器損傷等，這種病人的腹部都會鼓起來、有彈痛，必須和腸子脹氣做鑑別診斷，所以術後止痛藥的使用要非常小心，但也可能只是腹壁的痛。此外，解尿困難導致膀胱過度膨脹，也會有急劇強烈的腹痛。

子宮脫垂會有慢性的嚴重腹痛

一名 40 歲的婦女主訴 3 年多來，一直有持續性的下腹疼痛。嚴重時，只要動一下，肚子就會非常難過，行房更是絕對的禁忌，就診前幾個月發現症狀愈來愈嚴重，卻找不出原因，因此也承受極大的壓力；內診時，即發現她的子宮脫垂，而且一摸到子宮，患者就無法忍受，因而判定是支撐子宮的筋膜與韌帶挫傷後，不能獲得適當的休息，導致受傷的組織未曾痊癒，卻又一再被拉扯、發炎所致。

子宮是一個靠著許多不同方向的筋膜與韌帶懸吊在骨盆腔中央的器官，這些筋膜與韌帶也會像我們四肢的關節或肌肉一樣，發生挫傷與發炎，或因撞到或動到而一再挫傷與發炎，導致舊病未癒，新的損傷又發生。其實，已脫垂子宮的筋膜與韌帶受傷後，只要呼吸、用力、身體移動、走動，或發生性行為，就會拉扯到子宮，造成支撐子宮的筋膜與韌帶又有新的損傷。因此，如果沒有對症治療，病情一定會每況愈下。

治療時，只要能夠讓支撐子宮的筋膜與韌帶不再被刺激或扯動，在適當的休息後，就不會再腹痛而完全康復。所以，以子宮懸吊手術讓支撐子宮的筋膜與韌帶固定住，是治療時的第一選擇。一般而言，若以腹腔鏡手術來固定子宮，常可讓患者立即恢復正常的生活。

尿液異常

為什麼尿液顏色會改變？

在診間，常有患者會問：「在流汗比較多時，就會發現尿液比較少，而且會變成較褐的茶湯色，是不是腎臟有問題？」其實尿液顏色的深淺，常取決於尿量的多寡，當尿量多時，尿會呈透明的淺黃色；而尿量少時，則會呈深褐色。

因此，在水分流失過速、過多而來不及補充的情形下，腎臟常會排出較濃縮的尿液，這種現象，就和一覺到天亮時，隔天清晨的尿液會是比較濃的褐色一樣，都是健康人的腎臟發揮自我保護機制（當身體面臨缺水時，腎小管會將腎絲球過濾後的水分再吸收，可防止身體嚴重脫水，而危及體內電解質的穩定平衡狀態）。但是，如果一直都有深褐色的尿液，那就不正常了，常見病因包括急性發燒疾病，和膽紅素的排出有障礙。

造成尿液改變顏色的原因很多，食物、藥物和疾病都是誘因，且尿液顏色常會因誘發因子的不同，而呈現五顏六色。除了正常的黃褐色外，尿液偶爾也會出現無色、乳白、紅、粉紅、橘紅、橘黃、黃、綠、藍綠、藍、深棕、棕黃、黑（棕黑）等色，一般說來，顏色改變的尿液，極可能是疾病的警訊。

尿液白濁或起泡泡是有病嗎？

　　小便渾濁（白濁）到底是不是蛋白尿呢？是腎臟有問題嗎？這是很多人非常關心也是患者常提出的問題。正常新鮮尿液的外觀與顏色，在肉眼之下，看來是清徹的淡黃色，氣味並不至於令人不悅，因此尿液白濁時，常必須先排除生殖泌尿道的化膿性疾病（尤其是嚴重的泌尿道感染）、異常的蛋白尿和乳糜尿。其中，乳糜尿常見於班克洛夫德氏絲蟲（人血絲蟲）與馬來絲蟲，前者（人血絲蟲）盛行於亞、非、南美與大洋洲，後者（馬來絲蟲）則盛行於遠東地區，但現在台灣均已少見。

　　其實，小便白濁的最常見原因，是尿液鹼性太高（正常尿液的平均酸鹼值約為 6.0，其正常值的範圍常視飲食而變化，可介於 4.6 至 8.0 之間），導致尿液中被腎臟正常排出的磷酸鹽產生結晶沉澱（參見 P.328 彩圖 27、28），所以才會有混濁的尿液。平常，在飯後或飲用大量牛奶後，都會暫時性地使尿中磷酸鹽增加。

　　健康的人，其尿液都可能會有蛋白質。臨床上，只要每天排出蛋白質總量低於 150 毫克，都可以視為正常。因為在比較酸（酸鹼值小於 7）的尿液中，尿中蛋白質也會變成白濁的沉澱，所以，小便白濁時，也必須檢驗尿中蛋白質的量。

　　如果解尿時會起泡泡，則大都是泌尿道感染中致病細菌所產生的氣體造成。此外，膀胱腸道瘻管、蛋白尿和糖尿，也都會發生尿尿時會有泡泡的現象，故宜審慎鑑別診斷。

　　總之，不管是尿液白濁或起泡泡，大多是正常現象，但也都應到醫院檢查。診斷前，除了要做尿液的常規檢查，以測量尿液酸鹼值和磷酸鹽，並排除泌尿道感染的可能外；如果有蛋白尿，也應做尿中蛋

▶改變尿液顏色的原因

顏色	疾病
無色	糖尿病、尿崩症
乳白色	嚴重的泌尿道感染（腎盂腎炎、膀胱炎）、乳糜尿（血絲蟲感染）、蛋白尿（酸性尿液）
紅色	血尿、血紅素尿、高鈣血症、高尿酸血症、腎絲球腎炎、泌尿道結石、泌尿道癌、泌尿道外傷
粉紅色	
橘紅色	
橘黃色	膽紅素排出障礙
黃色	
綠色	黃膽（慢性阻塞）
藍綠色	
藍色	斑疹傷寒、霍亂
深棕色	急性發燒疾病、膽紅素排出障礙
棕黃色	血尿
黑（棕黑）色	急性溶血性貧血、泌尿道出血（酸性尿液）、血紅素尿（輸血性溶血）、吡咯紫質沉著症、肌球蛋白尿、黑色素

藥物	食物	其他
		磷酸鹽結晶（鹼性尿液）
酚酞（phenolphthalein）、pyridium（尿道鎮痛劑）	甜菜、胡蘿蔔（大量）、食用色素、火龍果（大量）	
ibuprofen（消炎止痛劑）、phenytoin（抗癲癇劑）		phenytoin 使尿液呈粉紅—棕色
rifampin（抗結核病劑）、heparin（抗凝血劑）、warfarin（抗凝血劑）		rifampin 也會使糞便、唾液、痰、汗、眼淚都呈橘紅色
chlorzoxazone（肌肉鬆弛劑）、nice（抗生素）		
維生素 B_2		
酚（phenol）中毒		
amitriptyline（抗憂鬱劑）		
甲基藍		腐敗化膿的尿液
nitrofurantoin（抗生素）		
大黃、蘆薈、藥鼠李	蘆薈	
鐵劑、senna（瀉劑）metronidazole（殺阿米巴劑）、酚（phenol）中毒		

白質的定量檢測，以排除異常的蛋白尿。此外，還要確認有沒有乳糜尿和膀胱腸道瘻管。記住，千萬不要自認是腎功能不好，亂服所謂的補腎或強腎藥物，反而傷肝又傷腎。

發現血尿的時候怎麼辦？

認識血尿與其形成原因

「血尿」就是尿中有血，一般說來，可分為肉眼就能看到的血尿，與在顯微鏡下才能發現的血尿（稱為「潛血」）。在臨床上，這兩者的重要性都相同，均是泌尿道疾病的警訊。只不過，肉眼即可看到的血尿，常會讓患者或其家屬有警覺，而能立刻去就醫；至於潛血，則大多在驗尿或健檢時無意中發現。

其實，目視下尿液顏色有變化或變深、變棕黑，也不一定就是血尿，有些藥物和食物都會使尿液變色（參見 P.152 表格）；而且即使有血尿，也不一定是泌尿系統有病變。舉例來說，輸血性溶血或溶血性貧血所導致的血紅素尿，激烈運動、痙攣、肌肉受傷或病變所引起的肌球蛋白尿，以及燒傷與尿液比重過低時，都可能會有潛血。

泌尿道出血的來源，常可分為「腎絲球性血尿」和「非腎絲球性血尿」。「腎絲球性血尿」一般多發生在小孩子身上，各種腎絲球腎炎屬之；在成人方面，則常見於高血壓與糖尿病患者末期階段的腎病變。至於「非腎絲球性血尿」，則是成人血尿的最常見原因，對婦女而言，泌尿道感染、泌尿道結石（如膀胱結石）、膀胱癌與腎癌、膀胱內衣物或腫瘤、膀胱內子宮內膜異位症、膀胱結核病、婦科骨盆腔

手術縫線穿過膀胱（膀胱內的縫線針孔出血）、子宮頸癌放射線治療後的膀胱病變或膀胱炎、間質性膀胱炎、嗜伊紅性膀胱炎、膀胱頸息肉、尿道口肉阜，都會造成血尿（參見 P.324~332 彩圖）。

此外，泌尿道外傷與凝血機能異常，也是女性血尿的致病原因。當然，也有少數患者有不明原因的持續性血尿，因此在發現血尿時，一定要做進一步的檢查，以免延誤治療時機。

醫師如何診斷血尿

當發現自己有血尿時，並不需過度驚慌。國人常「聞（見）血色變」，其實這是沒必要的，因為大部分的血尿都只是些良性疾病而已，但是也不能輕忽而自認沒事。

一般來說，第一步要做的檢查就是尿液分析檢查，它可以檢測的項目非常多，除了顏色、外觀、比重、酸鹼值、細菌、潛血、白血球外，還能偵測腎盂腎炎與是否有腎絲球異常。因為腎絲球性血尿，常伴隨蛋白尿和破損或變形的紅血球，所以一般的尿液分析，就可據此初步區別腎絲球性和非腎絲球性血尿。而且，由患者的臨床症狀，和尿中是否有細菌和白血球，也很容易診斷出是不是泌尿道感染，當然，在治療泌尿道感染後而沒有不適症狀時，一定要回診追蹤還有沒有血尿。

除了尿液檢查，臨床上常用的檢查方法，還有尿液細胞學、靜脈注射腎盂攝影與膀胱鏡檢，而這些檢查的目的，就是要找出病灶，並做治療。當然，最重要的目的還是排除泌尿道癌症，所以一定要看膀胱鏡。而且做膀胱鏡檢時，如果發現可疑的病灶，還能當場立刻做切片檢查，以求最正確診斷。有的病人會問能否不做膀胱鏡，而用超音

波來診斷血尿的病因？其實，血尿的患者一定要排除膀胱癌，而只想要用超音波來診斷膀胱癌實在非常困難，因為可疑的病灶可能非常小，超音波大都無法看出來，所以，膀胱鏡檢查還是最好的方法。

此外，在做膀胱鏡檢時，也能同時做尿液細胞學檢查，以檢查尿液中的上皮細胞有沒有異常。至於靜脈注射腎盂攝影的檢查時機，一般是以不明血尿且又懷疑是上泌尿道癌症時，再安排為宜。當然，任何婦女到婦產科就診，一定要先做內診以排除其他病因（如子宮頸或陰道的病變）。

「預防勝於治療」和「早期診斷，早期治療」，對血尿患者來說，絕對是金科玉律。因此，即使尿液的顏色正常，也應每年定期做尿液常規分析檢查，以便早期發現泌尿道的潛在疾病，讓健康多一層保障。

▶尿液常規檢查的項目

Urine appearance: Clear, turbid, bloody, chylous, reddish, greenish, dark, white
Color: Pale, light, yellow, brownish, orange

Multistix: Sp. Gr. _____ pH_____ Nitrite_____ Protein_____Glucose_____

Ketone_____ Urobilinogen_____ Bilirubin_____ Occult blood_____

Sediment RBC_____/HPF(0-3)   Cast_____/HPF

WBC_____/HPF(0-3)   Other_____

Epithelial cell_____/HPF

Crystal_____/HPF   ☐ Amorphous urate   ☐ Bacteria

☐ Calcium oxalate   ☐ Mucus

☐ Uric acid   ☐ Fungus

☐ Hippuric acid

☐ Amorphous phosphate

☐ Triple phosphate

說明：做尿液的常規分析檢查時，可以檢測的項目非常多，有時也可以看到酵母菌和陰道滴蟲。

常見女性泌尿道疾病

尿失禁

尿失禁的定義

　　尿失禁是指尿液不自主地漏出來。尿失禁是婦科常見疾病之一，台灣的成年女性中，約有三分之一的人有此困擾。尿失禁最常見的情形，就是患者在腹壓上升時（如咳嗽、打噴嚏、大笑）或尿急，尿液會無法控制地流出來。雖然尿失禁是一種慢性病，不會立即威脅生命，但會造成外陰部衛生問題，也會日漸啃蝕一個人身體與心理的健康，更會剝奪患者運動或參與社交的機會，因此不可輕忽。

尿失禁的危險因子

　　根據臨床統計，和尿失禁有關的危險因子主要有下列 10 項：

▌性別

　　女性出現尿失禁的機率，是男性的 2~3 倍。

▊年齡

年紀愈大，器官的退化（尤其是神經退化）就會愈嚴重，尿失禁發生的可能性也愈大。但是，並不是年輕的女性就不會有漏尿困擾，根據統計，15~24 歲的年輕婦女，也有 4%的罹病率。

▊生產

生產後即刻出現壓力性尿失禁，是相當常見的狀況。造成產後尿失禁的原因，通常是生產時胎兒經過產道，導致陰道裂傷或支配提肛肌的神經血管斷裂，進而使得支持膀胱、子宮、腸子的骨盆底肌肉，出現缺血、損傷與鬆弛情形；於是，就會有腹壓一上升就漏尿的狀況發生，甚至病人還會有子宮脫垂與膀胱、直腸膨出的現象。此外，由於胎頭擠壓膀胱造成膀胱水腫、無力，或膀胱過度膨脹，也會發生尿失禁。

一般而言，自然產的產婦在生產過程中，骨盆底的神經、肌肉受傷機率可達 80%。雖然受到傷害不必然表示以後一定會有尿失禁等功能障礙；但是骨盆底的受傷，必定會增加尿失禁的罹病機率。至於剖腹產，雖然骨盆底不會受到胎頭擠壓而裂傷，但也並不是日後就一定不會有尿失禁。85%懷孕或產後的尿失禁，在產後 3 個月都會痊癒。此外，依據筆者和國建署的尿失禁流行病學研究顯示：生產有無、生產數目、或生產方式（自然產或剖腹產），都與尿失禁的盛行率無關。

▊子宮切除

切除子宮的女性，術後尿失禁風險增加 50%，原因可能是手術時，會把經過子宮頸和陰道上端一部分支配膀胱的神經切斷。

▶女性的骨盆底容易受重力與腹壓的推擠

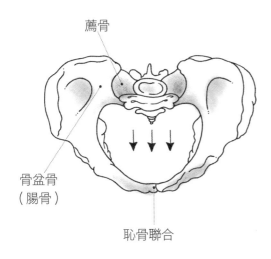

薦骨

骨盆骨
（腸骨）

恥骨聯合

人類的骨盆腔兩側和正前方都是骨盆骨，加上後面的薦骨，就構成了銅牆鐵壁。但是，骨盆底只靠肌肉支撐，這些肌肉會因受傷（如生產）與老化而鬆弛，又因人類都直立行走，故行動增加的腹壓或重力（如箭頭所指）會直接加諸於骨盆底，使其鬆弛在無形中加劇，久而久之，就會出現尿失禁、頻尿、解尿困難與骨盆腔鬆弛的症狀。

▶骨盆底肌肉像海水浮力一樣有支撐作用

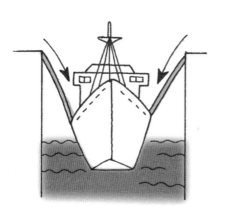

骨盆底的肌肉就像海水，可以讓子宮、膀胱和直腸（如船般）獲得良好支撐；而鬆弛或受損的骨盆底，就會發生骨盆腔器官的鬆弛，這種情形很像退了潮的海水，船會立即失去海水向上頂浮力的支撐，而發生下墜，以致扯斷纜繩。

▋停經後荷爾蒙治療

以前認為女性停經後荷爾蒙的降低與缺乏，可能是尿失禁原因之一。當時認為缺乏女性荷爾蒙的尿道，就像變硬且沒有彈性無法控制的水管一樣，所以會有漏尿的困擾；因此認為停經後的女性補充荷爾蒙，可以治療尿失禁。但是，2005 年美國 WHI 的大型流行病學研究顯示，停經後女性口服荷爾蒙，反而增加尿失禁的發生率、頻率和嚴重度，其致病機轉不詳。

▋抽菸

抽菸婦女罹患尿失禁的可能性，比不抽菸者高 2~3 倍，其原因可能是尼古丁會加速停經前女性自身荷爾蒙的代謝。

▋肥胖

體重超過理想體重 20％以上者，較容易發生尿失禁，而且愈胖者尿失禁的危險性愈高。此外，肥胖者的手術治療難度較高，術後尿失禁復發與出現併發症的機率也較大。

▋糖尿病

長期糖尿病會造成末梢血管、神經的損傷，影響膀胱的神經控制與骨盆底肌肉的支撐，而導致尿失禁。

▋高血壓

尿失禁的致病機轉和糖尿病類似，而且有些治療高血壓的藥物也會導致尿失禁。

▶骨盆腔鬆弛示意圖：像坐久的藤椅般向下凹

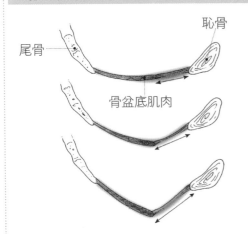

恥骨

尾骨

骨盆底肌肉

骨盆底的肌肉會因受傷與老化而逐漸鬆弛，所以，其所支撐的子宮、膀胱，就會隨骨盆腔的鬆弛、下墜而跑出陰道，進而引起尿失禁、頻尿或解尿困難。

▶骨盆腔鬆弛的常見原因

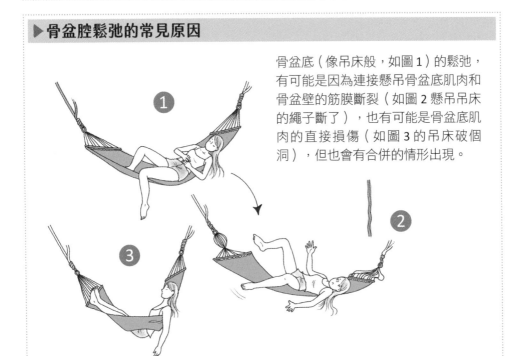

骨盆底（像吊床般，如圖1）的鬆弛，有可能是因為連接懸吊骨盆底肌肉和骨盆壁的筋膜斷裂（如圖2懸吊吊床的繩子斷了），也有可能是骨盆底肌肉的直接損傷（如圖3的吊床破個洞），但也會有合併的情形出現。

■ 種族

　　有些民族如中國人、愛斯基摩人、非洲黑人，因為組織膠原蛋白的種類不同，天生骨盆底肌肉的強度、厚度與彈性較強大，所以尿失禁的發生率比較低。

　　值得注意的是，除了以上危險因子之外，有藥物過敏史和曾開過婦科手術者，也都會增加尿失禁的盛行率，而疾病與藥物也會造成尿失禁，例如泌尿生殖道瘻管（「膀胱陰道瘻管」即是其中的一種），此時就必須手術切除瘻管並縫合傷口才能根治。如果尿失禁是服用高血壓或感冒藥物引發的（有些藥會引起尿道放鬆或膀胱過度放鬆而漏尿），則只要停藥、減藥或改服其他藥物，即可免除尿失禁之苦。

尿失禁的種類

■ 壓力性尿失禁

　　壓力性尿失禁是最常見的婦女尿失禁之一，尿路動力學檢查能做鑑別診斷，較常發生在停經前的婦女身上。壓力性尿失禁是在平日活動時發生，通常為瞬間或短暫性的發作，而且多無預警症狀，這是因為生活中任何腹部用力的活動，如咳嗽、打噴嚏、跑跳運動或取重物等，都會導致腹壓上升，而壓迫到膀胱，此時若膀胱支撐或尿道阻力有問題或不足，就會引起漏尿。

　　壓力性尿失禁患者，骨盆底肌肉通常比較鬆弛，當腹壓增高時，就會使尿道移到骨盆腔外，以致無法有效閉合而漏尿。此外，尿道因硬化而閉合作用不良，是此類尿失禁的另一原因，這類患者（多是停經後的女性，或是陰道前壁和尿道周圍做過手術者）雖然尿道位置較

固定而在腹壓上升時不會移動到骨盆腔外，但因尿道閉鎖壓力過低，所以反而會有較嚴重的尿失禁症狀。

▋急迫性尿失禁

急迫性尿失禁也稱為「尿急性尿失禁」，指在突發性的尿急時，因忍不住而尿失禁。最常見的情形大多是病人上廁所時褲子還沒有脫下來就尿出來，也有人是聽到水聲或洗手時，就有想解小便的衝動，有的病人甚至在回到家拿鑰匙開門的霎那，就會尿急而漏尿。此類尿失禁較常發生在停經後的婦女，但年輕女性也有可能發生，這些患者做尿路動力學檢查時常會出現膀胱逼尿肌過動。

▶骨盆底的支撐作用

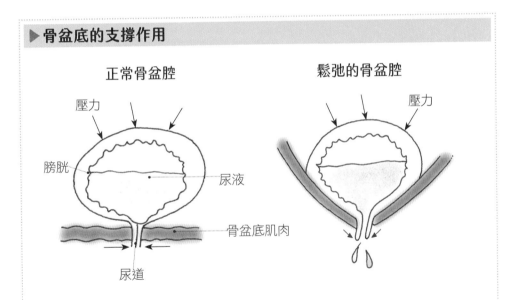

正常骨盆腔　　　　鬆弛的骨盆腔

壓力　　　　　　　　　　　壓力

膀胱　　　　　　尿液

骨盆底肌肉

尿道

在鬆弛的骨盆腔中，尿道的閉合力量在腹壓上升時無法有效升高，故常無法承受腹壓的上升力量，因此在腹壓上升時，如果膀胱有尿（尤其是膀胱脹大時），就容易發生尿失禁。

▌混合性尿失禁

當急迫性尿失禁合併壓力性尿失禁發生時，就稱為「混合性尿失禁」。在治療上，一定要先治療急迫性尿失禁，在該病因解除之後，再克服壓力性尿失禁的潛在病因，否則急迫性尿失禁常會因壓力性尿失禁的手術治療而更嚴重。當然，若有機會兩者一併治療時，則可一次完成。

▌溢流性尿失禁

這類尿失禁是一種膀胱脹滿了再溢出來的漏尿，患者常有尿急時完全無法控制而滲尿的症狀，但每次卻又只漏一點點；此外，小便時不但尿流速度很慢，而且膀胱無法排空。造成溢流性尿失禁的原因有二，一是膀胱收縮無力，二是膀胱出口阻塞，因此患者多合併有解尿困難情形。

▌連續性尿失禁

病人會有隨時隨地無法控制的漏尿，常見於生殖泌尿道瘻管，故尿液會不自主地從陰道流出來。這種情形在醫療落後的地方大都是生產造成的，但是在已開發國家則肇因於婦科手術。

▌性行為尿失禁

是指性行為時的尿失禁，可分成插入時的尿失禁和高潮時尿失禁，一般來說，大都屬壓力性尿失禁。

▌一過性（暫時性）尿失禁

這是藥物（參見 P.165 表格）、泌尿道感染或其他功能性因素，所

導致的暫時性尿失禁，與年齡無關，只要停藥、感染治療好，或功能性因素消失了，尿失禁也就自然痊癒。有些患者由於一時的行動不便，也會有尿急卻來不及到廁所而發生尿失禁的情形，由於是屬功能性的問題，故在行動功能恢復後就會正常了。甚至有患者藉由尿失禁來折磨家屬或喚起家屬注意。

尿失禁的影響

尿失禁對婦女的影響，在開始時常是極輕微的，讓人誤以為這只是偶發狀況；但隨著歲月的流逝，患者漏尿的量與頻率大多會增加、惡化，進而嚴重地影響身心、健康與生活品質。

▶引起尿失禁的藥物

學名	商品名
Baclofen	Lioresal
Bromocriptine	Parlodel
Cisapride	Propulsid
Demecarium	Humorsol
Echothiophate	Phospholine Iodide
Felbamate	Felbatol
Fluoxetine	Prozac
Gabapentin	Neurontin
Guanfacine	Tenex
Leuprolide	Lupron, Lupron depot
Sertraline	Zoloft

■對生理的影響

　　許多急迫性尿失禁患者，會在膀胱不自主收縮而快漏尿前的瞬間，刻意或自我反射地收縮骨盆底肌肉，讓膀胱與尿道同時收縮，以防止漏尿。但這種作法一久，就會造成膀胱逼尿肌與尿道括約肌失調，導致解尿困難。

　　這類患者每次解小便都要花不少時間，而且在費了九牛二虎之力後，還是只解出一點點尿而已。臨床研究顯示，尿解不乾淨或尿滯留，甚至膀胱逼尿肌肥大所導致的膀胱硬化，都是急迫性尿失禁患者常見的併發症。

　　而且尿失禁患者常會使用衛生護墊以防漏尿尷尬，故外陰紅腫發炎時有所聞，如果患者也有糖尿病，則常會有嚴重的外陰炎發生，極度搔癢、紅腫、脫皮、潰瘍會讓患者痛苦不堪。

■對心理的影響

　　其實尿失禁對患者的影響，以精神或壓力的層面最大。筆者曾有一位「阿嬤級」的病人，原本生活過得極愜意，兒孫也時常回家承歡膝下。不料，某天童言無忌的小外孫，說阿嬤身上有尿尿臭臭，一語指出阿嬤「尿失禁」的尷尬。從此，阿嬤每次為了要迎接兒孫回來，都如臨大敵，一再清潔身體、刷洗室內和衣物，甚至還噴香水，真是除了看醫師以外的所有想得到的方法全都用上了。可惜，儘管阿嬤把自己弄得身心俱疲，卻仍不得要領，苦不堪言，要不是阿嬤的子女發現有異，帶她就醫，阿嬤恐怕真的會因壓力過大而出現精神問題。

　　尿失禁對患者造成的壓力很多元化，有人因自覺這樣讓家屬很麻煩，又增加家屬的照顧負擔，而心生壓力；也有人因為要多花錢看醫師或買尿布護墊，而感到經濟壓力沉重。不過，壓力的最大來源，其實正

是尿失禁對生活造成的種種不便。如果尿失禁可能隨時發生，如運動，或在趕公車、捷運時發生，則不僅會造成不便，也會讓生活很尷尬。

▌對生活的影響

尿失禁對生活影響的程度，常和尿失禁的嚴重度（包括漏尿的量和次數）有關。嚴重的患者，會因懼怕漏尿而常去解小便，這種防禦性動作，在日子久了之後，就會讓病人的膀胱日漸變小，表現出極嚴重的頻尿——常跑廁所的生活型態，形成患者的心理障礙，甚至會因此縮小生活暨社交圈，不敢到陌生地方（怕找不到廁所），進而嚴重影響病人的生活品質。

研究指出，80%以上的尿失禁患者認為，漏尿已對他們的生活造成影響。舉凡日常的居家作息，洗衣、煮飯、逛街、運動、休閒旅遊、社交、親人的互動關係，甚至夫妻情感（包含性行為），或身體與心理健康，都會產生影響。不過，在經過治療後，病人的生活品質就會完全不同。

尿失禁要及早就醫診治

由於對尿失禁認識不清或有所誤解，以致很多患者都對此病採取「無為而治」、遲遲不肯就醫的態度。特別是壓力性尿失禁剛開始時，常只是在咳嗽、打噴嚏、大笑，或尿急、膀胱脹時才會漏尿，所以就有部分病人認為，反正又不常感冒、咳嗽、打噴嚏，有什麼好在意的？

也有些人認為尿失禁是自然的老化現象，而不以為意；然而，雖然尿失禁是一種老化的疾病，但卻不是自然的現象，而且是可以治癒的疾病，我們沒有理由任由它發生而不治療，以致影響生活品質。

另有些人雖明知尿失禁是種病，卻期待漏尿能夠自然痊癒，甚或有「只要不咳、不笑，就不會有尿失禁」的鴕鳥心態。殊不知隨著時光流逝，老化的過程也會催化神經退化和骨盆腔鬆弛的嚴重度。

一拖再拖，患者多半會在某天驀然驚覺：「唉呀！現在只要走快一點，甚至跳個韻律舞就會漏尿了！」這時警覺性高的人，會感到「代誌大條了」，而儘速就醫；但仍有一些較「皮」或怕看醫師的人，選擇不跑、不跳來對付尿失禁。問題是，這樣就能解決麻煩嗎？尿失禁對日常生活的影響，真的是逃避就可以克服、化解的嗎？

其實，所有疾病的診治原則都一樣，「早期診斷，早期治療」，這也是尿失禁治療成功的金科玉律。只要能夠及早就醫，辨明造成漏尿的原因，令人苦惱的尿失禁通常是可以治療改善甚或痊癒的。一般而言，經由患者的病史、理學檢查（內診與神經學檢查）、尿液檢查，加上膀胱鏡與尿路動力學檢查，大多能正確地鑑別診斷出尿失禁的病因，是局部的因素（如鬆弛、壓迫、硬化、瘻管、膀胱炎等）、神經的因素（如多發性硬化症、巴金森症或脊椎受傷、中風）、藥物、內科疾病（如糖尿病、高血壓等），還是最常見的「壓力性尿失禁」或「急迫性尿失禁」（膀胱逼尿肌過動造成）。

遺憾的是，仍有許多患者或因「鴕鳥心態」，或因聽說治療會有併發症，或認為即使治療了還是會失敗、復發，而不敢就醫或不願就醫，有些甚至還亂買坊間所謂的「膀胱丸」，或是某些治療膀胱無力的中藥等，結果反而延誤病情，使原本可以彩色的人生變成黑白。因此，無論如何，一旦出現尿失禁的情形，一定要立刻就醫，儘早找出病因加以治療，日後才不會因問題日益嚴重而懊悔不已。

尿失禁的治療

尿失禁常有其潛在的「解剖學」、「組織學」與「神經學」的病因，個人的體質、生產傷害與老化，都會在歲月流逝中顯現它們的作用，使得全身結締組織、筋膜、神經、血管與肌肉等，發生老化、萎縮或鬆弛。當然，女性骨盆底與泌尿生殖道的神經、血管與組織，發生傷害、缺損、萎縮或鬆弛，正是造成尿失禁的重要因素。

因此，在治療尿失禁時，必須考慮神經學、解剖學與病理學的變化，並考量患者的年齡、嚴重程度、是否還要再生孩子，以及患者的意願或病識感等，對症下藥或正確重建，才能治療成功。

從患者的觀點來看，即使有尿失禁，也常自認為沒有尿失禁，因為它可能只是偶爾發生；如大咳大笑或打噴嚏、尿急或聽到水聲時，而這些情境並不常見。尿失禁有時是持續性的，如骨盆腔手術（尤其是子宮切除手術後）造成膀胱陰道瘻管，就會整天漏尿。有些人在生產後才發生尿失禁；上了年紀的婦女，會因神經退化導致膀胱感覺遲鈍與收縮力不佳，膀胱就會滿而溢、或因尿不乾淨引起膀胱炎導致尿失禁；有些陰道炎（如滴蟲感染），也會有尿失禁。

診治要從病史、理學檢查、尿液檢查與尿路動力學來做鑑別診斷，病因有精神性或功能性的問題、陰道炎、泌尿道感染、尿道狹窄或硬化、生殖泌尿道瘻管、溢流性或急迫性尿失禁、骨盆腔鬆弛。

找出尿失禁的病因，給予相關治療是最重要的原則，例如有行動障礙，就必須克服或解決相關的障礙；若是感染引起，就要使用有效的抗生素治療；尿道狹窄則需擴張尿道；生殖泌尿道瘻管可放置導尿管或做修補手術；對於溢流性尿失禁，需讓膀胱休息或自我間歇性導尿；若有尿道阻塞，就要排除潛在病因（如子宮脫垂造成的尿道扭曲）；而急

迫性尿失禁大都肇因於逼尿肌過動或尿道疾病、感染等；若源於骨盆腔鬆弛，輕微者做凱格爾運動（骨盆體操）或可改善，否則就要做手術。以下，就針對尿失禁的藥物治療、物理治療與手術治療分別做概略解說。

▌藥物治療

治療尿失禁的藥物，常具神經的拮抗作用，故服藥後容易有口乾舌燥、便祕、頭昏和嗜睡的副作用，但都只是短期的現象。此外，藥物治療的效果通常不佳，而且如果有效，都只是治標，並不會治本。

▌物理治療

在尿失禁保守治療中，物理治療是效果最好的，但先決條件是病情不嚴重、且要有恆心！畢竟，想要「陳年老病」解決掉，一定要靠病人自己努力。一般而言，物理治療的復建工作是愈早開始愈好，否則，在組織的鬆弛與神經的退化、萎縮隨年齡愈形嚴重後，治療起來就會更困難、更複雜。當然，對於嚴重的骨盆腔鬆弛合併的尿失禁，物理治療的效果可能會非常有限，所以，有尿失禁時，一定要儘早就醫。

一般常見的尿失禁物理治療方法，有「凱格爾運動（骨盆體操）」、「電刺激療法」、「生理回饋法」與「陰道圓錐法」。其中，凱格爾運動（骨盆體操）是最方便、經濟又省事的方法，只要學習得法、勤加練習，每天隨時做，不但可以治癒尿失禁，更能增加性生活的幸福美滿，並可預防將來年老時大便失禁呢！

▌手術治療

一般而言，不嚴重的尿失禁，治療宜由保守的藥物與物理治療開始，施行 3 個月後評估療效，再考慮是否做進一步的外科手術。當然，對於極嚴重的尿失禁病人，或基於患者的迫切要求，醫師在確立診斷

▶尿失禁的藥物治療及建議劑量

尿失禁種類	治療藥物	劑　量
壓力性 尿失禁	Phenylpropanolamine	25~50mg，每天 3~4 次
	Pseudoephedrine (Sudafed)	60mg，每天 4 次
	Imipramine (Tofranil)	25~100mg，睡前
	Estrogen cream	2g，每星期 2 次
急迫性 尿失禁	Oxybutynin (Ditropan)	2.5~5.0mg，每天 3 次
	Flavoxate (Urispas)	100~200mg，每天 3~4 次
	Imipramine (Tofranil)	25~100mg，睡前
	Estrogen cream	2g，每星期 2 次
	Nifedipine (Procarda)	10mg，每天 2 次
溢流性 尿失禁	Bethanechol(Urecholine)	20~100mg，每天 4 次
	Terazosin (Hytrin)	1~10mg，每天 1 次
	Prazosin (Minipress)	1~3mg，每天 2~3 次

之後立即施行手術，絕對是最佳選擇。

　　尿失禁手術的方式可分從陰道或腹部進行，可選擇傳統手術、網膜或吊帶，而且若合併骨盆腔鬆弛，就要考慮兩者同時矯正。手術方法因使用材料、縫合部位和方式不同而有 200 多種，但成功率高、併發症少、禁得起時間考驗的並不多。因此，並不是最新的、簡單、傷口小、開刀和住院時間短的手術就好，因為有些手術術後發生解尿困難的情形並非罕見。所以，在考慮手術時，一定要問清適合自己的方法。近 60 年來，在所有尿失禁手術方法中，「陰道膀胱頸懸吊術」（Burch colposuspension）最常被使用，成功率最高可達 95％。不過，在某些情況下，醫師是不建議手術的，詳細情形請參見 P.092「尿失禁到底要不要開刀？」

叮嚀

尿床——孩子的尿失禁困擾

小朋友尿床，常會遭父母責怪「尿尿為什麼不說？」如果次數一多，說不定還會挨打；即使是現代的父母，在面臨子女尿床時，仍然會給孩子很大的壓力，因此，有些小朋友甚至還會半夜起床換衣褲、洗被單。在傳統保守的社會，待在家裡，問題比較容易被掩藏在心裡。但是，在這個競爭激烈的時代，人際交往頻繁，出外工作、上學住宿，團體活動多，像「尿床」這麼難以啟齒的困擾，又該如何解決呢？

當孩子年紀漸增而尿床症狀卻沒有改善或是偶爾仍然會發生時，如果父母親不知道或不能提供正確的援助與解決方法，必定會造成正值心智發育與行為發展中青少年嚴重的適應問題與心理障礙：內向、害羞、自卑與對任何事物都沒有信心，而一個沒有自信的孩子，又如何期望他（她）在人生的旅程奮鬥前進呢？

一般而言，「尿床」是一種多重病因的疾病；也就是說，並沒有單一的理論，可以解釋所有「尿床」的行為表現。在文獻中，較常被提及的致病原因，有解尿訓練不足或過早訓練、情緒障礙與抗利尿荷爾蒙的分泌失調；其他如泌尿道感染或尿流出口阻塞、糖尿病、尿崩症、腎臟病，以及神經系統的缺陷或功能不良，也都是可能的病因。此外，有統計顯示，尿床常有很強的家族關聯，如果父母親都曾尿床，子女會尿床的機率約75％；而父母中僅一人曾尿床，則子女會尿床的可能性就降到40％左右；至於沒有尿床病史的夫妻，所生子女會尿床的機率就只有15％。

在嬰幼兒時期，指揮小便與否的命令，並不是來自大腦，而是像低等動物的行為般，只是一種反射性動作。因為排尿的控制和反射中樞分別位在大腦和脊柱的薦椎內，一個人通常都要在腦部發育成熟，而且經

過學習控制的訓練後，小便才能控制自如。在正常情況下，大多數小孩都可於 18~24 個月大時開始訓練膀胱，但要在 3~4 歲才就能把小便控制得很好。如果女生在 5 歲、男生在 6 歲以後，於睡眠中仍然無法自己控制，而有漏尿的情形發生，就稱為「尿床」。

傳統的方法或藥物，常無法對「尿床」做有效的治療；而且在停止治療之後，「尿床」復發的機率有時竟可高達 90％以上。醫界曾提出一個與以前完全不同的理論，來解釋「尿床」的病因。認為解尿的控制，必須有完整有力的尿道內括約肌，並且在幼兒早期，就必須學會維持尿道內括約肌的張力，來控制小便，否則就會尿床。

該研究也給予尿床者提高尿道內括約肌張力的藥物（一種甲型交感神經藥劑），86％的患者一週內見效；而在治療過程中，也有 6.7％病人的症狀日漸消失。更令人振奮的是，在該研究接受藥物治療 2 個月的 128 位病人中，約有 90％的患者在停藥後追蹤期中，都沒再發生「尿床」的情形。此外，只有少數病人在服藥時會有短暫的頭痛或腹痛，而且這些併發症都只是暫時現象，並會自然消失。我們期待這種甲型交感神經藥劑，能夠真正地讓失去童歡的孩子們重展笑顏。而根據筆者 20 多年來的臨床經驗，發現該藥對尿床的治療非常有效，即使是 10、20 幾歲讀高中或大學的女生，甚至是近 30 歲的尿床患者在口服治療 3 個月後，也把難以啟齒的尿床治癒。此外，如果沒有該藥的單方（由於該藥可以製造安非他命，所以藥廠並不供應），使用含有該藥的複方也有同樣療效。使用藥物為 Pseudoephedrine (60mg)，中午和睡前各服用一次。

膀胱逼尿肌過動

什麼是膀胱逼尿肌過動

　　膀胱逼尿肌過動，俗稱「膀胱抽筋」，是一種相當特別的疾病。正常的膀胱，在尿液充填的過程中，一直到解尿前，都是維持非常穩定且很低的膀胱內壓力。一般而言，正常儲尿時膀胱內壓常低於 15 公分水柱。而逼尿肌過動，就是指膀胱逼尿肌會不自主收縮，導致膀胱內壓常會（有時不會）大於 15 公分水柱，進而引發不正常的下泌尿症狀出現的情形。這種逼尿肌的不自主收縮可能會自然發生，也可能會被咳嗽、身體姿勢改變、聲音（如水聲）和其他的外來刺激所引導出來。依據國際尿自制醫學會的定義，凡是膀胱在充填尿液的過程中，如果在腹壓沒有上升的情形下，膀胱逼尿肌突然發生不自主收縮的現象，在逼尿肌收縮時，不管有沒有出現尿急或急迫性尿失禁的症狀，統統稱為「膀胱逼尿肌過動」。對嬰幼兒來說，膀胱逼尿肌過動是正常的生理現象，因為這種不自主的膀胱收縮，正是嬰幼兒藉以排尿的重要機制。然而，這種不自主的膀胱收縮，在腦部逐漸發育成熟後，就會被大腦的抑制作用所控制。一般來說，3 歲左右的小孩，大都有能夠自如地控制解小便的能力，否則就是異常現象，須儘速就醫。根據文獻報告，膀胱逼尿肌過動的盛行率為 8~50％，而其發生率的高低，與年齡有極大的關係；亦即年紀愈大，逼尿肌過動的發生率愈高。

膀胱逼尿肌過動的症狀

　　逼尿肌過動的患者，常會有尿急、頻尿、急迫性尿失禁（想上廁所時，褲子還來不及脫下，就無法控制地尿出來）與夜尿，有一些病

人在孩提階段常有尿床的問題。有時，患者會同時合併壓力性尿失禁出現，而且對尿失禁患者來說，這兩者同時出現的機率可能高達 40％以上。因此，對於膀胱逼尿肌過動的患者，都要做好鑑別診斷。

膀胱逼尿肌過動的病因

逼尿肌過動的病因非常多，其中尤以神經系統疾病最為常見。然而，對於很年輕（很小）和比較年長者兩者以外的婦女來說，大多數膀胱逼尿肌過動患者的病因，仍然是原因不明。

▶膀胱逼尿肌過動的病因

病因種類	詳細病因
神經系統的疾病	多發性硬化症
	腦中風
	帕金森症
	老年失智症
膀胱或尿道的局部刺激	膀胱炎、陰道炎（滴蟲感染）
	下泌尿道異物（如結石、外科縫線）
尿流出口阻塞	腫瘤
	尿道或膀胱頸狹窄
	生殖泌尿器官脫垂（如膀胱膨出、子宮脫垂、子宮切除後陰道殘端脫垂）
	以前曾施行尿失禁手術
藥物	副交感神經類（乙醯膽鹼類）的藥物
不明原因	膀胱神經節異常
	全身平滑肌異常
	感覺神經增生與異常

膀胱逼尿肌過動的診斷

　　對於膀胱逼尿肌過動的診斷，一定要靠尿路動力學檢查才行。雖然，專業醫師常可以僅憑患者的症狀：頻尿、尿急和急迫性尿失禁，就能八九不離十地推測診斷出來，而且還有些患者一聽到水聲就想尿尿，也有人洗手時就會尿急，或回家尿急時一拿鑰匙開門就急得漏尿……，這些症狀也都對病情的判斷有幫助。但是，要正確診斷，還是非得有內診和尿路動力學檢查才可。例如子宮脫垂會擠壓到膀胱，會造成尿急；而間質性膀胱炎患者的膀胱常常是萎縮的，而且比較敏感，所以患者也會有尿急的症狀；至於壓力性尿失禁的病人，也常有尿急時漏尿的問題。此外，陰道滴蟲患者常會合併頻尿、尿急和急迫性尿失禁。

　　檢查時，常可發現在腹壓沒有上升的情形下，患者的逼尿肌壓力會突然不自主地上升，由此就能診斷患者有膀胱逼尿肌過動。當然，

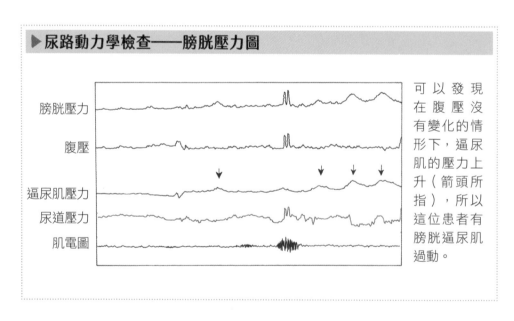

▶尿路動力學檢查——膀胱壓力圖

膀胱壓力

腹壓

逼尿肌壓力

尿道壓力

肌電圖

可以發現在腹壓沒有變化的情形下，逼尿肌的壓力上升（箭頭所指），所以這位患者有膀胱逼尿肌過動。

也不是所有的膀胱逼尿肌過動，都能藉由尿路動力學檢查診斷出來。據統計，仍約有20％的膀胱逼尿肌過動病人，無法藉由尿路動力學檢查正確診斷。

膀胱逼尿肌過動的治療

膀胱逼尿肌過動的治療相當困難，原因是致病因大多不明。若能找出病因（例如感染、異物、藥物、骨盆腔鬆弛或尿道狹窄所引起），再針對潛在的致病因做正確診治，則大多可藥到病除。但是，針對不明原因，或是神經系統疾病所導致的膀胱抽筋，就很難獲得令人滿意的結果，有時候，甚至只能達到80％的改善。

下表是一些常見的治療方法，一般而言，非外科手術的保守療法，就會有改善的效果；而外科手術不僅併發症多，而且治癒率也不高，所以考慮手術前一定要慎重。

▶膀胱逼尿肌過動的治療方法

藥物治療	抗乙醯膽鹼藥物
	三環抗憂鬱劑
	鈣離子阻斷劑
	非類固醇類抗炎劑
物理治療	電刺激療法
	生理回饋法
行為治療	膀胱訓練與再訓練
保守侵襲性治療	尿道擴張法
手術治療	膀胱擴大手術
	膀胱神經切除術

細菌性膀胱炎

什麼是膀胱炎

膀胱炎就是指膀胱發炎，最常見的症狀是頻尿和解尿疼痛。此外，也可能會有尿急、灼熱感、小腹痛、夜尿和血尿。

所有膀胱炎都要區別是細菌性的膀胱炎，還是非細菌性的膀胱炎（如間質性膀胱炎與放射線性膀胱炎）。細菌性的膀胱炎即意味有菌尿症，而且即使尿中細菌少到每 cc 只有 100 個菌落，也可能會有發炎的症狀；至於無症狀的菌尿症，在定義上則需符合每 cc 尿中要有 10 萬以上的菌落。

造成細菌性膀胱炎的致病菌中，有 80％以上是從腸道來的，其中又以大腸桿菌最為常見。其他常引起膀胱炎的細菌，還有克雷伯氏桿菌屬、大腸菌屬、變形桿菌屬、鋸桿菌屬與綠膿桿菌。

如果在感染膀胱炎的前 3 個月內，都未曾有膀胱炎的病史，則我們稱該次的膀胱炎是「急性膀胱炎」；但若是前 3 個月內曾有細菌性膀胱炎的病史，那麼該次膀胱炎，就稱為「慢性膀胱炎」。慢性膀胱炎的病因，可能是前一次的感染治療不完全所致，也有可能是前一次感染所使用的抗生素，雖然消滅了原來膀胱炎的致病菌，但卻造成本來無害的其他細菌，因沒有天敵互相制衡，而大量繁殖成災並侵入膀胱所引起。

細菌性膀胱炎的感染途徑

一般而言，造成膀胱炎的感染途徑有三種，即血行性的、從淋巴管擴散的和上行性的。

所謂血行性的細菌性膀胱炎，就是細菌從動脈進入腎臟造成腎盂腎炎，再經由輸尿管下行擴散到膀胱所致。這個途徑，是葡萄球菌最主要的感染方式，而結核桿菌也常藉由這種方式感染膀胱。

至於從淋巴系統擴散所導致的細菌性膀胱炎，其細菌都是由腸道來的，它們先直接從腸道侵入附近的淋巴組織，再擴散傳播到膀胱。

然而，這種血行性和從淋巴擴散的細菌性膀胱炎都較少見，反倒是上行性的感染最常見。由於女性的尿道只有大約 3 公分，而且肛門附近、陰道和會陰又有非常多的細菌，所以，一般細菌性膀胱炎的致病菌，大都是直接從大腸肛門口和陰道擴散開，經尿道口和尿道進入膀胱。當然，導尿或以器械侵入膀胱時，也都有可能把尿道口附近的細菌帶入膀胱，造成膀胱炎。由於細菌約 2、30 分鐘就可以繁殖一次，因此只要入侵到膀胱，在極短時間內，即可在膀胱內產生無數的致病菌，而這些細菌還會代謝產生內毒素使膀胱不自主收縮，進而造成膀胱炎的種種症狀。至於泌尿道感染的危險因子，請參見 P.057。

細菌性膀胱炎的影響

細菌性膀胱炎對患者的最大影響，就是頻尿。若治療不完全或長期頻尿，膀胱就會因長期沒有充分擴大而逐漸變小，最後頻尿會變得非常嚴重。

此外，若是在急性膀胱炎時，沒有把致病菌完全消滅，細菌會產生抗藥性，而使原來的抗生素失效，並引起慢性膀胱炎，甚至導致腎盂腎炎。這時，如果沒有妥善治療，或一再重覆發生腎盂腎炎，腎臟就容易纖維化（硬化），久而久之，腎功能也會受損，進而導致腎衰竭。台灣的洗腎患者中，有很多就是肇因於慢性膀胱炎，不可不慎。

叮嚀

認識膀胱結核病

前幾年有幾家醫院發現肺結核案例，引起社會大眾極大關注，其實，不僅是肺會有結核病，身體的其他器官也都會發生結核病。

我們知道，結核病是因感染分枝結核桿菌所引起，雖然可能會侵犯全身器官，但仍以肺部最常見。不過，當結核桿菌經由血液循環至淋巴系統或血液直接散播時，就會引起全身性的感染。例如血液循環傳播到肝臟，就可導致肝的粟粒性結核病；要是結核桿菌從肺臟經血液循環到生殖泌尿器官，便可能侵犯一個或更多（甚至是全部）的生殖泌尿器官，進而發生該等器官的慢性肉芽腫性感染。只是生殖泌尿道結核病的原發部位，通常不會有症狀或症狀不明顯，直到結核桿菌波及到膀胱，才會出現膀胱炎的相關症狀。

一般而言，80％的膀胱結核病發病原因，都是下行性的感染所致；也就是說，感染膀胱的結核桿菌，大多數是從腎臟經由輸尿管下行而來。當膀胱內部有很多結核桿菌時，最早出現的臨床表徵，就是燒灼感、頻尿、尿急、夜尿等症狀；接著，膀胱結核病會發生膀胱潰瘍，導致出血，因此偶爾可見血尿。（參見 P.327~328 彩圖 22~24）

如果有膀胱潰瘍，則在膀胱充滿尿液時，也會出現恥骨上方（或小腹）的疼痛。這種情形，和間質性膀胱炎的患者在尿急時，小腹會有不舒服或脹痛的感覺完全一樣。在病情惡化時，膀胱會因纖維化而縮小，導致頻尿更加嚴重，且膀胱易受刺激的情形也可能變得十分劇烈，讓患者痛不欲生。

筆者的門診，就曾遇到一位罹患生殖泌尿道結核病的 30 歲女士，來門診時已被投予口服的全身性抗肺結核藥物 2 個月，主訴頻尿、解尿疼痛、尿急與尿急時會來不及上廁所而漏尿，而且還有解尿困難，以致每次都要用力解小便，但又都只能尿一點點（常不到 10cc），老

是有解不乾淨的感覺。此外，最讓她感到痛苦的是，不管白天或晚上，都是大約每5分鐘就要去上一次廁所，整個人也因此顯得疲憊、虛弱與焦慮，外表看起來憔悴不已、宛如老太婆，人生完全沒有色彩。

在門診初步評估後，尿路動力學檢查顯示，患者的膀胱容積非常小，也有尿道狹窄的現象，而且膀胱肌肉還會不自主地收縮（也就是「膀胱抽筋」或「逼尿肌過動」），於是，病人就在門診接受尿道擴張與膀胱鏡檢查，合併膀胱內水擴張術。術後做膀胱訓練，患者膀胱敏感的症狀逐漸消失，每天小便的次數可降低到 10 次以下，而且每次小便量也都在 350cc 以上。

由上可知，膀胱結核病絕對不能輕忽，對女性朋友來說，只要有下述任何一種情形，都必須懷疑是不是罹患了膀胱結核病：

1. 長期治療無效且一再復發的慢性膀胱炎。
2. 曾有結核病史的患者出現膀胱敏感的症狀。
3. 尿液培養沒有細菌，但是尿液常規檢查卻出現大量膿尿。
4. 長期有血尿。
5. 懷疑是間質性膀胱炎，卻無法以膀胱內水擴張術治癒。

膀胱結核病在痊癒的過程中，可能會形成輸尿管狹窄與膀胱萎縮，而且會進一步惡化造成輸尿管的完全阻塞，導致患側腎臟纖維化，讓腎臟的排泄功能完全喪失，如果兩側腎臟都被波及，末期還會出現尿毒症。因此，膀胱結核病必須及早診治，投予抗結核菌藥物，並施以適時、適當的外科矯正，才能提昇患者的預後與生活品質。

至於很少見的膀胱結核病（結核桿菌造成的膀胱炎，參見上頁），除了會有非常嚴重的頻尿外，膀胱痛與解尿疼痛也可能很嚴重，且患者常會因睡眠被剝奪而痛苦不堪。

細菌性膀胱炎的診斷

菌尿症的診斷一般都相當容易，只要在門診時取中段尿（連續解小便，不要停，留中間的那一段）檢查，不到 3 分鐘，就能由尿液的常規分析檢查獲知有無感染。此外，也可以同時做尿液的細菌培養，以找出對付感染的頑固細菌或有抗藥性細菌的有效抗生素。

要特別提醒的是，有細菌性膀胱炎的症狀時，一定要和陰道炎做鑑別診斷，因為舉凡黴菌、陰道滴蟲、披衣菌、淋病和疱疹感染，都可能引起類似膀胱炎的頻尿、尿急、尿量少和解尿不舒服等症狀，所以患者就診時一定要內診。此外，停經後的女性，也會因為缺乏雌激素而有持續性類似泌尿道感染的不適症狀（如肉阜），這些因素都要排除，不能沒做內診就投予抗生素治療，否則會徒勞無功。

至於運用膀胱鏡、放射線檢查和尿路動力學檢查，來診斷細菌性膀胱炎，則尚有爭議。然而，久治不癒而懷疑有結石、膀胱癌或尿道憩室時，膀胱鏡和尿路的放射線檢查，常可幫助鑑別診斷。

細菌性膀胱炎的治療

一般來說，急性膀胱炎常要用藥 1 週左右，慢性膀胱炎則可能需時更久。而且，對於慢性膀胱炎，一定要用更審慎的態度，來找出真正的致病菌，再投予有效且足夠劑量的抗生素。

至於腎盂腎炎的治療原則，大致與慢性膀胱炎相同，唯需要更長

▶泌尿道感染常用的藥物

藥　品	劑　量	輕微毒	嚴重毒
TMP-SMX (Baktar)	每天 2 次每次 2 粒	● 過敏（蠶豆症患者不可用） ● 胃腸道不適	● 皮膚過敏
Nitrofurantoin (Furadantin)	每天 3~4 次， 每次 50~100mg	● 胃腸道不適	● 末梢神經病變 ● 肺炎
Ampicillin	每天 4 次， 每次 250~500mg	● 陰道白色念珠菌感染	● 過敏反應 ● 偽膜性大腸炎 （水瀉）
Augmentin	每天 3 次， 每次 375mg；或 每天 2 次， 每次 1mg	● 噁心 ● 嘔吐 ● 陰道白色念珠菌感染	● 過敏反應 ● 肝功能不良 ● 腹瀉 ● 過敏性皮膚炎
Doxycycline	每天 1~2 次， 每次 100mg	● 噁心 ● 嘔吐 ● 腸胃炎 ● 口角炎 ● 陰道搔癢	● 光敏感性 　皮膚炎 ● 貧血
Tetracyclines	每天 4 次， 每次 250~500mg	● 胃腸道不適 ● 皮疹 ● 陰道白色念珠菌感染	● 肝功能不良 ● 腎毒性 ● 抗凝血作用
Cephalexin (Ulex)	每天 4 次， 每次 250~500mg	● 過敏	● 肝功能不良
Norfloxacin (Baccidal)	每天 3~4 次， 每次 100~200mg	● 噁心 ● 嘔吐 ● 腹瀉 ● 肚子痛 ● 皮疹	● 頭暈 ● 頭痛 ● 心悸 ● 過敏反應
Ciprofloxacin (Suxen)	每天 2 次， 每次 2 粒 （一次共 500mg）	● 胃腸道不適 ● 失眠 ● 虛弱	● 過敏 ● 頭重腳輕

的治療時間。通常是要等到尿液檢驗中的亞硝酸鹽變負數，尿液常規檢查正常，兩肋下敲起來不會痛，與不再噁心、嘔吐和發燒才可，因此，治療時常要做細菌培養才能奏功。而對於久治不癒的膀胱炎，一定要做膀胱鏡檢查來排除膀胱內是否有病灶，如結石和膀胱癌（參見 P.329~330 彩圖 29~31、33、34）。

基本上，細菌性膀胱炎的治療原則，還是要多喝水（每小時約200cc，但要均勻持續地喝），而且要稍微忍尿到急了之後才能去解尿，再輔以足夠劑量、足夠時間的有效抗生素，如此大都能藥到病除。當然，患者一定要配合醫囑服藥，切忌私自調整藥物的劑量、種類，以及服藥的次數和天數，以免抗藥性發生，導致治療無效，甚至引發更嚴重的感染。

關於治療泌尿道感染的常用藥物，請參見 P.252~253 表格。使用抗生素時，應注意偶爾會導致陰道炎的發生。有的人甚至會因為所服用的抗生素殺死了腸道的某些細菌，而導致腸道菌落的平衡狀態被破壞。所以如果服藥後出現水瀉，就要立刻停藥，並儘速就醫。此外，也有人使用單一劑量，也就是單次服藥，但是治癒成功率僅約 50％ 而已。治療時除抗生素外，若是有解尿疼痛，可加上止痛藥，如此可幫助順利排尿，促進膀胱內細菌排出，而增加治癒率。

間質性膀胱炎

什麼是間質性膀胱炎

在泌尿生殖道疾病中，「間質性膀胱炎」是相當特殊的一種。它所表現出來的症狀，與細菌性膀胱炎非常類似，有尿急（想上廁所時常無法等 5 分鐘以上）、夜尿、頻尿和膀胱（下腹）疼痛感等；但其形成的原因，並非膀胱感染發炎這麼簡單。臨床上可以說，一個病患

如果沒有泌尿道感染、膀胱癌、膀胱接受放射線或化學藥物治療、生殖泌尿道疾病，或服用藥物引起的膀胱炎等明確的病理因素時，不管膀胱受傷的原因為何，只要病人最後出現尿急、頻尿和（或）膀胱疼痛感等症狀，就可能是間質性膀胱炎。

間質性膀胱炎的危險因子

間質性膀胱炎發生的原因，至今仍然不明。有人說是免疫的因素，也有人說是膀胱內皮受傷、感染、發炎，或是精神因素如憂鬱、焦慮等引起，但是並無定論。以下是醫界在臨床上統計出較易誘發此病的危險因子：

女性

間質性膀胱炎的盛行率，約為四百分之一至三百分之一，但病患大都為女性，其罹病率約為男性的 9 倍。

另外在臨床上也發現，某些婦產科常見的疾病，可能和頻尿、尿急、膀胱疼痛感等症狀的惡化或誘發有關。其中較引人注目的，有懷孕、停經、月經的黃體期（經前）、子宮內膜異位症、骨盆腔發炎或黏連或充血、卵巢腫瘤、會陰或陰道炎、和子宮脫垂等。

年齡

研究顯示，90％以上的病例，都發生在 18 歲以上的成年女性身上；臨床上，台灣的間質性膀胱炎患者中，以 30~50 歲最常見。

種族

在美國以白人居多，猶太人也是高危險群。

▎過敏

根據醫學研究，易對藥物過敏，或有腸激躁症候群（長期肚子絞痛、脹氣、腹瀉或便祕）、過敏性鼻炎與偏頭痛的病人，比較容易同時罹患間質性膀胱炎。

▎壓力

現代人生活、工作壓力大，長期負面情緒的積壓，不僅造成憂鬱、焦慮等精神問題，生理上也會受影響。此外，也有些人是因生病、手術或其他醫學上的檢查與治療，心理上產生壓力，進而導致間質性膀胱炎症狀的惡化。

▎食物

有人說酸性食物（例如肉類、柑橘類、醋類、優格、發酵過的食物和酒精等）會導致間質性膀胱炎症狀的惡化，因此患者最好避免食用；但也有醫師認為，此病的復發或惡化與食物間並沒有明顯關係；根據筆者 20 多年診治間質性膀胱炎的經驗，發現本病的誘發或惡化，完全與食物無關。

▎其他

有些間質性膀胱炎的患者，在童年時期就有比較多的泌尿道疾病與困擾；但即便如此，本病還是無從預防。另外，泌尿道感染、性行為和月經前後，都可能導致間質性膀胱炎症狀的惡化。

間質性膀胱炎的影響

▉對生理的影響

間質性膀胱炎的特點，就是患者經常有強烈尿急的衝動，與異常頻尿的困擾。少則一天上廁所 10 餘次，多者可高達 3、40 次，甚至 5、60 次或 100 次以上。白天時，病人可能幾分鐘就想解尿；晚上睡覺後，有時起床尿個 2、30 次也不算稀奇。因此，間質性膀胱炎的病人，經常承受多方面壓力。

此病另一個明顯特點，就是尿急時小腹會很不舒服（或脹痛）。這種不舒服，與泌尿道發炎時解小便的疼痛感（或灼熱感）的性質完全不同，間質性膀胱炎患者在有尿意時，會有小腹的脹痛感、肚子脹痛、背痛、陰道痛，甚至直腸肛門或大腿的疼痛，而這種疼痛在解完小便後就會暫時緩解。可是，在上過廁所後不久，甚至 10 來分鐘後，就又有很急的尿意，也再次覺得會有膀胱等的疼痛，如果不趕快再去解尿，整個人會極度不安。

叮嚀

不喝水更糟糕！

間質性膀胱炎的患者，會長期面臨頻尿與骨盆腔慢性疼痛的壓力，為了減輕尿意，或是避免恥骨上方的疼痛感，患者大多不敢攝取水分，並自以為這麼做，就可以減少頻尿與膀胱的刺激，殊不知不喝水的結果，尿液的濃度會愈高，反而更刺激膀胱，導致更嚴重的頻尿與膀胱疼痛。

不止如此，有60％的患者在月經來之前，會感到小腹脹痛得更厲害，頻尿症狀也更嚴重（但在月經來時症狀卻會改善）。此外，統計也顯示，75％的病人在性行為之後，也會有頻尿與尿急的惡化，這種不適與難過感，會在夫妻行房之後困擾達2、3天，進而影響夫妻性生活的意願，有些較神經質的太太甚至會懷疑先生是否有問題，讓夫妻感情蒙上陰影。

值得注意的是，如果沒有及早診斷出來，獲得適當治療，患者都會不知所措，間質性膀胱炎大多會隨時間而日益惡化，尤其是婦女停經之後，恥骨上方的疼痛、尿急與頻尿等症狀，都會更加嚴重。

▓對心理的影響

對間質性膀胱炎患者來說，最難忍受的是一直想上廁所的衝動、伴隨尿急時的小腹不舒服（或脹痛），以及半夜需時常起床解尿所導致的睡眠被剝奪。也因此，患者經常會有煩躁、焦慮、不安、脾氣暴躁或情緒失控等類似「身心症」的症狀，而被誤認為是精神有問題，才會無法控制解小便的衝動和壓力。這種倒果為因的臆測，使很多間質性膀胱炎病人，最後跑到精神科就診，結果當然藥石罔效。

根據統計，間質性膀胱炎的患者，大約都到40歲左右才被診斷出來；而在得到正確治療前，約經過5年以上的身心煎熬，且平均看了5位以上的醫師。由於患者大都正值中年，不僅要照顧小孩、處理家務，更得工作賺錢，在經年累月飽受多方壓力與症狀折磨後，負面的情緒往往會突然爆發出來，自然容易被認為有精神疾病。

最令患者痛苦的是，即使遍訪名醫，做了無數的檢查和治療，病

情依然每況愈下，頻尿、尿急與膀胱疼痛感的折磨，以及睡眠被剝奪的夢魘都會日益嚴重，有些患者甚至因此表現出躁鬱症或憂鬱症等精神科疾病的症狀。這時，如果只針對精神與心理層面來治療，或是當作慢性膀胱炎來診治，就不會有任何效果。因此，只有正本清源，正確診斷出病因並加以治療，才能解決問題。一旦尿急、頻尿與膀胱疼痛的症狀改善，患者的焦慮、不安與痛苦等精神方面的症狀，自然都可不藥而癒。

▊對生活的影響

間質性膀胱炎對生活影響極大，除了睡眠品質變差、生活作息大亂外，也不利於人際關係與職場工作。患者因為不確定在外能否及時找到廁所，所以往往不太敢外出進行休閒生活或參與社交活動；又因為常要上廁所，且病情時好時壞，所以無法安心、專心地工作，使工作效率低落，老闆也會懷疑是否偷懶、摸魚，結果不僅離職率高，更無法找到適當的職業或就業機會，導致生計受影響。就這樣，不敢去玩，無法工作，久而久之，不但影響到家庭成員的關係與互動，患者的生活與社交圈就會更加狹窄，完全沒有生活品質可言，經濟也可能發生問題。間質性膀胱炎患者的生活品質與病情進展，可以用 P.190 的表格來評估。

間質性膀胱炎的診斷

間質性膀胱炎患者所表現出來的症狀，很像一般的細菌性膀胱炎，所以常被當作一般膀胱炎來治療，結果當然是病情不見起色。久了之後，患者又多會被診斷為慢性膀胱炎，於是更冤枉地吃下很多抗生素、泌尿道止痛劑與肌肉鬆弛劑。

然而，即使長期大量服藥，症狀不僅沒有改善，甚至還會愈來愈

間質性膀胱炎患者生活品質調查表

1. 在過去一個月內，解尿時您會有無預警地突然感到膀胱很脹或很急，而必須立即去尿的感覺嗎？

   （0）未曾　（1）五次中不到一次　（2）不到一半　（3）大約一半

   （4）超過一半　（5）大多如此

2. 在過去一個月內，白天時您會有不到兩小時就必須去解尿的情形嗎？

   （0）未曾　（1）五次中不到一次　（2）不到一半　（3）大約一半

   （4）超過一半　（5）大多如此

3. 在過去一個月內，每晚上床睡著後，您常必須起床解尿多少次？

   （0）未曾　（1）一次　（2）二次　（3）三次

   （4）四次　（5）五次

4. 在過去一個月內，您常覺得恥骨上方（或膀胱）會脹、疼痛或有灼熱感嗎？

   （0）未曾　（1）非常少　（2）偶爾　（3）經常

   （4）超過一半　（5）總是會

5. 在過去一個月內，您有沒有被以下的問題所困擾？

   A. 白天常要尿尿

   （0）沒有　（1）非常少　（2）偶爾　（3）有些　（4）是很大的困擾

   B. 夜晚上床睡著後要起床解尿

   （0）沒有　（1）非常少　（2）偶爾　（3）有些　（4）是很大的困擾

   C.（無預警地）膀胱突然很脹或很急而必須去解尿

   （0）沒有　（1）非常少　（2）偶爾　（3）有些　（4）是很大的困擾

   D. 感到膀胱（恥骨上方）會脹、有灼熱感、不適、疼痛或有壓力

   （0）沒有　（1）非常少　（2）偶爾　（3）有些　（4）是很大的困擾

嚴重。如果沒有適當治療，本病的病情常會起起落落、時好時壞，在病情發作時，患者甚至不到 10 分鐘就要跑一次廁所，一天解個 3、40 次小便，都不是稀奇的事。

由於此症是在不知不覺中慢慢形成，原因不明，難以鑑別診斷，因此病患在確診之前，常忍受多年病痛，嚴重影響生活品質。其實，如果患者能及時就醫，而醫師也能對此病有所警覺，在發現病人尿液的常規檢查與細菌培養都正常時，就立即做膀胱鏡檢查，大抵就不會延誤了。因此，如果有類似泌尿道感染的情形，卻久治不癒，或每次性交後總有膀胱發炎之類症狀的困擾，或是在月經前後老是出現泌尿道不適時，就必須懷疑是否患有間質性膀胱炎，要儘速就醫尋求正確診斷。

間質性膀胱炎是必須排除其他可能致病原因後，才能依據症狀診斷的疾病，如果僅因患者曾被診斷為間質性膀胱炎，或因患者有頻尿、尿急、夜尿、尿量少、或膀胱疼痛，就據以診斷為間質性膀胱炎，而不詳問病史、未做內診、不做解尿日記，就不容易有滿意的治療結果。鑑別診斷除了必須排除尿道狹窄、膀胱逼尿肌過動、解尿困難、或餘尿太多等問題外，還要排除子宮肌瘤、子宮脫垂與骨盆腔鬆弛，而且治療時一定要先解決這些疾病。

間質性膀胱炎的治療

▌藥物治療通常無效

一個多世紀以來，自從間質性膀胱炎被認為是疾病後，就成為舉世公認的難纏痼疾，更是對患者威脅最大的泌尿道疾病之一。之所以會這樣，除了患者諱疾忌醫，加上對疾病的本質認識不清外，醫界對

此病的致病原因也所知有限，對其治療更常一籌莫展，以致病人往往像無頭蒼蠅般四處求醫，卻又不得要領。

「膀胱容量小」，是此病患者在臨床上最重要的特色。嚴重的人，不到 10 分鐘就得上一次廁所，而且小便量也常只有 1、20cc，甚至更少。對於這類患者，不管是用肌肉鬆弛劑、副交感神經阻斷劑（抗乙醯膽鹼製劑）或鎮靜劑，都不會有效。而且，治療時年紀愈大、頻尿愈嚴重、合併有急迫性尿失禁和罹病愈久的，治療效果就愈差。即使是最流行的膀胱內藥物灌注法（將化學藥物直接灌注到膀胱的內科療法），也往往無法改善病情（成功率僅約 50％，而且常在治療後 6 個月內又復發）。

當然，如果把間質性膀胱炎當作「神經質」，而採用「觀察」或想要「無為而治」，病人的病情必定每況愈下。如果用抗憂鬱劑、抗組織胺、止痛劑、解痙劑、神經拮抗劑或抗生素等藥物來做內科療法，也一樣效果不彰。

治療時，常發現病人會因有尿液感時，膀胱就不舒服（就會以為膀胱發炎），又怕「忍尿會發炎」，所以就會在不舒服時立刻去解尿，而有異常頻尿的現象。一般說來，常去解尿，若持續成為一種不得不然的行為時，就成為「病態」。因為膀胱如果長期沒有足夠脹大，就會導致萎縮、纖維化（硬化），導致無法有正常的容量（一般指 350cc 以上）。所以，治療的重點就是要讓病人擁有足夠大的膀胱，而且要病人自我訓練控制到每次解尿量都可以達 350cc 以上。

■膀胱擴張＋膀胱訓練是最佳療法

除了內科療法效果不彰外，外科療法如「小腸膀胱吻合術」或「尿

液分流」等，也無法改善間質性膀胱炎。目前，較為大家接受且效果最好的保守手術療法，是「膀胱內水擴張術」（參見 P.326~327 彩圖 14~17）。如果此法使用得當，且病人在手術後，能夠有耐心地配合做「膀胱訓練」，慢慢擴增膀胱容量，則治療成功率常可達 80~90％，對患者生活品質的提昇有很大助益。

此方法的原理很簡單，由於患者的膀胱容積通常小於 350cc，多數病人的每次小便量甚至在 100cc 以下，所以，利用灌水擴張的方式，將膀胱灌到最大容量，術後再做膀胱訓練，讓膀胱慢慢變大，對患者小便次數的改善與小便量的增加，都有顯著效果，而且在治療過程中，並不會造成病人的痛苦。只不過在手術時，一定要合併做膀胱切片與尿液細胞學檢查，來排除膀胱癌和膀胱結核病。一般而言，大多數的病人只需擴張一次，過程約 15~30 分鐘，需全身麻醉，屬門診手術，不用住院。

基本上，這種膀胱擴張的效果，與治療前膀胱的敏感度、治療時膀胱擴張的大小，或尿漲時小腹脹痛不舒服的程度無關。而且，飲食也與間質性膀胱炎的誘發和治療的預後沒有關聯。病人的治療預後，只和擴張後有無持續膀胱訓練，暨患者與其家屬的耐心有絕對關係。只要患者沒有膀胱抽筋（即逼尿肌過動）、膀胱結核病、泌尿生殖道的癌症，或做過骨盆腔的放射線治療，基於「用進廢退」的原理，膀胱內水擴張術，就是治療間質性膀胱炎的最好方法，而且幾乎沒有任何併發症，在可見的未來，此法會躍居治療間質性膀胱炎的主流。

▌治療後的自我照顧

膀胱擴張治療後維護膀胱健康的最適當方式，就是多喝水，平均

每小時喝 100~200cc 的流質，加上每一次都儘量忍耐到 2、3 小時才去上一次廁所，如此治療訓練 1 至 3 個月內必可成功，而且此後只要養成隨時均勻喝水、忍小便，膀胱就不會再變小而有頻尿的煩惱。

除此之外，多補充維生素 A、B、C、E 等營養物質，以及從事能夠減輕壓力的活動與運動，都是很好的生活療法，可以避免病況的復發或惡化。此外，特別必須一提的是，由於間質性膀胱炎的病人在診治過程中遭遇相當多困難，且經歷漫長時間，病人往往遭受極大的壓力、痛苦與誤解，所以，在治療過程中，家庭重要成員（如父母、丈夫、子女）一定要積極參與，並給予病患充分的支持與鼓勵，如此必可大幅提高治療成功率，並促進家庭的幸福。

嗜伊紅性膀胱炎

何謂嗜伊紅性膀胱炎

這是一種在臨床上很少見的過敏性膀胱炎，到目前為止，全世界的文獻報告總數約只有 100 例左右，且致病原因至今仍未明白。之所以稱為「嗜伊紅性膀胱炎」，乃因在患者的膀胱壁病理切片，通常可以發現大量發炎性嗜伊紅性細胞的浸潤。

嗜伊紅性膀胱炎並沒有特殊症狀，多數患者在臨床上的表現，都與泌尿道感染的症狀類似，常見血尿、尿急、恥骨上方（或小腹）不舒服、解尿疼痛與解尿困難，偶爾甚至還會有無法解尿的情形發生。

嗜伊紅性膀胱炎的危險因子

嗜伊紅性膀胱炎的致病原因，雖然尚未完全明瞭，但多數研究都

認為，食物、細菌、寄生蟲、藥物與環境的過敏原，甚至是膀胱的局部損傷，都會刺激膀胱，導致此病發生。一般而言，具有過敏病史的人，如支氣管氣喘、異位性疾病的患者，都是嗜伊紅性膀胱炎的高危險群。

嗜伊紅性膀胱炎的影響

一般而言，小孩子罹患此病的病程常比較急性，但是痊癒也快，後遺症較少。至於大人，病程則屬較慢性，復發率也高，而且會隨疾病的進展，容易導致膀胱受侵犯破壞，病情甚至會擴展到全部的泌尿系統，進而引起腎衰竭，不可不慎。

嗜伊紅性膀胱炎的診治

由於嗜伊紅性膀胱炎的案例並不多見，且目前對其致病原因與發病過程尚不清楚，因此很少被正確診斷出來。

筆者曾在門診看到一位純樸的 60 歲婦女，到醫院時已有 10 幾天無法解尿了。雖然在此之前，她曾在台東做了一系列檢查（尿液常規分析、尿液細菌培養等），但除了血尿以外什麼也沒發現，做間歇性導尿或留置尿道導尿管後也依然一籌莫展，不管怎樣就是尿不出來。

在問完病史與做完理學檢查後，筆者立刻幫她安排膀胱鏡檢查。結果發現，其膀胱內有一串葡萄似的大腫瘤（參見 P.327 彩圖 18~20），當時立即做切片檢查，又因為患者無法自己解小便，所以做膀胱鏡時，就順便放置恥骨上的膀胱引流管（即做恥骨上膀胱造瘻術），以期症狀治療，並能夠儘早偵知患者的膀胱功能是否已恢復？或是否能正常解小便？

隨後，切片的病理報告證實，患者的病因是「嗜伊紅性膀胱炎」。因為病人的腎功能完全正常，所以僅做恥骨上方膀胱尿液引流，以避免

膀胱或腎臟受到傷害，此外，也給予抗生素治療。雖然這些都屬於保守治療，目的是避免膀胱過度脹大而損傷，但其膀胱也因而逐漸恢復正常功能，7 天後就拔掉膀胱造口管，這位婦人便面帶微笑地出院了！

在診斷本病時，膀胱鏡是相當重要的工具。醫師必須排除膀胱惡性腫瘤、間質性腎炎、急性腎小管壞死、慢性腎衰竭、腎絲球腎炎、間質性膀胱炎與細菌性或結核菌膀胱炎等的可能性，以期讓病人得到最適當的治療。此外，由於嗜伊紅性膀胱炎會侵犯整個膀胱，甚至擴展到全部的泌尿道，進而導致腎衰竭，因此，患者一定要追蹤檢查，以確保正常的腎臟功能。

尿道炎

尿道炎的症狀與形成原因

尿道炎的定義就是「尿道發炎」，但在定義尿道炎時，還必須加上特定形容詞（如非淋菌性的、非特異性的⋯⋯）來敘述才正確。一般來說，女性尿道炎的形成原因，與膀胱炎相同，其症狀也和膀胱炎沒有明顯區別。而且，單純的女性尿道炎非常罕見，這是因為女性的尿道相當短（約 3~5 公分），所以有尿道炎時，常會合併膀胱炎。

尿道炎的影響與診治

由於尿道周圍有很多腺體（20 幾個以上），這些腺體的開口大都在尿道內（參見 P.324 彩圖 2），所以，當細菌入侵尿道時，有些細菌就會趁機蔓延到尿道周圍的腺體內，導致這些受感染腺體持續地發炎，進而造成慢性尿道炎。

慢性尿道炎的患者，除了可在尿道鏡或膀胱鏡下發現尿道紅腫充血外（參見 P.324 彩圖 3、4），也時常可從尿道壓擠出一些膿狀滲出物來。如果這些尿道周圍腺體的發炎狀態持續惡化，導致腺體管道或是周圍組織腫脹，就會使腺體出口通道阻塞，腺體內的分泌物無法自然排出，最終演變成尿道憩室。而尿道憩室如果沒有治療，患者可能會有尿失禁或是解尿困難的症狀出現；而且尿道憩室太大時，常會波及較大範圍的尿道與其周圍的組織，而增加手術的困難。此外，尿道的慢性發炎，也會產生尿道的息肉，這種息肉大都發生在尿道近端與膀胱頸（參見 P.325 彩圖 5、6），患者有時會有血尿、頻尿、或解尿困難。

　　至於尿道炎的診治，與膀胱炎大抵相同，詳見 P.182~184。

▶尿道與尿道內腺體解剖圖

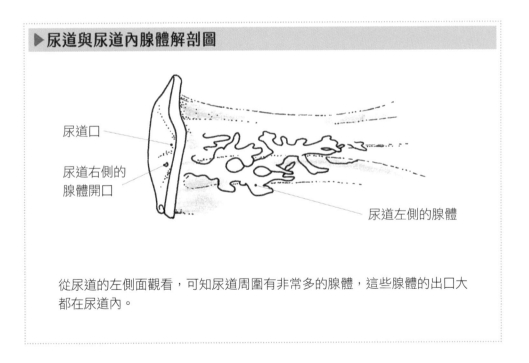

尿道口

尿道右側的
腺體開口

尿道左側的腺體

從尿道的左側面觀看，可知尿道周圍有非常多的腺體，這些腺體的出口大都在尿道內。

蜜月膀胱炎

一般俗稱的「蜜月膀胱炎」或「蜜月尿道炎」,是因為蜜月期間性行為通常較頻繁,而性行為又是泌尿道感染的危險因子,易導致女性泌尿道發炎的情形,所以,才將此特殊期間發生的泌尿道感染,稱為蜜月膀胱炎或蜜月尿道炎。其實,無論是蜜月尿道炎還是蜜月膀胱炎,其與一般泌尿道感染的致病因、症狀、治療和預防都是相同的。

尿道肉阜

尿道肉阜的症狀

門診常會看到 5、60 歲以上的婦女,主訴慢性膀胱炎或尿道炎,這些患者在平日就有頻尿、解尿時極度疼痛、性交疼痛與血尿的症狀;更嚴重的甚至在沒解尿時,也會覺得外陰部或尿道口酸痛,而整天坐立難安。由於常被誤認為慢性尿道炎或外陰炎,故治療不僅曠日廢時,而且藥石罔效,有的病人一拖就 10 幾年,甚至還自認是絕症而痛苦不堪。

這類患者的最大特色,就是多為停經後發病,而且都是沒有做荷爾蒙療法的女性。內診時,常可發現尿道口下端有一紅色、息肉狀的肉瘤凸出物(參見 P.324 彩圖 1),大小約 0.4×0.6 公分,狀似米粒或玉米粒,只要輕碰一下,患者常會痛不欲生,非常敏感。這種息肉狀的肉瘤凸出物,通常就是「尿道肉阜」(當然,正確的診斷,仍需依賴病理切片報告才能確定)。一般來說,如果不加理會或不治療,患者這種強烈的尿道口疼痛感,並不會隨時間而自然消失,因此若有上

述症狀，一定要儘速就醫尋求診治。

尿道肉阜的診治

　　尿道肉阜的病人，常會因尿道炎到醫院求診，可是實驗室檢查中，除了尿液常規檢查（驗尿）會有血尿或潛血反應外，大多沒有其他異常或發現。因此，診治醫師如果沒有施行內診，或內診時忽略尿道口的病灶，大部分會診斷為慢性尿道炎，而無法對症下藥。

　　對於有症狀的尿道肉阜患者，治療時必須排除尿道癌，所以須採用靜脈麻醉，先做尿道膀胱鏡檢查，並採集尿液做細胞學檢查，再以電刀切除病灶（須送病理檢查），這是目前最好的治療方式。至於有人利用電燒或腐蝕劑燒掉病灶的做法，則不一定能夠除掉肉阜病灶，而且也有造成尿道口狹窄的潛在危險，何況若是有惡性病變，如此盲目地燒灼絕非良策。

　　患者在病灶切除後，尿道口的疼痛感就會立即消失，解尿時也不會不舒服，而傷口大多會在 1~2 週內癒合。術後，偶爾有些病人發現，解尿時會有一點點血水或血絲，但大多無礙，萬一流血較多，或是鮮血併有血塊，則可能是傷口癒合後的疤痕被尿流的衝力弄脫落所致，此時可以用手壓住尿道口 10 分鐘，就能止血，萬一血流無法止住，須儘速就醫。而這種傷口會流血的機率通常都會在傷口癒合的過程中慢慢漸少。此外，術後使用陰道內雌激素的藥膏或塞劑，都是預防尿道肉阜復發，與避免生殖泌尿道進一步老化的好辦法。

尿道狹窄

尿道狹窄的症狀

正常女性尿道的內徑雖然只有 0.6 公分，但因尿道黏膜下有很多血管叢和腺體，所以尿道是一個很柔軟且彈性很好的管狀器官。由於在陰道和尿道間，是一層富含彈性纖維細胞的結締組織，因此，在這層結締組織中的任何位置，如果發生大量膠原蛋白組織的增殖變化或堆積，就會造成尿道的狹窄與阻塞。

尿道狹窄的症狀經常不明顯，而且沒有特異性。其最常見的症狀，就是解尿不順、尿流細小、頻尿、解尿困難、尿急、血尿和尿液滯留。

尿道狹窄的種類

尿道狹窄可分為以下三種：

- **第一種是尿道口的狹窄**，這種狹窄在臨床上常可發現位於尿道的遠端（也就是靠近尿道口周圍），有一個窄縮的帶狀（或環狀）結構，因此，用探針深入尿道試探時，常會發現有阻力。

- **第二種尿道狹窄**，是陰道和尿道中隔的結締組織，發生纖維組織和彈性纖維增殖（增生），進而導致尿道管徑疤痕化與縮小。

- **第三種的尿道狹窄**，是由於尿道扭曲或折到所造成的，其致病因是骨盆腔鬆弛，如尿道膨出、膀胱膨出，或是子宮脫垂，都會造成尿道的扭曲，尤其在腹壓上升時，向下推擠的力量，就會使得尿道扭曲變得更嚴重。

形成尿道狹窄的原因

▌重複的尿道感染

慢性或一再的尿道感染，會造成尿道周圍纖維細胞增生，導致尿道窄縮。

▌缺乏雌激素

女性荷爾蒙缺乏時，會引起尿道的固有層（黏膜下的結締組織）與其中腺體和血管叢的萎縮，導致整條尿道硬化、窄縮而沒有彈性。

▌泌尿婦科手術

尿道肉阜、尿道憩室、尿道陰道瘻管、尿失禁吊帶手術（如 TVT 或 TOT 等）、陰道網膜手術與其他陰道前壁手術，都會造成尿道周圍瘢痕（疤痕）化或阻塞，導致尿道窄縮。

▌尿道外傷

自然生產時胎頭的擠壓、撕裂陰道前壁，或車禍、意外事件造成的骨盆腔外傷，都可能造成尿道的撕裂傷，進而使尿道結疤、窄縮。此外，久置導尿管，異物摩擦尿道，導致尿道黏膜損傷，也會引起尿道狹窄。

▌骨盆腔鬆弛

會造成尿道的扭曲，而使尿道的管腔變小。

▌不明原因

有些人天生就有尿道狹窄。

尿道狹窄的診治

內診時，常可發現患者的尿道出口與管徑變小，一般而言，從尿路動力學檢查的尿流速圖上，可以很容易鑑別診斷出尿道狹窄。臨床上，患者的尿流速圖會顯示出最大尿流速常小於每秒 15cc，平均尿流速常小於每秒 10cc，而且解尿時間也拖得很久。

另外要注意的是，尿道狹窄常需和膀胱頸阻塞做鑑別診斷。由於膀胱頸阻塞的原因，常是膀胱頸息肉或腫瘤、近端尿道息肉，與膀胱頸附近的尿道四周腺體肥大或發炎所造成，因此，只要做尿道鏡或膀胱鏡就可以立即辨明病因，做影像尿路動力學檢查也是鑑別診斷的方法。至於膀胱頸和尿道的息肉或腫瘤，大都能夠在膀胱鏡下直接切除。而對於尿道內肥大或發炎的腺體，則可於施行尿道擴張時做尿道按摩，把腺體內的分泌物或膿擠出，再投予適當的抗生素，即可痊癒。

膀胱陰道瘻管

何謂膀胱陰道瘻管

在正常狀態下，女性的膀胱與陰道間有一層肌肉筋膜，所以應該不會有自然通道存在。但如果陰道和膀胱之間有通道，就稱為「膀胱陰道瘻管」，這是泌尿生殖道最常見的瘻管。

造成膀胱陰道瘻管的原因

一般而言，此病常是局部性缺血，導致膀胱陰道間肌肉筋膜壞死所造成的，而婦科手術中膀胱和其周圍肌肉筋膜的直接損傷也是重要

▶正常和尿道狹窄（異常）的尿流速圖

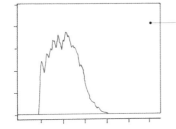

尿路動力學檢查時，正常的尿流速圖，最大尿流速可高達每秒 37cc，而解尿時間約 30 秒。

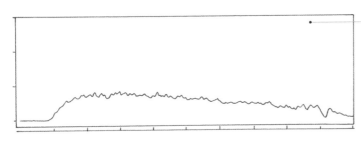

尿道狹窄患者的尿流速圖，最大尿流速只有每秒 8cc，而且解尿時間長達 90 秒以上。

▶尿道擴張

作尿道擴張時，順便可以手指在陰道內按摩尿道，把尿道內腺體的分泌物擠出。

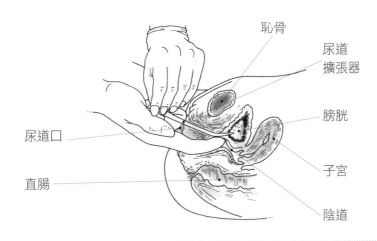

恥骨

尿道擴張器

膀胱

子宮

陰道

尿道口

直腸

因素。以下即是幾項致病原因：

▌生產

在開發中或落後國家地區，生產過程中產道受傷所引起的膀胱直接傷害，或生產遲滯導致胎頭長時間壓迫膀胱導致受壓迫的膀胱壁缺血壞死，都是最重要的致病原因。

▌骨盆腔手術

至於已開發國家，骨盆腔器官的手術才是最常見的致病原因。依據醫學文獻報告，70％的膀胱陰道瘻管，都是在子宮全切除手術之後形成。在手術過程中，不管是縫線直接穿入膀胱，或有大塊的膀胱組織被縫入線中，都會造成膀胱局部缺血和壞死，如果膀胱壁沒有及時修復，或尿液引流（常用導尿管）時間不夠，就會形成瘻管。此外，近30年來用腹腔鏡或是達文西手術來做子宮手術或其他骨盆腔手術已

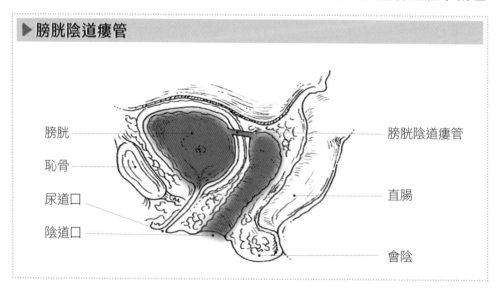

▶膀胱陰道瘻管

膀胱
恥骨
尿道口
陰道口

膀胱陰道瘻管
直腸
會陰

經非常普遍，手術止血大都靠電燒。電燒的熱效應會造成手術切除目標附近組織的壞死，故在陰道頂端與膀胱附近的電燒，就有形成膀胱陰道瘻管的可能。

■ 其他致病因素

骨盆腔放射線治療（俗稱電療）、癌症與婦癌手術、陰道前壁整形、尿失禁手術、骨盆腔感染、膀胱結石或異物、外傷暨使用子宮托等，也是常見的致病因子。

膀胱陰道瘻管的症狀與影響

整天無法控制且持續性地由陰道流出尿液，是此病最主要的症狀。但如果瘻管的管徑較小、瘻管的管道彎曲，或瘻管開口在膀胱頸的較遠端，那麼，患者多只會有間歇性的陰道漏尿。

此外，嚴重的尿騷味，與長期包尿布導致的外陰部發炎，也都是常見症狀。而且，這些症狀與不適，常會在患者停經後，或有泌尿生殖道感染時，變得更加嚴重。但是有尿騷味的液狀物由陰道流出不見得一定是瘻管，因為一般人解尿後即使有擦拭，尿道口和陰道口附近還是會有尿騷味，故在陰道分泌物較多時就容易誤以為是陰道漏尿。

膀胱陰道瘻管的診斷

一位原來正常的婦女，在生產後，或骨盆腔手術後，或施行骨盆腔放射線治療後，甚至在查知有骨盆腔器官的癌症時，如果發現持續有尿液從陰道流出來，就必須高度懷疑是否有膀胱陰道瘻管。而患者漏尿的情況，又是隨時隨地且無法控制地發生時，更要審慎懷疑是否

有膀胱陰道或其他生殖泌尿道瘻管，以期「早期診斷，早期治療」。

　　一般說來，內診、膀胱內灌入染料、陰道內放置棉球或紗布、泌尿道的 X 光顯影劑攝影（如 IVP）與膀胱鏡檢查，都是診斷膀胱陰道瘻管的好方法，而且多數瘻管在陰道的開口，也都可以在檢查時發現（參見 P.331 彩圖 41）。不過，當瘻管太小，或是內診時器械壓力較大，常會導致診察時不容易找出瘻管的陰道開口。

膀胱陰道瘻管的治療

　　在治療方面，有時只是使用膀胱鏡，將瘻管周圍的膀胱上皮電燒一下，再做 4~6 星期的膀胱引流（最好是用恥骨上膀胱造瘻術，而不要使用導尿管），一般來說，在 0.3 公分以下的膀胱陰道瘻管多可自然癒合，至於無法癒合的瘻管，就必須開刀來縫合關閉。

　　手術方法依瘻管位置而定，一般來說，對於未曾修補過的瘻管，或非電療造成的瘻管，可從陰道來手術；而較高位的瘻管，或曾做過修補手術失敗者與電療所造成的瘻管，則以從腹部修補為宜。無論是從陰道或從腹部來修補，成功率都可達 90％以上。

　　如果從陰道做膀胱陰道瘻管修補手術，常會發現在切除瘻管周圍的陰道黏膜組織後，如果無法定位瘻管的位置，則要正確閉合瘻管會有些許困難。筆者曾在世界婦女泌尿醫學會（IUGA）的官方雜誌（IUJ）發表用黑絲線從陰道穿過瘻管通道進入膀胱，再由尿道口拉出以正確定位瘻管位置來正確縫合修補瘻管的技術（參見 P.331 彩圖 42）。方法簡單容易，成功率非常高[2]。

2　Hsieh CH. Surgical repair of a vesicovaginal fistula guided by a black braided silk suture line. Int Urogynecol J 2008;19:1577-1579

值得注意的是，除非是骨盆腔手術後第 1、2 天就發現的膀胱陰道瘻管，否則，都要等到瘻管周圍組織完全沒有發炎現象後（大約在原手術後 2、3 個月後），才能做瘻管的切除與修補，屆時，手術的成功率才會高，因此，觀察期常約需兩 2 個月左右，而且對於較小瘻管，發現時也可以嘗試放置尿液引流管，觀察瘻管是否會自然痊癒。

骨盆腔鬆弛

骨盆腔鬆弛的原因

女性的骨盆底，是一個類似凸透鏡且向下膨出的構造，主要由尾骨肌、提肛肌等肌肉群，與一些和骨盆壁相連的筋膜或韌帶來支撐。它除了支持腹部臟器外，最重要的作用是固定並支撐膀胱尿道、子宮陰道與直腸肛門，來維持這些骨盆腔器官的正常解剖位置與功能。

在正常情況下，陰道是位於骨盆底中央的管狀構造，靠著強韌的肌肉筋膜鞘膜，分別與前方的膀胱尿道和後方的直腸隔開。但是，懷孕生產或老化時所造成的陰道損傷或萎縮，甚至慢性咳嗽或從事粗重工作所導致的長期腹壓上升，都會造成骨盆底肌肉與陰道壁肌肉筋膜的損傷，進而發生骨盆腔鬆弛的現象。

骨盆腔鬆弛的種類

骨盆腔鬆弛的疾病，在婦科門診相當常見，一般可劃分為陰道前壁「泌尿道脫垂」（膀胱膨出、尿道膨出）、陰道後壁「腸道脫垂」（直腸膨出、小腸膨出）與陰道最上端「女性生殖器脫垂」（子宮脫垂、陰道脫垂）三大類。骨盆腔器官的支撐機轉非常複雜，而骨盆底

鬆弛常會涉及陰道的前、後壁與陰道最上端。在臨床上,大多數骨盆底鬆弛的患者就診時,不會只有膀胱膨出、子宮(或陰道)脫垂,或直腸膨出等單一器官發生問題,而是同時有這三種器官的各種不同程度的鬆弛,且經常會合併尿失禁。其實,這些患者常會因相關器官支撐的破壞而有頻尿、尿失禁、解尿困難、尿急、夜尿、腹痛、下墜感、性行為不適、陰道口紅腫、癢、痛與大便問題,造成婦女健康與生活品質的一大挑戰。以下,就針對這六種鬆弛疾病做詳細說明。

■膀胱膨出

這是一種膀胱向後向下向陰道內凸出,形成「疝氣」的情形。膀胱膨出一般分為「中間型」、「側壁型」和陰道的「頂端型」,「中間型」是指陰道前壁的中央部分裂傷而變薄變稀疏,「側壁型」則是將陰道側壁吊高的支撐韌帶與筋膜斷裂,臨床上這三種常會合併出現。患者常會感到陰道口有個膨出、腫塊或垂垂的東西,甚至會有壓迫或重重的異樣感,常見症狀是頻尿、解尿困難(尿解不乾淨、須用力解小便)與尿失禁,有時還會因為尿解不乾淨而常有膀胱炎,而且膀胱炎也不容易治好。

■尿道膨出

輕微的尿道膨出,還不會出現任何症狀;但如果子宮或膀胱下垂得太過嚴重,尿道就會被往下拉而扭曲,影響排尿的順暢。尤其在有解尿困難想要把尿解出而腹部用力時,尿道反而會更加扭曲,有如折到了一樣,那就更無法解尿了,因此膀胱容易有餘尿,也更容易導致泌尿道的感染與感染治療的困難。

▶骨盆底解剖圖（從下—外陰部往上看）

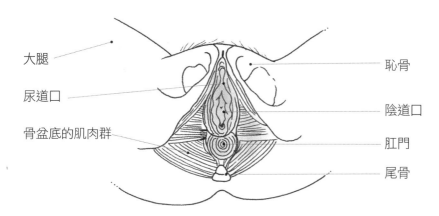

大腿

尿道口

骨盆底的肌肉群

恥骨

陰道口

肛門

尾骨

切除女性外陰部的皮膚後，就可以看見陰道、尿道和肛門都穿過骨盆底，而骨盆底是由許多肌肉群組成來固定和支撐。

▶骨盆底鬆弛與腹壓關係

女性的骨盆底如果發生鬆弛，則在腹部出力時（腹壓會上升），子宮會向下掉（圖A右）；也有人會膀胱下墜，甚至有尿失禁（圖B）。

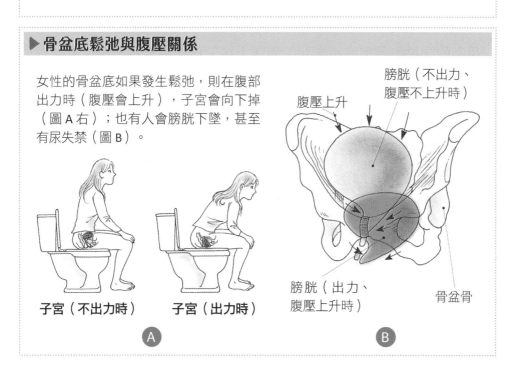

子宮（不出力時）　子宮（出力時）

膀胱（不出力、腹壓不上升時）

腹壓上升

膀胱（出力、腹壓上升時）

骨盆骨

Ⓐ

Ⓑ

▶各種不同的骨盆腔鬆弛

正常時，陰道是一個管狀物，其前後壁都是平的，子宮頸（或陰道的最上端）離陰道口約十公分，膀胱和尿道呈漏斗狀，直腸與肛門成鳥嘴狀。

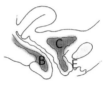

輕微的子宮脫垂，就會把膀胱往下拉。

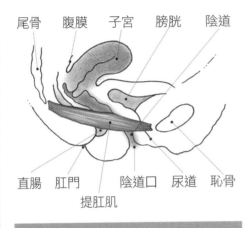

尾骨　腹膜　子宮　膀胱　陰道

直腸　肛門　　陰道口　尿道　恥骨

提肛肌

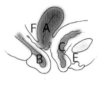

直腸和膀胱膨出，膀胱膨出厲害時，也會扭曲尿道；直腸膨出會造成大便卡在膨出處，導致大便解不乾淨或便祕。

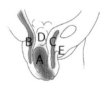

直腸、子宮和膀胱都已下垂，膀胱已由漏斗狀變成腎臟形，而且尿道也扭曲了。

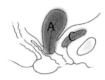

子宮、直腸、小腸和膀胱都已全部掉到陰道外，尿道也因而嚴重扭曲。

説明
A：子宮脫垂，B：直腸膨出，C：膀胱膨出，
D：小腸膨出，E：尿道膨出，F：道格拉氏凹。

▌直腸膨出

　　這是下段（低位）的直腸向前向下向陰道內凸出，形成「疝氣」的現象。直腸膨出的症狀，全以胃腸道的障礙為主；由於大便會卡在膨出處，直腸膨出會造成想解大便卻解不乾淨、解不痛快的感覺，患者一天常要去解 2、3 次以上的大便，甚至便祕也是常見的現象。不過，患者除了偶爾會腹痛（尤其是左下腹痛）、感到骨盆底重重的或有壓迫感，以及便祕、大便不順暢外，大多不會有其他不適的症狀，因此常會延誤就醫（特別是比較高位的直腸膨出）。直腸膨出通常較難檢查出來，患者

常會用軟便劑或酵素治療便祕，但是治標不治本，大多效果不彰。

▌小腸膨出

這是子宮直腸凹陷（道格拉氏凹）向陰道後壁凸出，形成「疝氣」的現象，且此「疝氣」內通常會包含一段小腸。一般說來，大都不會有任何症狀，唯一的危險是在子宮脫垂或陰道脫垂掉到陰道口外時，外陰部的外傷可能會傷及小腸。

▌子宮脫垂

這是一種相當常見的婦科疾病，也是最常被病人提到的骨盆腔鬆弛疾病，根據醫學文獻記載，施行子宮全切除的患者中，約有 10~15％的原因是子宮脫垂。本病對患者的影響相當大，患者不適的程度，往往與脫垂的嚴重度成正比。有些患者只會抱怨下體腫塊造成的墜落感，也有些患者因漏尿、頻尿、解尿困難和嚴重便祕而大感困擾。

子宮脫垂的常見症狀有：陰道凸出物的異樣感，下腹的疼痛（悶痛、常在下午以後漸漸嚴重）、墜落感、壓迫感，以及走路不適、下背疼痛、性交困難、頻尿、尿失禁、小便或大便困難等。此外，如果子宮頸掉到陰道口外，子宮頸或膀胱會因為與陰道口內褲或大腿內側摩擦而破皮、糜爛、出血。而且，患者常會或多或少合併骨盆腔鬆弛的其他疾病，如膀胱膨出、尿道膨出、直腸膨出或小腸膨出等。此外，病人膀胱和尿道的支撐也通常有問題，所以合併尿失禁是很常見的現象。

▌陰道脫垂

陰道脫垂可分為：陰道前壁脫垂、陰道後壁脫垂，以及子宮切除

後的整個陰道脫垂。通常，這些病變都會合併發生，而且也會合併子宮（未切除前）、膀胱、直腸和尿道的膨出或鬆弛。其實，膀胱和尿道就是緊靠著陰道前壁，而陰道後壁則和直腸緊緊連著，所以陰道鬆弛所造成的症狀，也常與排便或排尿有關。

骨盆腔鬆弛的影響

年輕女性如果罹患骨盆腔鬆弛，最早出現的問題是子宮支持有了缺陷；也就是說，「子宮脫垂」常是最先發生的，但如果脫垂的程度比較嚴重時，最常合併的症狀就是頻尿。不過，在臨床上，年輕女性

叮嚀

子宮脫垂的原因

一般而言，懷孕生產造成骨盆底的傷害、鬆弛與老化，都是決定子宮脫垂與否的重要因素；然而，截至目前為止，醫學界仍不確定造成子宮脫垂的真正原因。因為臨床上常發現，即使是已生產多次的婦女，仍然擁有很完整的骨盆腔底（亦即沒有子宮脫垂、膀胱膨出、直腸膨出或小腸膨出的現象）；倒是偶爾可見還未生產過的年輕女性，卻有子宮脫垂情形！在印度的一項調查即顯示，該國子宮脫垂患者中，有 1.5~2％是未生過孩子的婦女。

對年輕女性來說，某些先天性異常（如膀胱外翻）、結締組織疾病（如合併石灰沉著的皮膚炎、硬皮病症候群）與神經損傷（如頸椎傷害、嚴重的骨盆腔神經傷害或小兒麻痺症），都是導致子宮脫垂的危險因素。而且研究指出，具有子宮脫垂的年輕女性中，同時罹患上述疾病的患者竟高達 22％。

除了上述原因外，種族的差異、基因的異常（顯性體基因異常）、長期憋氣、腹部用力和增加腹內壓力（如過度肥胖、慢性咳嗽和從事粗重工作）、營養不良，甚至情緒上的壓力，也都是子宮容易脫垂的危險因子。因此，改變生活方式、改善緊張生活和治療潛在疾病，以及勤做凱格爾運動（骨盆體操），對於預防子宮脫垂都是很重要的。

的子宮脫垂程度大多較輕微，而且很少同時合併膀胱或直腸膨出。統計顯示，只有不到 20% 的患者同時有膀胱膨出，也只有不到 15% 的病人同時有直腸膨出。

以女性的身體解剖來說，膀胱、尿道是在骨盆腔的最前面，子宮、陰道緊貼在膀胱、尿道後壁，直腸則位在最後面。因此，一旦有骨盆腔鬆弛引起的泌尿生殖道脫垂現象，除了合併的直腸脫垂會造成便祕等胃腸道不適外，由於子宮就在膀胱後上方，病人站立、走動或腹部用力時，子宮也會下墜而推扯、擠壓到膀胱，以致臨床上會有頻尿、解尿困難、尿解不乾淨等症狀出現。相對地，當身體躺平時，子宮會因重力而往後掉或傾斜，就不會壓迫到前方的膀胱，因此，身體躺著時所有泌尿道的不適也大都會隨之消失。

當子宮脫垂得更厲害時，不僅下體會有下墜感，尿道會更加扭曲（或折曲、阻塞），頻尿與必須用力解尿的現象也會惡化，解尿困難與尿解不乾淨的感覺就會更嚴重，甚至泌尿道感染會久治不癒，且病人常須用很大的力氣去解尿。久而久之，膀胱的逼尿肌就會變得粗大而肥厚，致使原先柔軟的膀胱壁硬化，失去正常的彈性和功能。

此外，如果尿道因嚴重的骨盆腔鬆弛而發生扭曲阻塞，會使原本就有尿失禁的病人，產生漏尿好像突然好了的錯覺，於是原本看醫師的病人就可能停止治療、想看醫師者更誤以為已痊癒而不去醫院，這樣延誤就醫的後果，會導致原先就有的頻尿、尿急、解尿困難與每次解尿量都不多的困擾，變得更加嚴重。等到患者子宮、膀胱全都脫垂到陰道口外，而磨擦破皮、流血、疼痛，或影響行動與解尿；或是子宮脫垂嚴重到扭曲輸尿管，引起尿毒症，此時再看醫師就來不及了。

除了對泌尿道有嚴重影響外，子宮脫垂所造成骨盆底神經的拉扯，與對膀胱的壓迫，都會導致下腹不適和疼痛，甚至腰痛，這些都是比較容易被忽略或誤診的症狀。因此，如果常有這類疼痛，小便常常解不乾淨，白天頻尿而晚上卻可一覺到天亮，或原有的尿失禁竟在不知不覺中不藥而癒，常代表原有的泌尿生殖器脫垂問題已經惡化了，一定要趕快就醫，否則症狀會隨歲月而愈來愈嚴重。

曾有一位 50 歲的婦女，在就醫前 20 年的期間每 10 分鐘就要解尿，解尿量和膀胱容量竟剩不到 10cc，原來該女士在一次陪媽媽就醫時憋尿 3 個小時，引起泌尿道感染，之後就不斷復發，頻尿持續惡化，白天不到 10 分鐘就要跑廁所，夜尿也很嚴重，幾乎每小時都要如廁。工廠老闆誤以為她偷懶而開除她，就醫服藥一直未改善，非常痛苦。

叮嚀

女性生殖泌尿器官脫垂的程度

對於女性生殖泌尿器官脫垂程度的分級，目前尚未有一致的看法，一般比較常用的，是在腹部出力時，依其鬆弛掉落的情形來分級。

女性生殖泌尿器官脫垂的程度可分為四級。當生殖泌尿器官的最下端（通常是指子宮頸，但若子宮已切除，則是指陰道正常位置時的最頂端的殘端）掉到陰道中段時，稱為「第一級的脫垂」；若最下端掉到處女膜上下的 1 公分以內，則是「第二級的脫垂」；若脫垂生殖器的最下端，已經掉落在處女膜之外 1 公分以上，但尚未全部脫垂者，則稱為「第三級的脫垂」；若已經全部脫垂，就稱為「第四級的脫垂」。膀胱膨出與其他骨盆腔器官鬆弛脫垂的分級亦同。

一般而言，鬆弛程度愈嚴重，往往代表支配骨盆腔內臟器（尤其是子宮頸、陰道上端和膀胱）的筋膜和神經，被向下拉扯而斷掉的機

會愈大。因為一般的神經末梢都非常細，只要被拉扯的程度大於 15％，就有被拉斷的可能。所以，子宮與膀胱在下垂的過程中，可能會在某一個臨界點時，發生許多支配它們的神經末梢，被腹壓向下推的力量扯斷，導致子宮或膀胱下墜得更厲害。這種情形，會造成神經血管的進一步破壞，而出現惡性循環的現象。

　　由於神經血管的末梢斷裂後，不可能再自然地接回去，因此，骨盆腔的鬆弛程度愈嚴重者，在治療後，會完全恢復的可能性就愈低。而且，即使是開刀做骨盆重建，也不可能百分之百恢復成原來的樣子。泌尿婦科做骨盆重建之目的，旨在重建骨盆腔的解剖構造（但是無法接回已經斷裂的神經末梢）、提高患者的生活品質，而每位骨盆腔鬆弛的患者，對這些疾病如何影響其生活的感受不同，有人逆來順受，有人雖感到痛苦卻不知該怎麼辦。然而，不管如何，愈早治療，恢復的情形也會愈好。畢竟骨盆腔重建後，就比較容易保養骨盆腔器官、能避免骨盆腔鬆弛的併發症，並可以保護並避免未受損的骨盆神經叢，遭受腹壓的向下推擠，而導致進一步的破壞。

▶骨盆神經叢的神經網路

圖示網狀就是骨盆神經叢，其中，支配子宮頸、陰道上端和膀胱的神經末梢，會隨上述器官在下垂的過程而逐漸被扯斷，導致骨盆腔的鬆弛愈來愈嚴重。

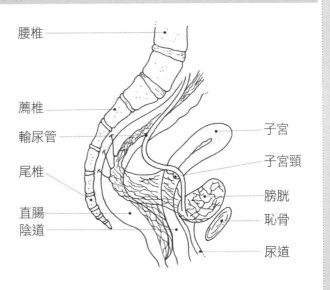

腰椎

薦椎
輸尿管

尾椎

直腸
陰道

子宮
子宮頸
膀胱
恥骨
尿道

病人就醫時罹患膀胱炎合併腎盂腎炎，且有子宮脫垂（第三級），由於膀胱長期發炎，致病菌（大腸桿菌）釋放內毒素引起膀胱收縮，加上子宮脫垂壓迫膀胱，使得膀胱嚴重萎縮，也變得很敏感，一點尿液刺激就小腹痛，頻感尿意需常如廁。

患者接受腹腔鏡子宮脫垂固定術和膀胱擴大術，以解決子宮壓迫膀胱和頻尿的問題，但是患者因為長期膀胱疼痛，不敢藉由膀胱訓練來撐大膀胱，所以術後膀胱仍然持續發炎。在門診衛教時要求她每小時均勻喝 200cc 水（並分成 5 到 6 次喝完），而且不要一有尿意就解尿，而是等到尿急時才如廁，1 個月後膀胱炎就痊癒，也不再頻尿，現在可以每 3~4 小時才解尿且尿量可達 300~500cc。所以如果有久治不癒的膀胱炎，或患者合併子宮脫垂，則一定要治療矯正子宮脫垂，才能夠解決患者膀胱敏感刺激和尿解不乾淨的問題，患者才敢喝水、才敢忍尿，才有可能治好膀胱炎。

骨盆腔鬆弛的診斷

所有治療的原則，都要配合病人的意願、感受與期待，並根據嚴謹的檢查、診斷，來對症治療。骨盆腔鬆弛疾病的診治也當然如此，醫師可以依患者要求僅提出藥物治療、觀察，與凱格爾運動（骨盆體操）等保守療法，也會視患者脫垂程度與生活品質，來決定並建議患者是否採用比較積極的療法（如外科手術）。

一般來說，骨盆腔鬆弛疾病大多以手術治療為主，其原因多半是患者常常已拖到很嚴重才就醫，而且大多有解尿的障礙；當然，在開刀前一定要針對鬆弛部分做詳細評估。醫師除了需內診評估骨盆底鬆弛情形外，也要做徹底的神經學檢查，檢視感覺神經、運動神經暨神

經反射弧是否完整。此外，還得評估患者的生殖器官，是否有因缺乏荷爾蒙而導致萎縮的現象，也要注意陰道的容積是否夠大。

根據醫學統計，如果貿然對有子宮脫垂而沒有尿失禁的病人，施行子宮切除手術或子宮懸吊術，約有80％的患者在術後會發生尿失禁，因此尿路動力學檢查絕對不能省略。此檢查不僅能夠偵知逼尿肌過動、逼尿肌收縮的能力，以及是否有尿失禁，甚至還可以發現是否有隱性的尿失禁或解尿困難，如此才能避免患者在做完積極治療（如手術）後，卻發現有尿失禁或解尿困難等狀況。

叮嚀

勇於求醫，防患未然

到底罹患骨盆腔鬆弛疾病的患者有多少？實際上很難估算，因為有相當多的婦女，即使有子宮脫垂的困擾，也多自認是老化的正常現象，或羞於向親人與醫師提起，而遲遲不肯就醫。

「內診」，可能是讓女性畏於看婦產科的主要原因；但它卻是婦產科醫師診察患者疾病狀況的最重要途徑。畢竟，聽、問、看、聞、觸五管齊下，才能明察秋毫，讓小病灶也無所遁形。而對泌尿婦科醫師來說，「內診」更是重要，因為它除了可做一般婦科檢查外，還能辨明尿失禁的嚴重程度、骨盆腔鬆弛的有無，暨薦椎與陰部神經是否受傷。

在面臨醫師告知有關自己身體的檢查結果時，國內外婦女的態度通常截然不同。在美國，對於自己身體健康或疾病的相關知識，患者都會樂於多知道些，也常會主動提出問題；但在台灣則不然，當醫師在內診發現病人有骨盆腔鬆弛的情形，而預測患者有尿失禁時，即使患者真的有尿失禁，也多會用防衛性的態度回答「不常有」或「不嚴重呀」，或

叮嚀

即使是咳嗽就會尿失禁，也會說「我又沒有感冒，不常咳嗽呀！」多數的人都不會問「怎麼會這樣」或「怎麼辦」。至於只有骨盆腔鬆弛而沒有尿失禁的患者，在聽到自己有骨盆腔鬆弛的情形時，更是抱著「敬謝不敏」的態度，很少會和醫師討論病情與其對生活的影響或會不會更嚴重。有些病人甚至還會抱持懷疑態度，而說她去看別的婦產科醫師卻都未曾被告知有骨盆腔的鬆弛，好像懷疑醫師告訴她疾病的企圖，一副深怕醫師會對她不利或別有居心。其實，醫師的診斷能力差異，就在專業。

醫學的可貴不僅在治療而已，更是在於對疾病的預防！大家都知道「早期診斷，早期治療」，可以防範疾病惡化到不可收拾的地步；而且在疾病未發生之前，若能洞燭機先，防患於未然，實乃醫學服務人類的最高境界。因此，有尿失禁的患者，一定要接受治療，因為尿失禁的症狀，只會隨著歲月流逝的老化、神經退化與荷爾蒙缺乏導致尿道萎縮而更加嚴重，不可能會不治而癒的。何況在上了年紀之後，如果動不動就漏尿，尤其是有慢性咳嗽者，萬一尿失禁又隨時會發生，就完全沒有生活品質可言。年紀大，開刀難度就會高，所以，如果有尿失禁，一定要儘早就醫診治。

至於已有骨盆腔鬆弛症候，卻尚未表現出尿失禁的年輕或中年女性，也不可對此輕忽。之所以還沒有尿失禁，是因為尿道和骨盆腔底隨意肌（橫紋肌）的反射收縮，與尿道黏膜暨黏膜下結締組織的張力，仍具「代償作用」，尚足以補償、對抗行動時腹壓的增加。但是，日復一日，骨盆底神經與尿道的老化，會讓尿道和骨盆底的橫紋肌，在腹壓上升時，無法立即產生有效的反射收縮；同時，尿道也因為日漸硬化，而失去彈性，故在膀胱漸脹或身體行動時，尿道就沒有足夠的收縮力量，來對抗膀胱壓力的上升，就會發生尿失禁。此外，這種沒有辦法恢復的老化性尿失禁，在治療時不僅特別困難，而且也容易有併發症。

由此可知，早期的骨盆腔鬆弛（或合併尿失禁）的治療與預防，與其他疾病一樣，都會比較容易，甚至只要做凱格爾運動（骨盆體操）就能治癒，因此，不要諱疾忌醫，並且要多和醫師討論，才是保持健康的捷徑！

骨盆腔鬆弛疾病的治療

▐ 膀胱膨出

如果沒有特別症狀或困擾，膀胱膨出一般是不需治療的。至於治療的方法，包括藥物（如女性荷爾蒙的補充）、物理治療（如凱格爾運動〔骨盆體操〕）與開刀。對於沒有合併尿失禁的病人，「陰道前壁修補術」是較常用的方法，此術法只適合「中間型」的膀胱膨出。然而，對於陰道側壁缺損的患者，則必須施行「陰道側壁修補術」才能成功，否則，對側壁缺損若貿然施行陰道前壁修補術，會將已經缺損的陰道兩側壁更加向中央拉緊，而使缺損和膀胱膨出更厲害。

▐ 尿道膨出

常合併膀胱膨出與子宮（或陰道）脫垂做手術。如果從陰道手術的話，一般會在做陰道前壁修補術時一併重建。

▐ 直腸膨出

患者除了會有大便解不乾淨或便祕外，大多不會有其他不適症狀；如果沒有大便的相關困擾，而僅因膨出而感到不舒服或已影響到生活品質時，則「陰道後壁修補術」合併提肛肌整形（折疊）術，是一個相當不錯的選擇。一般而言，大便解不乾淨就是症狀最輕的便祕，而直腸膨出合併便祕，做陰道後壁修補加上提肛肌摺疊術，大都可以治癒。

▐ 小腸膨出

小腸膨出不僅診斷較為困難，在治療上也常須使用一些特別的技

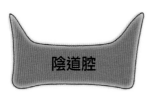

正常的陰道腔（內診時由
下方或陰道口往內看）

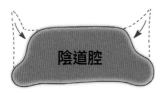

陰道側壁缺損時（虛線為
正常的陰道腔）

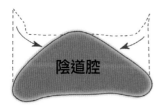

陰道側壁缺損做陰道前壁
修補術後的陰道腔（虛線
為正常的陰道腔），陰道
側壁缺損會更嚴重

巧，尤其是在骨盆腔鬆弛重建或尿失禁手術時，必須做預防的處理，否則術後多會造成小腸膨出和直腸膨出病情的惡化。此外，由於小腸膨出常會合併其他骨盆腔鬆弛疾病出現，所以在手術時一定要全部重建，尤其是要和直腸膨出分別修補，否則「頭痛醫頭，腳痛醫腳」，會讓病人的骨盆腔在開刀後，仍然鬆弛得更嚴重。

子宮脫垂

前文說過，施行子宮全切除的患者中，約有 10~15％的原因是子宮脫垂。對於已生產過的子宮脫垂年老患者，雖然是否要保留子宮，並不是治療時必須考慮的重點，但是，一般而言，還是以保留子宮為原則，以避免子宮切除時傷及膀胱神經；此外，對於年輕的女性病人，醫師在治療時，更要試圖保存其生殖道功能的正常，以維持病人能生孩子的能力。

因此，對於子宮脫垂嚴重的患者（尤其是有解尿困難者），仍以外科療法來做骨盆腔重建為第一選擇。手

術途徑概分經陰道與經腹腔兩種，「陰道法」是將脫垂的子宮，用永久不可吸收的線吊在骶棘韌帶上；「腹腔法」則是以吊在薦骨的前縱韌帶上的效果最佳。此外，也可以用腹腔鏡，將不可吸收線縫在圓韌帶緊接子宮的位置，然後把縫線在闊韌帶內（腹膜外）順著圓韌帶拉出縫合在腹直肌筋膜上。這種方法是把原來懸吊子宮有彈性的圓韌帶變成一條完全沒有彈性的韌帶來固定子宮；個人發明的這個懸吊子宮的方法，也刊載在 IUGA 的官方雜誌[3]。這些手術的目的，都為保留子宮，而用人造的韌帶（線），將子宮拉回或固定在骨盆腔中的原來位置。當然，也可以做子宮切除術，依不同手術方法再將陰道的頂端（殘端或斷端）依手術途徑（經陰道或腹部），分別縫合在骶棘韌帶或薦骨的前縱韌帶或腹直肌筋膜上。因此手術後，病人陰道均可保留其正常的形狀、大小與長度，而維持其既有的功能。如果病人同時罹患其他骨盆腔鬆弛疾病，也要一併修補或懸吊，才能使病人獲得最佳的治療效果。

值得注意的是，尿失禁的有無，常會影響手術重建的結果，因此，有尿失禁的子宮脫垂病人，在做骨盆重建時，也要同時矯正併存的尿失禁。同理，合併骨盆腔鬆弛的尿失禁病人，在做尿失禁手術時，也絕對不能對骨盆腔鬆弛視而不見，而只做個簡單的尿失禁吊帶法之類的手術，就自以為大功告成。因為如果沒有同時矯正鬆弛，而只把尿道用吊帶頂住，則骨盆腔鬆弛一定會日益嚴重，屆時，尿道可能會在吊帶縫合處更加扭曲而發生解尿困難，久而久之，甚至吊帶會切斷尿道或切入膀胱。

---

3 Hsieh CH. A new laparoscopic technique for uterine prolapse: One-sided uterine fixation through the round ligament. Int Urogynecol J 2011;22:213-219

▊陰道脫垂

陰道脫垂治療的目的，不只在於解除脫垂的症狀而已，更要恢復陰道的正常解剖與性交功能。如果只是陰道前壁或後壁的脫垂，手術時，常要分別或合併膀胱或直腸膨出做手術；而對於曾經做過子宮切除手術的患者，則手術的方法，就和子宮脫垂手術時先做子宮切除術後相同，須將陰道往上拉。

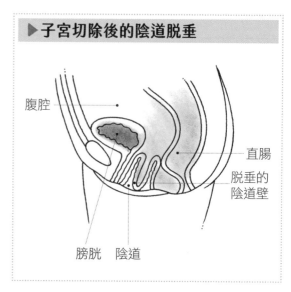

▶子宮切除後的陰道脫垂

腹腔

直腸

脫垂的
陰道壁

膀胱　陰道

至於縫合的方法與位置，端視從陰道或從腹部而定：如果從陰道手術，還是要把陰道的頂端縫到骶棘韌帶上；而考慮經腹部時，就必須把陰道拉往薦骨方向或是縫在腹直肌筋膜上。只是已做過子宮切除術的患者，有時不容易找到正確的陰道頂端，而且偶爾還會遇到子宮切除後，腸壁黏到陰道頂端的情形，因此，手術醫師的經驗與能力，都是決定陰道重建成功與否的重要因素。

▊骨盆重建手術之道

由於膀胱、尿道、子宮、陰道和直腸緊臨相靠，常會因一個器官的鬆弛拉扯，導致其他器官也發生問題。手術時，若一次只修補單一器官，或僅憑症狀只做尿失禁手術，失敗率就會很高。因此，治療時最重要的原則，就是做好鑑別診斷後，要在一次手術就能完成所有鬆弛和缺損的修補及重建、與尿失禁手術，以達到最高與最耐久的成功率。

骨盆腔鬆弛的婦女在做相關手術諮詢時，常會面臨非常複雜的術式選擇，因此，術前的評估非常重要，除要了解完整的病史之外，一定要內診檢查，也要做尿路動力學檢查。

　　原則上，骨盆底重建手術一定要同時修補膀胱、膀胱頸和尿道的鬆弛，也要修補陰道旁的缺損和小腸、直腸膨出，還要懸吊陰道或子宮。

　　手術途徑可以用腹腔鏡、開腹或陰道式，也可以選擇最近 10 多年來流行的人工陰道網膜，可以依子宮是否合併其他病變或子宮頸是否變長，以及患者意願選擇是否保留子宮。

　　各種手術雖然都有一定的風險與失敗率，但其平均成功率常在 90％以上。此外，由於美國食品藥物管理局（FDA）在 2011 年對陰道

叮嚀

腹腔鏡或達文西手術就是微創手術嗎？

　　骨盆腔鬆弛或尿失禁的病人在診間做手術諮詢時，常會問及能不能做微創手術，他們的意思是，上述的疾病能不能用腹腔鏡或達文西機械手臂做微創手術。其實，所謂的「微創」手術，應該是指手術過程中的裡裡外外傷口都很小，或幾乎沒有創傷，才能稱之；如果手術的肚皮傷口小（少又小），但是腹腔內的傷口很大，為了止血又用電燒燒了很大的範圍，甚至電燒的熱效應還會傷及無辜，使附近的組織受損，那麼這種手術就不能說是微創手術了。

　　因此，用這個邏輯來思考，目前婦產科絕大多數的腹腔鏡或達文西手術都不能算是微創手術。其實，骨盆腔重建或尿失禁手術若想達到高成功率、術式穩定和低併發症，依筆者的經驗，少有微創手術能夠做到；反之，對於骨盆鬆弛和尿失禁的治療，如果採用微創手術，但其預後卻無法預期，萬一併發症又多，那麼這是患者可以接受的嗎？值得深思。

人工網膜的安全性提出質疑，由於做骨盆重建手術使用人工陰道網膜植入後很難取出恢復原狀，而且陰道網膜植入後，有不少併發症或後遺症，如網膜外露、陰道扭曲或狹窄，解尿困難、大便困難、腸道損傷、膀胱尿道損傷、大腿內側或屁股疼痛等，所以術前一定要慎思或是尋求第二意見，而且也一定要慎選有經驗的醫師。

便祕

什麼叫便祕

目前醫界對於便祕並沒有一致的定義，大家比較常接受的是：大腸蠕動不良（例如每週大便次數不超過 2 次）、排便困難（如 25% 以上的時機必須用力）、或大便排不乾淨（例如每天至少要上 2~3 次）。據統計，約有 80% 的人在其一生的某個階段會有便祕困擾。

便祕的原因

便祕常是多重因素造成的，纖維素與水分攝取不足、懷孕、神經損傷、老化、糖尿病、腸激躁症、大腸憩室或腫瘤，都是危險因子，甚至治療高血壓與膀胱過動症或頻尿的藥物、胃乳、鐵劑、止咳藥水、鎮定劑與精神科的處方，都可能造成服藥期間的便祕。此外，由於大腸的功能之一就是吸收腸道糞便的水分，如果糞便停留在腸道內太久而無法及時順利排出，糞便就會變得更硬，解便將更困難；所以，長期過度刻意忍便，也會造成便祕。直腸膨出也是原因之一，尤其是生產懷孕和須用力解大便的患者，直腸膨出常會造成大便卡在疝氣般的窟窿內而造成便祕和大便排不乾淨。

便祕的影響

便祕會因糞便堆積在腸道內，造成腹脹、腹痛、與精神壓力大，而影響身心健康。婦產科門診中，很少有患者會主動提到便祕問題，大多數病例都是因為尿失禁、頻尿與子宮、膀胱脫垂內診時，被發現直腸膨出。經詢問後，她們才會說，有便祕問題而使用軟便劑、酵素或中藥治療。

由於一般人都認為正常人每天至少都要上一次大號，這種不正確觀念就會造成瀉藥、軟便劑與肛門通便塞劑的過度使用，甚至濫用，可能會導致血鉀過低與大腸蠕動力降低，反而會惡性循環，進而引起習慣性便祕；因此，必須謹慎使用便祕治療藥物。

便祕的治療

一般說來，便祕時要儘速就醫，做好致病因的鑑別診斷，但如果只是因為剛改變環境或新工作、出國、或新兵入伍等，造成精神緊張、或飲食與生活方式改變，所造成的暫時性便祕，大多是正常的反應，一般無須治療。

臨床上我們在診治有骨盆腔鬆弛相關症狀的婦女時，尤其是自然產的患者，若發現有直腸膨出，大都也會有便祕與大便解不乾淨的症狀。由於直腸膨出是陰道疝氣的一種，故其治療只要針對缺損部位做修復、修補，若患者沒有相關的神經損傷或結腸、直腸的神經異常，大多數患者術後都可改善便祕問題。

大便失禁

大便失禁的流行病學

　　大便失禁是指不管是米湯樣、軟的、成形的或硬的糞便無法控制地從肛門漏出，進而造成個人衛生問題與社交障礙的情形；患者常因害怕別人聞到臭味有損形象，容易脾氣暴躁、敏感和孤癖，進而導致心理、工作、家人互動、性生活、社交和生活品質受嚴重影響，甚至被當做精神病。據統計，90％大便失禁的病人都是女性，歐美女性大便失禁的盛行率約 0.4~18％，而台灣婦女則為 2.3％；年齡是最相關的因素，65 歲以上的台灣女性，其盛行率高達 8.2％。常見危險因子，包含脊椎損傷、中風、高血壓、糖尿病、腹瀉、慢性便祕與骨盆腔鬆弛等。

大便失禁的原因

　　大便的控制牽涉到提肛肌、肛門括約肌、肛門的感覺、直腸的容量和可擴張程度、大便硬度、大便量、結腸的推送功能與患者機警程度間的交互作用，任何上述控制因子的改變，都會導致失控而失禁。對女性而言，生產時肛門內、外括約肌和提肛肌的破壞或其支配神經的損傷，都是大便失禁的重要原因。此外，抑制肛門括約肌收縮的藥物、嚴重的痔瘡、肛門「菜花」、骨盆骨的骨折、會陰三度裂傷、性侵害、痔瘡手術與肛門瘻管手術，都可能導致排便失禁。年輕女性的症狀通常較輕微，開始時有時只是放屁無法控制而已；但是，隨著年紀漸增，當神經退化與相關肌肉的殘餘功能無法發揮代償作用時，大便的控制就會出現某種程度的困難，因而出現失禁且逐漸惡化。

大便失禁的影響

排便失禁對患者心理的影響非常大，嚴重時，病人會有防衛心強烈、社交孤立與退出職場的情形發生。

曾有位 60 多歲的婦女，自然產 6 次，罹患大便失禁 20 幾年，由於自己感覺大便常無法控制而漏出，所以終日包著尿布，周遭人又常說聞到臭臭的怪味道，造成患者整天提心吊膽，不僅什麼都不敢吃，更不願出門，時常情緒不佳，愛發脾氣，晚上又失眠，她先生便帶她去精神科，看了 20 多年，拿了無數的抗憂鬱劑與鎮靜劑，甚至一天吃 10 幾顆抗焦慮藥，病情仍沒改善；門診內診發現她的問題時，她竟否認大便失禁 1 年多後才承認，是一個很典型的生理疾病造成心理疾病的病例。

大便失禁的治療與預防

治療前，要先評估症狀的嚴重度，更要正確地鑑別診斷病因，除病史和內診外，肛門超音波可確認肛門括約肌損傷的程度和位置，而陰部神經傳導檢查和肛門壓力計檢查也是常用的利器。

大便失禁治療的目的在恢復和改善大便的控制，以提昇患者生活品質；治療方法常隨病因、嚴重度、可選擇的方法與患者的健康情形而不同。一般說來，除肛門括約肌損傷和症狀嚴重者之外，食物的選擇、增加大便量或其硬度與減慢腸道蠕動的藥物，甚至飯後灌腸和骨盆底肌肉的訓練，對治療都有幫助。對於括約肌損傷而必須用手術修補者，必須先排除單純肛門外括約肌萎縮和陰部神經病變的病人，做肛門括約肌重建才會成功。此外，手術時若一併重建提肛肌，也能夠恢復肛門直腸解剖的角度，不僅可以減慢直腸內糞便進入肛門的速度，而且健全完

整的提肛肌能在腹壓上升時，及時主動收縮以避免大便失禁的發生。

　　做肛門括約肌修補縫合時，要切除裂傷的舊疤痕與增生的脂肪組織，再把兩側肛門括約肌與其外的筋膜對齊拉緊。病人術後可以進食，然宜先以低渣飲食為主，而且必須服用 6 週以上的軟便劑，但不可使用肛門栓塞劑，也不能灌腸，病人在術後的 6 週內不宜有性行為。

　　此外，平時多做凱格爾運動（骨盆體操）來加強骨盆底肌肉的力量，是預防大便失禁的最好方法。而婦產科醫師在為孕婦接生時，必須仔細檢視產婦的肛門括約肌與其外的肌肉筋膜是否受損，對於受損的組織一定要在生產後馬上修補，是預防大便失禁的有效方法。

陰道炎

陰道炎的形成原因

　　當寒冬來臨，門診病患中主訴陰道炎的比例，似有增加的趨勢。因為怕冷是人的天性，所以，用厚重衣物裹緊全身（含下半身），就成為許多女性禦寒保暖的不二法門，殊不知，這正是造成陰道炎的重要因素。

　　在正常情況下，陰道內本來就聚集許多種細菌與黴菌，當外在環境沒有改變，這些微生物之間維持著一個「恐怖平衡」狀態，此時，陰道的分泌物大多清澈透明、無色、無味（年輕女性可能會有些酸味），也沒有刺激感。但是，在外陰部不通風、長期服用抗生素或避孕藥、身體免疫力弱或濫用陰道清潔劑，甚至有其他感染或缺乏女性荷爾蒙時，就會造成陰道內酸鹼值與其他環境因子改變，於是陰道分泌物的量、顏色、形狀與氣味，都會發生變化而令人不悅，這就是有陰道炎了。

此外，性行為也是造成陰道炎的常見原因，本書特別針對會合併下泌尿道發炎症狀的陰道炎感染做討論。

陰道炎的感染種類

一般來說，會同時合併泌尿道症狀的陰道炎，多由以下五種感染造成：

▌陰道滴蟲感染

這是陰道炎常見的原因之一，但卻是治療最棘手的一種。此病由原蟲引起，最常見於性交感染，另外也有可能經由患者用過的馬桶坐墊、毛巾、做 SPA 和泡溫泉等間接接觸傳染。

此感染有兩大特徵，一是如果沒有正確診斷則通常久治不癒，二是常會合併下泌尿道感染症狀，如解尿不適、頻尿或排尿時有灼熱感等，也有人出現急迫性尿失禁。因此，常見婦女誤以為是患了泌尿道疾病或膀胱炎，而一直服用抗泌尿道感染的藥，病情卻不見起色。

大部分陰道滴蟲的感染者，除有強烈的外陰搔癢與紅腫外，還會發現陰道有黃綠色、起泡泡的分泌物，而且有惡臭味。不過，也有些患者只是感到一直有微量的白帶，沒有其他不適。

▌黴菌感染

白色念珠菌，是造成女性陰道黴菌感染的最常見原因。本病好發於孕婦、糖尿病患者，以及服用抗生素、皮質類固醇或避孕藥的人，患者會有外陰部或陰道搔癢、白帶呈乳酪狀等症狀。長期感染或感染嚴重時，白色念珠菌也會造成子宮頸糜爛，進而導致陰道點狀出血，

甚至性行為時，會有性交（或接觸）出血的情形。此外，這種黴菌感染也會侵犯下泌尿道，引起泌尿道感染的症狀，所以，任何生殖泌尿道疾病就醫時，內診是絕對必要的。

▉披衣菌感染

在西方工業先進國家，披衣菌感染是女性陰道炎最常見的原因，且其傳染途徑幾乎都是經性行為而感染。由於女性感染後，可能沒有任何臨床的症狀，所以有時很難做正確診斷。而且，即使有任何不適，也多因其為非特異性的症狀，如白帶、外陰部（尤以兩側小陰唇內側的相對位置）發炎、疼痛，故除非在臨床上能夠做仔細的內診檢查，並有足夠的警覺心，否則常無法獲得立即治療。

披衣菌感染不僅會侵犯外陰部、子宮頸，也會波及輸卵管和尿道，故患者可能會有解尿疼痛、頻尿與膿尿（尿中有白血球但卻找不到細菌，有時尿液檢查也可能不會有白血球）等下泌尿道感染的症狀。但是，也有很多有披衣菌尿道炎的患者沒有任何不適，以致診斷非常困難。因此，性生活頻繁的婦女，如果有頻尿、膿尿，但無血尿，也沒有恥骨上方（下腹）的疼痛或不適，且解尿疼痛的時間持續在 7 天以上，尤其是又正在吃避孕藥，或近期剛換（有）了伴侶，或男伴也有非淋病的尿道炎，就必須高度懷疑是披衣菌感染。

▉淋菌感染

一般而言，淋病是世界上流行最廣、最常見的性病之一。由於50~80％感染淋菌的女性都不會有症狀，所以有時不易發現。不過，如果在淋病的急性期，尿道和陰道都會有非常刺激且大量黏稠的牛乳狀

（或膿狀）分泌物，所以也就會同時合併有外陰陰道炎、尿道灼熱、尿道口紅腫、解尿疼痛與膀胱過敏和刺激的症狀，嚴重者，甚至會有骨盆腔炎的情形。

如果病況發展到骨盆腔炎，就會有肚痛、子宮或輸卵管卵巢的觸痛（和壓痛）與發燒，輸卵管也會因發炎而導致不孕。依據統計，即使是及時治療的急性淋病，發生輸卵管炎後會有30％以上的患者成為不孕；若輸卵管炎連續發作2、3次，則有80~90％的機率會成不孕。而且一旦這種輸卵管炎已變成慢性的感染狀態，就會成為永久性的不孕，那時想生子就得寄望生殖科技了，不可不慎！

淋病是由奈瑟氏淋病雙球菌感染所引起，這種細菌在大自然的抵抗力很低，遇到乾燥或45℃以上的溫度就會死亡；但是一旦進入人體，卻繁殖得很快。淋菌也會從受傷的尿道黏膜侵入人體，潛伏期約2~5天，在急性期時若能充分治療，都可以完全痊癒；但是，萬一沒有獲得適當治療，則會變成慢性。這時尿道只會有輕度發癢或灼熱感，但患者每天早上均可看到尿道口有黃白色膿狀分泌物，也會發現內褲有黃膿色汙染物。

■ 疱疹感染

生殖器的疱疹感染，是屬於第二型的疱疹病毒。其特色是會在外陰部，尤其是小陰唇、大陰唇內側和陰蒂包皮，長出一群發炎、紅腫的水泡，水泡破裂後，會有局部潰瘍，而且通常會有刺痛、灼熱感和搔癢。臨床症狀會發現白帶、不正常陰道出血、陰道痛、性交疼痛與解尿疼痛。由於病灶非常明顯，而且很容易分辨，只要內診即可獲得

正確診斷，治療則以症狀治療並避免次發性的局部感染為主。

▊萎縮性陰道炎

停經後女性的陰道，通常會逐漸地萎縮、缺血、和狹窄。一般說來，不管是停經、手術或骨盆腔放射線治療後，所造成的女性荷爾蒙缺乏，都會引起陰道的萎縮，進而使得陰道上皮變薄和陰道皺褶消失；於是，陰道就會變脆且沒彈性，易在性行為和檢查時受傷，也很容易因此而被病原菌感染。尤其是缺乏女性雌激素的陰道，會因酸鹼值（pH）由停經前原來的極酸（pH3.9~4.1）變成偏鹼，導致陰道內菌落的生態改變，而易有泌尿道感染的情形發生。

萎縮性陰道炎的常見症狀有：外陰和陰道搔癢、陰道灼熱感、性交疼痛、陰道的點狀出血、尿道口灼熱與解尿疼痛（尤其是有尿道肉阜時更會出現）。由於這些症狀很容易和其他疾病重疊，因此，所有患者都必須內診，以做鑑別診斷。內診時，多可立即發現生殖泌尿道的萎縮性變化，會陰、外陰部、小陰唇、尿道口和陰道的上皮都會變薄，且陰道上皮的皺褶也會減少或消失，陰道會變得較白而沒有血色，所以，只要是有經驗的婦產科醫師，都可以馬上做出正確的診斷。

陰道炎的診治

上述陰道炎的診斷大多相當簡單，只要即時就醫，經由詳實問診、內診（同時取些陰道分泌物做濕抹片檢查），大致即可做出病因的鑑別診斷。此外，若有必要，有時血液血清檢查也有幫助。

大多數陰道炎的治療原則與方式並不困難，藥物治療最常被使用，而且只要對症下藥，多可藥到病除（容易引起泌尿道問題的陰道炎致

病因與藥物治療，請參見 P.234 表格）；但若久治不癒，則要考慮是否診斷有誤，或有糖尿病和其他影響免疫的因素。

另外要注意的是，雖然間接的接觸傳染，也是上述這些陰道炎的可能致病途徑之一，但直接接觸才是造成伴侶感染的最主要原因。因此，如果只有女方治療成功，而男方卻不做任何診治，這些疾病仍會因性行為的「乒乓效應」，由男方傳回女方，而再復發。因此，在確定診斷後，男女雙方都要接受治療與追蹤才會成功。

如何防範陰道炎

其實，治療痊癒並不保證日後就無後患，因為陰道炎最令人討厭之處，就是它很容易復發，因此女性朋友一定要做好陰道的日常衛生防護工作，而且還要有安全的性行為。

一般陰道炎最重要的防治原則，就是常保外陰部乾爽通風，所以裙子與寬鬆棉質內褲，是女性的最佳良伴。平時最好避免穿緊身長褲（尤其是牛仔褲），也不要迷信束褲、褲襪或修飾臀線內褲的魅力，更不能誤認常用衛生護墊，是日常維護外陰部衛生與乾爽的方法。有的女性會說，即使一直使用護墊，只要常常換就好了。但是關鍵就是護墊會讓外陰部不通風，換了新的，不通風的現象並不會改變。

此外，門診也常聽陰道炎患者說，在發病時會去買廣告的陰道灌洗清潔劑來使用，甚至還有用熱水燙的、用鹽搓的，各種自我治療的方法可說是千奇百怪，但不僅一點都沒療效，而且病情每況愈下。因此，病人常等到受不了才來看醫師。其實，陰道清潔劑也會造成陰道內顯微（或微觀）環境的失衡，不宜也不該在日常居家護理中使用。

▶各種陰道炎的藥物治療

致病因	藥物	劑量	備註
陰道滴蟲感染	Metronidazole	2gm，口服 1 次完成	懷孕後的頭 3 個月禁用。
白色念珠菌感染	Imidazoles	使用 3 天，每天睡前陰道內塞一粒，要塞到陰道最深處	有些人併用 Povidone-iodine 做陰道內灌洗非常有效。
披衣菌感染	Doxycycline	口服 7 天，每天 2 次，1 次 100mg	要避免光照
	Tetracycline 或 Erythromycin	口服 7 天，每天 4 次，1 次 500mg	
淋菌感染	不會對盤尼西林過敏者：Ampicillin	3.5gm 合併 Probenecid 1.0gm，使用 1 次	可再併用（口服）Doxycycline（100mg），每天 2 次，用 7 天。
	對盤尼西林過敏者：Togamycin	肌肉注射 男：2.0gm 女：4.0gm	併用原則（同上）。
疱疹感染	Acyclovir	外用藥膏，早晚薄塗患處各 1 次	若有局部的次發性感染，則要針對症狀治療，甚至要給口服抗生藥。
萎縮性陰道炎	女性雌激素藥膏	陰道內低劑量的局部使用，每日 1 次到每週 1 次	

PART 3

泌尿道疾病就醫須知與治療原則

泌尿道疾病的就醫須知

就醫須知

何時該看醫師？

任何問題，如果稱得上疾病，必須具備以下兩個條件：1. 其症狀是持續存在的或症狀一再重覆地出現；2. 愈來愈嚴重。因此，患者若持續有頻尿、解尿疼痛、灼熱感、尿道口疼痛、夜尿、尿急、尿失禁、來不及上廁所就尿出來、尿量不多、解尿困難、尿解不乾淨、須用力解尿、血尿、尿液白濁或起泡泡、陰道口疼痛或恥骨上方疼痛、腹痛等症狀，都應盡快就醫。尤其是在症狀剛出現時，若能去看醫師，就能馬上獲得最好的治療，而且可以避免大多數的併發症。

該掛哪一科？

泌尿婦科、婦產科、泌尿科、內科和家醫科均可；但若要同時評估生殖道（陰道、子宮、輸卵管和卵巢）的疾病，則以看泌尿婦科或婦產科醫師為佳，當然，泌尿婦科還是第一選擇。

就診前應做哪些準備？

　　就診前，一定要避免沖洗外陰部和陰道。很多患者認為下體有不好聞的味道或流血，怕會對醫師沒禮貌，因此到醫院前，常會在家把會陰、陰道洗得很乾淨，如此反而破壞了「第一現場」，增加醫師正確診斷疾病的困難。

　　此外，因泌尿道問題就診時，大都需要驗尿，所以，進入診間前最好不要先去解尿，以免又要浪費時間等有尿意後才上廁所留尿、驗尿。複診患者對於醫師交待的功課，如解尿日記（參見 P.068~069），一定要記得攜帶，以免醫師無從判斷病因或分析病情進展，而無法診治。

醫師會問哪些問題？

　　醫師在門診看病時，除了傾聽患者訴說病情外，還會針對病人的症狀提出各種相關的問題，當然，與月經相關的資訊（如最後一次月經是什麼時候、週期、月經量）、生產史、重要內科病史（如有無糖尿病、高血壓、甲狀腺功能異常或其他內科疾病等）、是否開過刀、現在正在服用什麼藥（包含有沒有俗稱通血路的抗凝劑）與是否對藥物過敏，甚至有沒有抽菸、喝酒等，都必須記錄。此外，醫師還要知道患者是否曾有性經驗，以判定是否要做內診或改做肛診。不過，最重要的事，還是要知道患者該次看診的主要問題（主訴）是什麼！

　　例如，對於主訴頻尿的患者，醫師常會問病人是否同時有其他婦科疾病（如尿失禁、子宮脫垂、子宮肌瘤、尿道狹窄或陰道炎等）？頻尿是全天的或僅限於一日中的某段時間？多久去解一次尿？頻尿多

久了？尿量多不多？要不要用力解尿？會不會尿不乾淨？夜尿情形如何？喝水的情形如何？會不會因聽到水聲或接觸到水就會尿急？性交時會不會造成頻尿的惡化？月經期與頻尿有沒有關係？身體的姿勢（如站立或躺著）與頻尿有關嗎？有沒有心臟血管、神經與腎臟的疾病或服用什麼藥物？這些都是與頻尿相關的重要問題，若要獲得正確的診斷，上述這些問題全都是要加以釐清的重要關鍵。

醫師會做哪些檢查？

當婦女因為頻尿、尿失禁、解尿困難、骨盆腔鬆弛，或其他泌尿生殖道疾病，到泌尿婦科門診就醫時，醫師在診斷過程中，除了問診外，還會做理學檢查（內診）、神經學檢查、實驗室檢查（以尿液常規檢查和尿液細菌培養為主，但很少做血液檢查，所以一般都不需要空腹）。

而在治療過程中，為了鑑別診斷疾病病因，有時還會加入「尿路動力學檢查」或「膀胱鏡檢查」等較具侵襲性的儀器檢查。其中，膀胱鏡檢查是血尿、膀胱內病變、解尿困難與間質性膀胱炎的診斷利器，而尿路動力學檢查則是壓力性尿失禁、頻尿、逼尿肌過動（也稱為膀胱抽筋）和解尿困難者最重要的鑑別診斷工具。

理學檢查

內診時，婦產科醫師必須檢查生殖器官有無異常和陰道大小，也要觀察或聽聞患者的反應，並觸診卵巢、子宮、大腸與骨盆腔。此外，醫師更要觀、聞病人的異常分泌物及其氣味，來辨識是哪一種陰道炎。

對於泌尿婦科的患者，還要辨明尿失禁的種類與嚴重程度，評估整個骨盆腔鬆弛的狀態，並做腰椎與薦椎的神經學檢查。

內診時生殖器官的觸痛、壓痛，與腹腔或骨盆腔的彈痛，都是鑑別病因與決定治療方向的重要依據。對於有嚴重經痛，且懷疑是子宮內膜異位症的少女或未婚女性來説，早期診斷、早期治療更是金科玉律。對於沒有性經驗的患者，醫師會藉由「肛診」，來檢查子宮的柔軟度與可動性，也能察知骨盆腔內，是否有微小的子宮內膜異位結節，這些都是其他實驗室檢驗或儀器檢查（包括超音波）所無法替代的！

總而言之，內診是發現婦科和婦女泌尿疾病與治療該等疾病最重要的第一步，絕對有其必要性，婦女朋友應該以平常心看待。

內診時，必須針對鬆弛部分做詳細評估。醫師除了評估骨盆底鬆弛情形外，也要做徹底的神經學檢查，檢視感覺神經、運動神經暨神經反射弧是否完整。

叮嚀

就診時的適當穿著

由於內診時，患者必須脫掉內褲，坐上檢查台，所以就診時下半身衣著以深色裙子為宜，另外也不要穿褲襪（如果遇到天冷，可穿著長棉襪保暖），更不要穿緊身長褲。如此在內診時，患者只要脫掉裙下的內褲，坐到檢查台上把裙子往上拉，即可準備就緒等待檢查。

不要害怕內診──內診是無法取代的診斷利器

　　東方女性向來保守，因此在面對出了健康問題必須內診時，往往會因害羞而有逃避心態，醫師偶爾還要道德勸說一番。門診時，常會遇到一輩子都沒上過婦產科的老婆婆，要不是女兒或兒媳架著她們來，否則就算是陰道已因不明原因出血很久，或是尿失禁都很嚴重了，她們還是會發揮「忍耐」的傳統美德，默默地自己承受。好不容易到了醫院，也常會要求醫師可不可以只「吃藥」就好，而不要「內診」檢查。

　　害怕「內診」，的確是女性對婦產科裹足不前的重要原因之一。但是，在邁入廿一世紀的今天，依然有不少時髦女性，主訴肚痛、泌尿道感染、陰道出血或陰道炎等須鑑別診斷才能對症治療的疾病時，仍堅持「開藥」就可以了！另外，還有些人認為照超音波也可以，為什麼一定要「內診」？其實，疾病的處置過程，都有一定的順序與目的，如此才能在最短的時間內，花最少的金錢，做最好的治療，來達到就醫的目的。更何況許多疾病，絕對不是超音波所能診斷出來的！像是陰道的不明原因出血，如果沒有「內診」，根本就無法辨明出血的來源與原因，超音波也無法辨識陰道炎的種類，更無法診斷骨盆腔鬆弛與否和其種類或嚴重程度。

　　詢問病史與醫師的理學檢查，是整個醫療過程中最重要的關鍵。根據檢查的結果，醫師才能決定該如何治療，或要不要再做進一步的檢查，甚或做何種檢查，而「內診」正是婦產科醫師最重要的理學檢查。況且，婦產科醫師都是以嚴謹的態度，來處置患者的泌尿生殖道疾病，因此婦女朋友應該以平常心看待，千萬不要諱疾忌醫，以致遺憾終身。曾有一位 40 幾歲主訴多年血尿的患者，一直都是自認為膀胱炎，由於拒絕內診，因此看過無數醫師，血尿卻一直沒有治癒；來看診時，筆者好不容易說服她內診，竟然發現久治不癒的血尿是源自於子宮頸癌（第三期）！

實驗室檢查

▌尿液檢查

　　如果患者有頻尿、尿失禁或其他有泌尿道感染的可能時，都要安排做「尿液常規檢查」，來排除細菌感染。而對於頑固的泌尿道感染，則大都會進一步做「細菌培養」，並以敏感試驗，來找出對引發感染細菌有效的抗生素。而對久治不癒的膀胱炎，就要安排膀胱鏡檢查。

　　至於尿液的收集，可採用病人自解的中段尿；也可視實際情形需要，直接單次導尿。不過，做尿液細菌培養時，因為要避免外陰部的可能汙染，所以還是以導尿的方式為佳。

▌陰道分泌物檢查

　　內診時，若發現陰道分泌物有形狀、顏色、氣味或量的異常時，一般都會採集適量分泌物做檢查（抹片或溼抹片），以便找出陰道炎的致病菌，這樣做也可同時排除引起泌尿道症狀的陰道炎感染。因此，婦女朋友要到婦產科就診時，一定要切記：陰道分泌物也是泌尿道疾病的重要線索，所以，就診前千萬不要沖洗外陰部與陰道，以免誤導醫師的診治。

▌血液檢查

　　做完尿液檢查後，若有必要，可為病人驗血，看看有沒有糖尿病、腎功能或肝功能方面的問題。另外，也可以看有沒有貧血？白血球多少？血小板有沒有問題？有凝血障礙嗎？如果有感染的情形，也同時會抽血檢驗發炎指數。當然，若內診時發現有骨盆腔腫瘤或子宮內膜

異位症，一定要測腫瘤指數。其中，除了為檢測糖尿病而抽空腹血糖值需要禁食外，其餘項目的檢驗都沒有空腹的必要。

尿路動力學檢查

▌何謂尿路動力學檢查

這是一種很重要的下泌尿道功能檢查，在門診就可以做，醫師可藉由檢查的過程或記錄，偵測患者的儲尿和解尿功能與尿道功能，辨明有無壓力性尿失禁與逼尿肌過動，甚至膀胱、尿道、骨盆底肌肉與相關的支配神經之病變，也都無所遁形。因此，尿路動力學檢查，可說是泌尿婦科醫師幫助病患解決泌尿生殖道功能疾病的利器。

▶尿路動力檢查儀

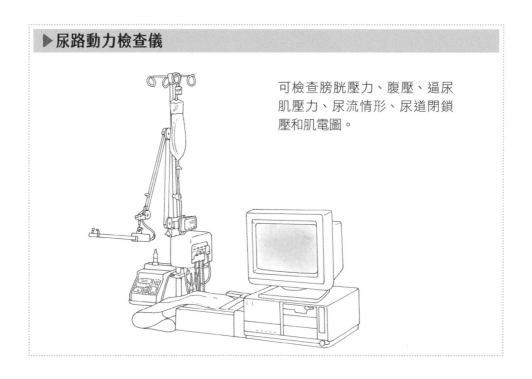

可檢查膀胱壓力、腹壓、逼尿肌壓力、尿流情形、尿道閉鎖壓和肌電圖。

雖然尿路動力學檢查很重要，但偶爾還是有患者因害怕而拒絕檢查。其實，這種膀胱尿道功能的檢查，是以一條管徑僅約 0.2 公分的管子（女性的尿道內徑約 0.6 公分），經由尿道進入膀胱灌水，再經由管壁上的感受器，來測知膀胱與尿道的壓力變化，並藉由肛門內的壓力感受器，與體表的肌電圖圖形，來偵測膀胱、尿道的功能與神經解剖方面的疾病，是一種相當簡單的檢查，而且大約只需 20 分鐘即可完成。大多數的患者，都可以在輕鬆自然的氣氛中，毫無困難地完成尿路動力學檢查。

▋何時需要尿路動力學檢查

臨床上，必須做此檢查的情形包括：尿失禁、頻尿、解尿困難、尿床、夜尿、子宮脫垂或其他骨盆腔鬆弛相關疾病、子宮頸癌患者接受根除性子宮切除手術前、尿失禁手術後的追蹤，以及其他必須確立診斷的下泌尿道功能疾病。

對尿失禁與骨盆腔鬆弛而欲接受手術治療的患者來說，在手術之前，更必須做尿路動力學檢查，以辨識骨盆腔鬆弛造成的或是潛在的泌尿道功能異常，或造成尿失禁的原因，究竟是尿道閉鎖壓太低、壓力性尿失禁還是逼尿肌過動，再決定該採何種適當手術來治療。否則手術會有失敗的可能，甚至會有患者術前就有解尿困難而不知道。

而骨盆腔鬆弛（包含子宮脫垂）患者在做外科手術前，絕對要做尿路動力學檢查。特別是對於沒有漏尿症狀和有頻尿困擾的病人，此檢查可偵測潛藏的尿失禁或膀胱萎縮等問題，讓醫師能在手術時一併矯正，避免術後出現尿失禁或仍然有頻尿，容易引起醫療爭議，而且

可能會造成術後患者仍受頻尿之苦，或有尿失禁時，需要再開一次刀，或再做進一步治療時的困難。

膀胱鏡檢查

▌何謂膀胱鏡檢查

當醫師在門診告訴患者需做膀胱鏡，來看膀胱是否有問題並確定病因時，偶爾病人會有極端恐懼的反應，其中有人怕痛，也有人擔心自己是不是罹患癌症，才要做這種恐怖的檢查。於是，在檢查安排好後，有人會整天緊張焦慮、睡不著。

其實，泌尿婦科醫師使用膀胱鏡，伸入尿道來看（檢查）膀胱的情形，就像耳鼻喉科醫師，把耳鏡放入病人的外耳道，來診斷是不是有中耳炎一樣。只要能夠充分解釋讓病人了解病情的需要和檢查的步驟，多數患者與家屬都能坦然接受膀胱鏡檢查。

一般說來，膀胱鏡檢查可以不用麻醉，但是許多人對疼痛很敏感，而且檢查時必須從各個方位（前後上下左右）仔細審視尿道和膀胱的所有內壁，以致在尿道中操作的角度往往很大，病人當然很不舒服。如果能夠在檢查前，先做膀胱柱神經叢阻斷術（麻藥打在陰道內，有點像牙科必須打麻藥時，會打在牙齦旁的臉頰一樣），病人就可以在談笑中接受膀胱鏡檢查了，不僅不會痛，更不用空腹或禁食，而且檢查完可立即回家，大大提昇了醫療服務品質。至於檢查時患者的姿勢，就像內診一樣，也有一點像截石術臥式（見下頁），只是腳沒有架得那麼高。

▶截石術臥式

膀胱鏡檢的臥姿與此相似，很像內診，小腿腹放在腳架上，但是腳架會低很多，而且腳架要向腳尾端伸。

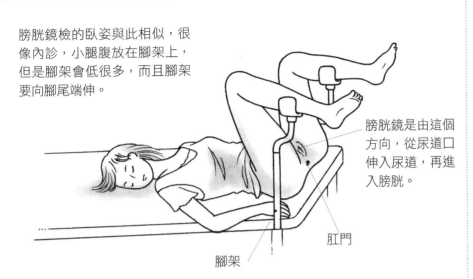

膀胱鏡是由這個方向，從尿道口伸入尿道，再進入膀胱。

肛門

腳架

▶膀胱鏡檢查

把膀胱鏡經由尿道放入膀胱內，可觀察尿道與膀胱的病變。

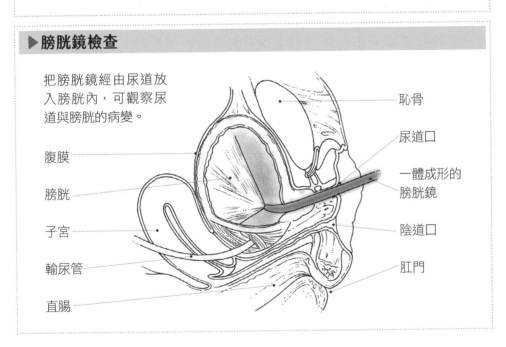

腹膜

膀胱

子宮

輸尿管

直腸

恥骨

尿道口

一體成形的膀胱鏡

陰道口

肛門

▌何時需要膀胱鏡檢查

血尿、重覆或久治不癒的泌尿道感染、子宮頸癌接受根除性子宮切除手術前懷疑有膀胱轉移時、泌尿道結石、頻尿、尿失禁、解尿困難、泌尿生殖道瘻管或尿失禁手術時的評估、或任何下泌尿道問題的疑慮等，都是必須做膀胱鏡檢查的常見適應症。

當然，在做膀胱鏡檢查時，必須同時檢視尿道。由於女性的尿道只有 3~5 公分，檢查尿道時一定要另備尿道鏡，或使用一體成形的 0 度或 30 度膀胱尿道鏡，才能對整個尿道做完全的檢查。

總之，膀胱鏡檢查是一種安全的下泌尿道重要檢查，而且在門診就可立即施行，所需時間僅約 3~5 分鐘。當我們有任何泌尿生殖道的生理、病理或功能上的疑義時，膀胱鏡無疑是最重要的初步鑑別診斷利器（有關膀胱鏡下的發現，請參見 P.324~332 彩圖）。

其他儀器檢查

▌超音波檢查

對於頻尿患者，也可以用超音波來檢查，看是否有餘尿及尿液能不能解乾淨等問題。此外，超音波也可以檢查尿道和膀胱的相對位置與膀胱內壁是否光滑，甚至偵知膀胱內腫瘤、異物和結石。有時對於大便失禁的病人，也可以看肛門括約肌是否完整。

▌X 光檢查

尿失禁患者，有時還要做泌尿道的放射線檢查，當然，是否做或怎麼做，全視患者的病情來決定。其中，最常做的是「膀胱尿道鏈珠檢查」，這個檢查是經尿道放一條小鏈珠（鋼珠）直通膀胱，來測量患者在不出力和腹部用力時，膀胱和尿道位置的改變，與膀胱和尿道的相對關係之變化。根據檢查影像的比對，可以得知在腹壓上升時患者的膀胱頸有沒有下降，也可以觀察患者的尿道會不會移動。此外，對於有泌尿道腫瘤的疑慮或泌尿生殖道瘻管時，泌尿系統的放射線顯影檢查（如 IVP），也是必要的。

叮嚀　慎選治療方法

泌尿道疾病的治療，常攸關患者的生活品質，所以，病人自己或其家屬（在台灣仍然有些患者去看病或接受治療與否，必須要看家屬的時間和意願，尤其是年紀較大的婦女，由於社經地位較低，因此，仰賴家人決定的程度會更高）的企圖心，常和預後（亦即最終的結果和對患者的影響）有絕對的關係。即使是最簡單的保守治療（指相對於手術方式之外的治療），願意治療的強烈企圖心，是唯一能夠促進病情改善和痊癒與否的決定因素。

對於泌尿道疾病的治療，一般可概分為藥物治療、物理治療、膀胱訓練和手術治療四種。

在治療前，醫師有責任讓患者及其家屬充分了解，該等疾病的治療可以有多少種選擇？能夠使用什麼藥物（包括注意事項和副作用）？行為或生活的改變與保守療法對病情有幫助嗎？可不可以做膀胱訓練？有哪些訓練骨盆底肌肉肌力的運動或設備？當然，還要告知各種手術方法的優缺點、成敗比率與將來可能的變化和併發症。

沁尿道疾病的治療原則

●●●●●●
藥物治療

　　一般說來，除了在泌尿道感染時使用抗生素之外，很少有單憑用藥就能治好的泌尿道疾病，當然，尿失禁和骨盆腔鬆弛的治療更是如此。然而，儘管藥物常不能治本，但是有時藥物的使用對病情仍有幫助，尤其是某些特殊的族群，例如給予停經後的女性補充荷爾蒙（尤其是陰道用雌激素藥膏），就會對雌激素缺乏導致的生殖泌尿道萎縮所造成的生殖泌尿道疾病的預防和治療有幫助。

　　本節對於泌尿道疾患的藥物治療介紹，完全以神經學的觀點，分別針對膀胱和尿道疾病的用藥作概述，再介紹一般抗生素的使用，最後才論及荷爾蒙對泌尿道疾病的治療。此外，為方便大家閱讀比較，本文儘量用圖表來表達。

膀胱和尿道常用藥物
▶與尿道功能有關的常用藥物

藥　　物	劑　量	作　　用	副作用或限制
α-腎上腺素 受體刺激劑		使尿道阻力增加。	

藥物	劑量	作用	副作用或限制
Phenylpropanola-mine	口服，每天3次，每次25~50mg。	促進尿道平滑肌收縮，治療尿失禁。	神經質、失眠、口乾、心悸、頭痛、胸悶、噁心、嘔吐、腹瀉、便祕。
三環抗憂鬱劑			
Imipramine（Tofranil）	口服，睡前或每天3次，每次25~50mg。	剛開始服用時有 α-腎上腺素受體阻斷劑的作用，持續服用則有增加尿道阻力的作用。	口乾、便祕、頭昏、嗜睡，孕婦與青光眼患者不可服用。
α-腎上腺素受體阻斷劑		降低尿道張力，可治療解尿困難、逼尿肌尿道括約肌不協調和高尿道張力者。	尿失禁惡化。
Prazosin（Minipress）	口服，每天3次，每次1~5mg。		眩暈、頭痛、嗜睡、虛弱、心悸、噁心，孕婦不可服用。

▶與膀胱功能有關的常用藥物

藥　物	劑　量	作　用	副作用或限制
抗乙醯膽鹼藥物		使膀胱放鬆，治療尿失禁、頻尿、夜尿、逼尿肌過動、尿急。	口乾舌燥、便秘、頭昏、排尿困難、尿液滯留、嗜睡，青光眼患者不可服用。
Oxybutynin（Ditropan）	口服每天3次，每次2.5~5mg。		孕婦不可服用。
Imipramine（Tofranil）	口服，睡前或每天3次，每次25~50mg。	屬三環抗憂鬱劑。	孕婦不可服用。
Hyoscyamine（Levsin）	口服，每天2~4次，每次1~2粒。		孕婦不可服用。

藥　物	劑　量	作　用	副作用或限制
Tolterodine（Detrusitol）	口服，每天1次，1次2~4mg。	是專一性的抗乙醯膽鹼藥物	孕婦不可服用。
抗蕈毒鹼藥物		同抗乙醯膽鹼藥物	
Solifenacin（Vesicare）	口服，每天1次，1次5~10mg。		孕婦不可服用。
鈣離子阻斷劑		直接作用在平滑肌，治療尿失禁、頻尿、尿急、逼尿肌過動，可降高血壓。	低血壓、臉潮紅、盜汗、暈眩、四肢水腫。
Diltiazem（Herbesser）	口服，每天3次，每次30~60mg。		頭暈、無力感、頭痛、便祕、口渴、皮膚搔癢，孕婦不可服用。
抗組織胺		類似抗乙醯膽鹼藥物的作用，治療間質性膀胱炎。	口乾、頭昏、視覺障礙，青光眼患者不可服用。
Chlorpheniramine（Neo-vena）	口服，每天3~4次，每次4~8mg。	具鎮靜作用。	孕婦可服用。
肌肉鬆弛劑		直接作用在平滑肌，治療尿失禁、逼尿肌過動、間質性膀胱炎。	青光眼患者偶會見眼壓上升，副作用少見，但偶爾可見昏睡、口乾、噁心、嘔吐、頭痛、視力模糊。
Flavoxate（Genurin）	口服，每天3~4次，每次100~200mg。		孕婦可服用。
乙醯膽鹼藥物		促進膀胱收縮，治療尿液滯留、解尿困難、溢流性尿失禁。	流口水、盜汗、全身潮紅、腹絞痛、腹瀉、低血壓、氣喘發作。
Bethanecol（Urecholine）	口服，每天3~4次，1次10~50mg。		孕婦不可服用。

抗生素

▊處方用藥簡介

抗生素用來治療泌尿道細菌感染，大部分患者須持續服藥 3~14 天。如果是屬於泌尿道的重複感染，則應該做尿液細菌培養與敏感測驗，找出致病細菌與有效的抗生素。而且對於慢性感染的患者，在痊癒後，醫師可能會給予 6 個月以上、每晚一個劑量抗生素的預防治療，以防止再度感染。此外，均勻多喝水和忍尿都是治療原則。

▊用藥基本常識

若一再因性行為引發泌尿道感染，建議患者在性行為之後多喝些水，儘快排空膀胱，並服用一個劑量的抗生素來預防感染。

患者一定要依照醫師指示，將處方中的抗生素服用完畢。千萬別因感到症狀緩解就隨意停藥，或減少服藥的粒數和次數，否則細菌（約 20~30 分鐘繁殖一次）會產生抗藥性，而增加日後治療的難度。

▊服藥可能副作用

在懷孕期間，泌尿道感染的治療更不可輕忽。若不治療或使用不當的抗生素，可能會引起腎盂腎炎，不僅對母體健康造成威脅，甚至可能導致胎兒早產。此外，在開始治療泌尿道感染前，一定要先告知醫師已經或可能懷孕的訊息，請醫師開立對孕婦和胎兒較安全的抗生素。

治療泌尿道感染常用的抗生素，請參見 P.183「泌尿道感染常用的藥物」。至於各藥物的特性，則請參見 P.252 表格。

▶治療泌尿道感染常用藥物的特性

藥　物	服用時機	孕婦可否服用	可能出現的副作用
Trimethoprim-Sulfamethoxazole（Baktar）	飯後或以大量水服用，以免胃腸不適。旅行者腹瀉首選用藥。	可，但分娩前不可服用，哺乳期亦不可服用。	蕁麻疹、眼窩水腫、全身皮膚出疹、對光敏感、腹痛、腹瀉、肝炎，以及血液學問題：紫斑病、血液惡質病、溶血性貧血、低凝血酶原血症。
Nitrofurantoin（Furadantin）	與食物或牛奶併服，可增加藥物的吸收。	可，是懷孕首選的藥物但初期不可服用。	噁心、嘔吐、食慾不振、手腳輕度麻木或刺痛、呼吸短促、咳嗽。
Ampicillin	空腹時服用，可促進胃腸對藥物的吸收。	可。	本藥毒性極低，偶爾可見皮疹、蕁麻疹、念珠菌陰道炎、腹瀉（血便），至於過敏性休克則很少見。
Augmentin	開始進食時服用效果最佳，治療不可持續超過 14 天。	懷孕初期不可服用。	噁心、嘔吐、腹瀉、肝功能不良、過敏反應、黏膜念珠菌感染、過敏性皮膚炎。
Doxycycline	不宜研磨或咬碎、不可和鈣、鐵、鎂、氫氧化鋁凝膠或制酸劑同時使用，治療期間避免日光直射。	哺乳、懷孕期間不可服用。	光敏感性皮膚炎、噁心、嘔吐、腸胃道炎、貧血。
Tetracycline	不可和食物、奶類、鐵劑或制酸劑併用，否則會阻礙藥物的吸收。	懷孕、哺乳期不可服用。	嘔吐、大小腸炎、皮疹、蕁麻疹、念珠菌陰道炎、肝功能不良（GOT、GPT 上升）、腎毒性。
Cephalexin（Ulex）	不要和食物併用，因為藥物的吸收會受食物的干擾而延緩。	可。	皮疹、蕁麻疹、肝功能不良（GOT、GPT 上升），過敏性休克則很少見。

藥　物	服用時機	孕婦可否服用	可能出現的副作用
Norfloxacin （Baccidal）	口服時胃腸吸收良好，但不要和氫氧化鋁或鎂等制酸劑併用，否則會降低藥物的吸收；服用本藥要多喝水，以避免結晶尿，本藥會增加氣管擴張劑 Theophylline 的血中濃度；和咖啡或可樂類飲料併服，會使體內咖啡因濃度增加，而引起神經過敏或胃部刺激的危險。	不可，哺乳期亦不可服用。	噁心、嘔吐、腹瀉、腹痛、食慾不振、皮疹、全身痙攣、關節損傷、失眠、興奮。
Ciprofloxacin （Suxen）	同上。	不可。	噁心、嘔吐、腹瀉、腹痛、胃腸不適、頭痛、皮疹、過敏、頭重腳輕、失眠、興奮、虛弱、全身痙攣、心律不整、心絞痛、胃腸道出血、腎炎。

荷爾蒙

▊處方用藥簡介

　　女性荷爾蒙的治療，對於停經後女性身體老化的預防，有絕對關鍵性的影響。其不僅著重在骨質疏鬆的預防，對於泌尿生殖道老化引起的不適症狀，也有很不錯的改善效果。相對地，女性在停經後如果沒有做荷爾蒙治療，除了會引起骨質疏鬆外，超過 80％的婦女，會有

泌尿生殖道嚴重老化的問題。由於對癌症的恐懼,目前使用荷爾蒙治療的人有愈來愈少的趨勢,但是必要時還是要和婦產科醫師討論怎麼使用會最恰當。至於市面上流行的替代療法,尚缺乏實證醫學證據,不僅無法證明它們的效果,也無法證明無害,使用宜非常謹慎。

▌用藥基本常識

荷爾蒙的補充方式很多,一般可分為口服式、陰道內栓塞式、塗抹式、貼片式和注射式 5 種。其中,口服式荷爾蒙是最常被使用的方法,如果沒有肝腎功能異常或其他不適合的情形,持續 5 年低劑量的口服荷爾蒙的投予,一般可以使停經後婦女獲得最大的益處。

然而,口服用藥後往往仍有一半左右的病人,還是會覺得陰道乾澀、搔癢,也有人出現性交疼痛,或常有頻尿、膀胱炎等泌尿道問題的困擾,此時,就需要使用陰道內荷爾蒙治療。雖然,這種陰道內女性荷爾蒙塞劑或藥膏,會迅速經由陰道上皮吸收,而達到全身治療的效果,

叮嚀

適合使用陰道內荷爾蒙治療的患者

1. 曾罹患癌症而不能做口服荷爾蒙治療的病人。
2. 只有泌尿生殖道老化的困擾,而沒有其他停經症狀或危險因子的病人。
3. 即使已經口服荷爾蒙,卻仍然持續有泌尿生殖道不適症狀者。
4. 需要女性荷爾蒙的局部治療,以準備泌尿生殖道手術者。
5. 不能忍受口服荷爾蒙治療者。

但是全身的作用極低，唯其主要作用，還是針對局部的陰道與尿道組織發揮阻斷泌尿生殖道老化的效果。研究顯示，口服荷爾蒙治療後仍常有泌尿道症狀的病人，給予陰道內荷爾蒙治療，則90％患者在3個月後，泌尿生殖道老化的症狀或其所引起的問題就會獲得顯著改善。

■用藥可能副作用

做荷爾蒙療法後，最常見的併發症，就是陰道的不規則出血。如果這種陰道出血並非忘記服藥所造成，就應立即去看醫師，以排除子宮內膜有增生或癌症的可能。此外，使用荷爾蒙後，也常會有人覺得胸部或乳房脹痛和觸痛，這種現象，大都是荷爾蒙造成的局部水腫所引起，大多無礙；不過，仍然要排除罹患乳癌的可能。

因此，使用荷爾蒙的更年期或停經婦女，最好時常自我檢查乳房（注意有沒有不正常硬塊、乳頭分泌物、乳頭內凹或改變方向、乳房變形、局部溫度改變或皮膚橘皮病變等），而且每6~12個月，要接受一次徹底的全身檢查（包括血壓測量、乳房檢查、婦科檢查、子宮頸抹片檢查、肛門直腸指檢、尿液檢查、糞便潛血檢查、定期血液檢查等），並找泌尿婦科或婦產科醫師諮詢，以評估荷爾蒙治療的問題與效果。

▶荷爾蒙的治療

藥物種類	特色說明	使用方法	適應症	可能出現的副作用
1. 口服式荷爾蒙		治療以低劑量為佳，如雌激素 Premarin 0.3mg、黃體素 Provera 2.5mg；甚至是 Premarin 0.15mg、Provera 1.25mg。	出現更年期或停經後症狀者；但孕婦、確知或懷疑罹患乳癌或與女性荷爾蒙有關的癌症或腫瘤患者、不明的陰道出血、血栓栓塞症與嚴重高血壓患者，均不可使用。	
雌激素	雌激素種類很多，有人工合成或天然的，醫師會視患者情況選擇適合的雌激素，其中以普力馬林（Premarin，由懷孕母馬的尿中獲得）歷史最久，也最常被使用。	每日定時服用，可週期性或持(連)續用藥。對於停經後服用的原則是使用中不宜再有陰道出血。		子宮內膜增生、子宮內膜癌罹患率增加，乳癌罹患率增加，陰道念珠菌感染。
黃體素		子宮未曾切除的婦女服用雌激素時併用黃體素，可降低子宮內膜病變的危險性。子宮已切除而有子宮內膜異位症者，服用雌激素時可(要)併用。		憂鬱、體重增加，胸部脹痛、腹脹、頭痛、經痛、水腫與倦怠。因為服用雌激素而使血中 HDL（高密度脂蛋白）增加的好處，會被黃體素抵銷掉。
2. 陰道內荷爾蒙	一般都使用雌激素。	可使用藥膏或錠劑（藥丸），視病情每 1~7 天使用 1 次，每次 1 粒或約 1~2gm 藥膏置入陰道內。	適應症與禁忌同上，對生殖泌尿道萎縮的治療或相關疾病的預防特別有效。	會迅速由陰道黏膜吸收，可能出現的全身副作用較低，但其副作用同口服荷爾蒙。

藥物種類	特色說明	使用方法	適應症	可能出現的副作用
3. 塗抹式荷爾蒙	用於皮膚與陰道局部治療，其血中濃度可能很低，血中濃度低時，對預防骨質疏鬆沒幫助。	有子宮的患者，必須合併服用黃體素。使用前要先洗淨塗抹部位的皮膚，而且本藥連續使用 3 週後應停用 1 週。	同上，肝功能異常者可使用。含酒精等刺激成分者不能使用在陰道。	塗藥處偶爾會有皮膚發紅及發癢，其他副作用同口服荷爾蒙。
4. 貼片式荷爾蒙			同上，對於不適用口服荷爾蒙或有副作用者，可改用這種皮膚貼劑。通常用於接近更年期（仍有規則月經）但有更年期症狀的病人。	副作用同口服式荷爾蒙，且大約 10%婦女在貼藥處會有皮膚疹和發癢現象。
雌激素貼片	與口服效果相似，只是被吸收後不經肝臟代謝，因而對提高 HDL 與降低 LDL（低密度脂蛋白）的好處亦隨之減少，但預防骨質疏鬆的效果與口服者相似。	每星期使用 1 或 2 次；但不可以貼在乳房上，也不可連續兩次貼在同一部位的皮膚上。		
雌激素&黃體素二合一貼片	1998 年推出，體積比上者小，對皮膚的沾黏效果好，刺激性也小。效果不錯，且副作用小，但仍須長期臨床觀察。	每星期 2 次，其他使用方法同上。		
5. 注射式荷爾蒙	屬於懸浮液或油溶液長效型雌激素，但注射後血液濃度無法維持穩定，故對降低血中膽固醇和預防骨質疏鬆的效果都較差。	每月施打 1 次，肌肉注射。	同上。	同口服荷爾蒙。

物理治療

泌尿道疾病的保守療法中，除了藥物治療外，還有改變生活形態的治療法、膀胱訓練、子宮托法（陰道內子宮托的使用）和物理治療，其中尤以物理治療的效果最佳。

物理治療的目的，就是在訓練骨盆底肌肉的肌力，讓骨盆底的肌肉在訓練後，能有足夠的支撐力量，來承受腹壓增加時，對膀胱尿道的推擠。一般而言，物理治療的成功與否，與處置的醫療人員的能力和態度，暨患者的病識感和企圖心，有非常大的關係。此外，未曾開刀治療、症狀較輕微的，與停經前就來接受治療的患者，其預後（治療結果）也較好。

物理治療可概分為「凱格爾運動（骨盆體操）」、「（骨盆底肌肉）電刺激法」、「（骨盆底肌肉）生理回饋法」和「陰道圓錐法」，以下分別就各種方法做詳細的介紹。物理治療是骨盆底肌肉肌力的直接訓練與治療，至於近期流行的電磁波椅，則療效不明。

凱格爾運動（骨盆體操）

這種收縮骨盆底肌肉（這個動作可以憋尿和憋大便）的練習動作，是改善和防治生殖泌尿道鬆弛與尿失禁的最好方法。本法不僅省時、不用花錢，又可以隨時隨地做收縮練習，故對任何年齡層的婦女都有益處。經醫師指導，在短期內即可學會凱格爾運動，此後，如果每天能像洗臉化妝與吃三餐般，時時刻刻都不忘勤加練習，就可以達到鍛鍊骨盆底肌肉肌力的效果，不僅可以治癒輕度的尿失禁與骨盆腔鬆弛，

更能增加性生活的幸福美滿，並且預防將來年老時大便失禁。但是，對於二級或三級以上的骨盆腔鬆弛（尤其是已有解尿困難者）和尿失禁患者，骨盆腔體操的效果就非常有限了。（詳細的凱格爾運動作法，請參見 P.306~309）

至於凱格爾運動訓練效果不佳或不會做的婦女，可考慮做電刺激療法或生理回饋法等其他物理治療，來確認並練習正確的骨盆底肌肉收縮運動，學會後就可隨時做收縮的動作。如果還是無效，就必須考慮使用手術來做骨盆重建了。

電刺激療法

此法是在患者陰道內提肛肌附近，放置一個電刺激治療儀的電極探頭，再經由電池所產生的電力形成電極，來刺激骨盆底的肌肉，使其收縮而變得強壯，以達到禁尿並防止尿液滲漏的目的。這種電刺激的治療並不會讓人觸

▶電刺激治療儀

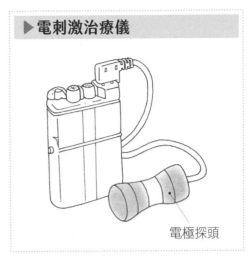

電極探頭

▶電刺激治療時電極探頭的放置

使用電刺激治療儀時，電極探頭放在陰道中骨盆底肌肉的位置。

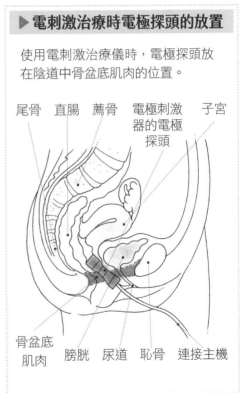

尾骨　直腸　薦骨　電極刺激器的電極探頭　子宮

骨盆底肌肉　膀胱　尿道　恥骨　連接主機

電，不會灼傷陰道，也不會痛，常用來輔助改善或治療壓力性尿失禁、逼尿肌過動和骨盆腔鬆弛的患者。

電刺激治療儀既精巧、輕便又經濟，不管門診或居家治療皆適宜。由於使用柔軟彈性矽膠電極探頭，可以很容易放入陰道，不會造成不舒服。沒有性經驗或已經陰道萎縮的婦女，則可以轉換為直肛探頭，而且使用方法相同。此外，這種電刺激治療儀，還能提供各種運作頻率、週期與治療時間的設定，有助規劃漸進式療程。但是，本法是針對不會自己做凱格爾運動的患者設計的，使用時能夠讓患者感受到骨盆底肌肉收縮的感覺，進而學習怎麼做凱格爾運動。所以，對已經會做凱格爾運動的患者，就不需要安排電刺激的訓練。

生理回饋法

所謂生理回饋法，就是一種把病人身體內正常且無法知覺的生理活動，轉換成她可以看到、聽到或摸到的訊號，藉以學習或再教育來達到某種設定目的的一種訓練方法或過程。對於逼尿肌過動的患者，我們可以藉由生理回饋的機制來幫助患者學會對抑制逼尿肌收縮的控制。而對於壓力性尿失禁的患者，則可藉由生理回饋法的訓練，來幫助患者更有效率地學會自由控制和感受骨盆底肌肉收縮的瞬間，來增加骨盆底肌肉收縮力量，以治療尿失禁。

例如，操作時可以在患者肛門周圍，貼一塊表面電極，來偵測骨盆底肌肉收縮的電極活動。而這種電極活動，能轉換成可以看見的肌電圖，或是可以聽得見的聲音，如此，每當骨盆底肌肉收縮時，患者就能夠看到或聽到她的肌肉收縮力量幅度或聲音的大小，藉這種回饋機制來訓練骨盆底肌肉的肌力，達到治療尿失禁和骨盆腔鬆弛的目的。

由於肌電圖的生理回饋系統，都具備清晰的肌電圖訊號，與可靠的生理回饋訊號，並能自動計算合理的「預期達成目標」，所以能夠激勵患者，並協助病人做正確的、收縮強度夠的骨盆底肌肉群運動。

陰道圓錐法

陰道圓錐法，也是一種增強骨盆底肌肉肌力的訓練方法。本法是藉由在陰道內置入錐體，利用骨盆底肌肉會自動收縮以防止錐體滑出，來達到強化骨盆底肌肉訓練的目的。

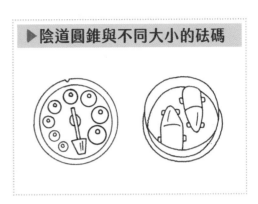

▶陰道圓錐與不同大小的砝碼

一般而言，錐體的大小有兩種不同的尺寸，而砝碼重量又有20~100公克9種選擇。在剛開始做陰道圓錐訓練時，為了使患者有信心，而且較容易控制，通常會用大的錐體，和選用較輕的砝碼，在圓錐置入陰道後，如果患者可以行動自如，並把圓錐保持在陰道內15分鐘以上，就會進一步選用較重的砝碼或較小的圓錐，來做進一步的訓練。

總的說來，物理治療法對不嚴重的尿失禁和輕度骨盆腔鬆弛的治療效果非常好，不僅經濟又安全，而且患者又可免挨一刀，因此應該大力推廣。只不過，患者常常無恆心，自己覺得好多了，就不再繼續，故效果也往往不佳。因此，有治療效果時一定要有恆心堅持下去，畢竟「羅馬不是一天就能建造完成的」，何況人體老化會造成神經肌肉的退化，當肌肉訓練所增加的肌力，無法對抗肌肉的自然衰退時，又怎麼會有效呢？另外也要特別提醒年輕女性，由於到衰老還有很漫長的日子要過，而且以目前醫療的進步和大家對健康的重視，未來餘命

達 100 歲以上絕對是常態，因此，更應該把握年輕的黃金時刻，及早適時地做好骨盆底肌肉的訓練，將可終身獲益無窮。

▶尿失禁物理治療的結果

年齡 （歲）	病人數	物理治療前，每 週尿失禁的次數	物理治療後，每 週尿失禁的次數	改變（成功） 的百分比
≦ 40	5	30.2	1.2	96
41~60	23	17.6	3.8	78
≧ 61	10	18.2	2	89
總計	38	22（平均）	2.3（平均）	89（平均）

註 表列的物理治療成果，是國外的研究報告，僅供讀者參考。

子宮托法

子宮托的種類

子宮托的使用，是保守治療婦女骨盆腔鬆弛的另一種方式。由於患者骨盆腔鬆弛的種類與程度各不相同，而且還要考慮到是否有尿失禁，與是否需要引流月經（要有孔洞）等差異，所以有各種不同形狀的子宮托可供選擇。此外，為了配合患者（陰道容積大小不同）的使用，各種子宮托也都分別有大小不同的尺寸。

子宮托的使用

當決定使用子宮托，來治療生殖泌尿道的鬆弛與疾病時，患者必須選擇適合自己的規格和大小。一般而言，使用子宮托的患者必須具

備一個條件,那就是陰道不能萎縮,也就是陰道仍有彈性。因此,已停經且未曾補充女性荷爾蒙的婦女,最好在使用子宮托前,先在陰道內放置4~6週的雌激素栓劑或藥膏,以使子宮托的使用能夠更舒適、更平順,而且可以提高長期使用的機率。

關於陰道內各種子宮托的放置法,請參見右圖。

使用子宮托的併發症

使用子宮托最常見的併發症,就是子宮托對陰道壁的慢性刺激或壓迫,會造成陰道的糜爛、潰瘍,甚至陰道壁缺血壞死,進而導致子宮托穿入膀胱,形成膀胱陰道瘻管。這種併發症的發生,都肇因於個人疏忽,因為各種子宮托都有它裝置與使用原理,放置後必須常規檢查,且必須依規定按時取出。例如立方體的子宮托,是經由一種很輕(很柔軟)的吸盤(吸附)效果來固定,所以,最理想的用法是每天睡前一定要取出,隔天早上起床後再置入陰道內,以防止陰道損傷。

▶各種不同形式的子宮托

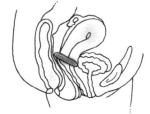

▶各種子宮托的放置法

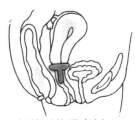

類似甜甜圈形狀的子宮托,藉著邊緣卡在陰道壁來頂住子宮。

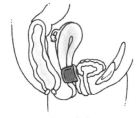

杯蓋形的子宮托。

盾狀子宮托。

因此，所有使用子宮托的患者，都須按規定接受常規的檢查（剛開始每週 1 次，爾後 4~6 個月 1 次），高齡婦女尤須注意安全，而且要有家屬知道長輩使用子宮托。每個使用子宮托的婦女，自己都一定要學會如何裝置和取出子宮托，才能正確且有效地照護自己身體的健康。

膀胱訓練

何謂膀胱訓練

膀胱訓練被視為一種行為療法，是治療間質性膀胱炎、逼尿肌過動、頻尿與尿急的好方法，能幫助患者重新建立膀胱控制的自主性和正常的解尿模式，對於病情改善與治療有非常好的效果。由於做膀胱訓練病患的膀胱容積都已變小、機能也變差，故必須在醫師指導下自我訓練，讓膀胱重新恢復原有容量和功能，所以也有人將這種重新學習以恢復正常忍尿、解尿來擴大膀胱的過程，稱為「膀胱再訓練」。

門診時，醫師會先教導病患，有關頻尿、禁尿及漏尿之生理與病理機制；再要求患者依據個人現況，記錄治療前解尿日記（參見 P.68~69），供患者作為以後自我訓練結果的對照參考（此時醫師也會教導如何喝水與憋尿的技巧），可以增加患者對於治療的信心。

患者常需訓練 6~8 星期，每星期都要拿記錄的解尿日記回門診追蹤，讓醫師根據改善的狀況再設下一目標，來慢慢延長解尿的間隔時間。一般來說，膀胱訓練的治療成功率可高達 80％以上，而其成功與否的關鍵，則取決於患者是否有足夠的企圖心，並能夠完全配合醫師制訂的訓練計畫，所以，病人能夠用心、努力、積極配合，與家屬的參與、鼓勵，並嚴格遵守醫師的指示來訓練，是治療成功的不二法門。

正常地憋尿是訓練重點

　　醫師在門診教導膀胱訓練（或再訓練）時，常會要求患者做「憋尿達 2、3 小時目標」的訓練，很多病人對此感到疑惑，經常會問：「不是不能憋尿嗎？」、「憋尿不是不好嗎？」、「某某醫師說不要憋尿！」、「憋尿不是會傷身（腎）嗎？」、「憋尿會不會造成膀胱發炎？」

　　到底真相如何呢？一般而言，正常時我們每天解小便的次數，通常不會超過 8 次，正常人大都可以 3 小時以上才去 1 次廁所。如果 1、2 個小時就要急著上廁所，甚至不到 1 小時就要去尿尿，絕對不是正常現象。當然，如果在短時間內攝取大量水分（或飲料、水果），導致

叮嚀 膀胱訓練的重點

　　對於間質性膀胱炎、尿急與逼尿肌過動的患者來說，「膀胱訓練」是恢復正常膀胱功能的重要方法之一，而且是療效非常好的行為療法。然而，即使是有效的方法，也都要患者用心、努力、極力配合，才可能成功，當然家屬的參與、鼓勵和支持也非常重要。所以，病人在接獲醫師指示做膀胱訓練時，一定要遵守下列四大原則：

1. 要維持排訂的時間間隔以上才能去解小便：如果醫師要求患者至少要 1.5 小時以上才能去上廁所，患者應盡量配合做到。

2. 確守醫囑，均勻慢慢地多喝水：不管是 1 小時喝 100cc 或 200cc，一定要配合醫師的指示；若有疑問或不解之處，必須馬上與主治醫師討論。

3. 遵照醫師處方服藥：病人一定要遵照醫師的處方服藥，切忌胡亂改藥或自行停藥，才能提高治療的成功率。

4. 長期維持良好的喝水與解尿習慣：病情改善後，一定要長期維持治療期間養成的良好喝水與解尿習慣，持之以恆變成日常生活的一部分。

尿量增多，那又另當別論；但如果 1 個小時左右就得去小便，尿量又常少於 200cc，就要考慮膀胱有功能性的問題了。

膀胱常會因為發生病變（如間質性膀胱炎），而無法容納足夠的小便。何況，依據「用進廢退」的原理（使用就進步、發達，不用就退步、萎縮），如果每次稍有尿意就急著上廁所，而不讓膀胱有充分脹大的機會，久而久之，即使是正常而無病變的膀胱，其容積也會縮小，惡性循環的結果，更會造成每次解尿量都很少的嚴重頻尿。

因此，在面對這類病人時，醫護人員常要幫忙指導做膀胱訓練（或再訓練），使患者的膀胱容量逐漸增加。在訓練過程中，患者都要練習正常的憋尿，以逐漸延長解小便的時間間隔，而不能一有尿意就去上廁所。

認識「尿意感」三階段

按照學理來說，「尿意感」共包含三個階段：

當膀胱內的尿液達 150~200cc 時，一般人都會有稍微想尿的感覺，這時稱為「最初尿意感」。許多婦女平日較少出門，由於從小被告知「有尿意時就要小便，否則會得膀胱炎」，而且反正在家方便，又主觀地感覺到尿意，就會頻頻如廁，日子一久，膀胱就萎縮了。這個原理非常像駝背，如果經年累月背部都不挺直，久而久之就會變駝背了。

其實，只要專心工作或繼續從事原來的活動，正常人還是可以等到第二階段——「正常尿意感」——膀胱內的尿液約 300~500cc 左右，這時會有脹尿的感覺，再去廁所也不遲。

如果此時情況並不允許立即去上廁所，則又多可暫時憋尿，直到第三階段——「強烈尿意感」——膀胱內的尿液往往在 500cc 以上，

我們就會有強烈想解小便、非去不可的感覺。雖然這時對大多數人來說，幾乎都不會有漏尿的情形發生；但若仍不去解尿，就是屬於病態的憋尿了，這時腎臟濾出的尿液可能無法流入膀胱而傷腎。

由此來看，會出問題而影響身體健康的憋尿，就是在已有很強烈的尿意感與非去尿尿不可時，卻還不去上廁所才可能發生，而並不會在有「強烈的尿意感」以前影響身體健康。因此，具有治療性質的膀胱訓練，或在訓練過程中的合理憋尿，即使會有反射性小腹不適、膀胱疼痛或尿急，也不會對患者身心造成任何不利影響或傷害。

改變生活形態的治療法

良好飲食與運動

泌尿道疾病的治療，也可以藉由生活形態的改變，而獲得很好的治療結果，而且，這些方法仍然是行為療法的一種。例如肥胖者，經適度的減肥，常可減輕尿失禁的病情，甚至尿失禁也有可能痊癒，只是減肥不可輕信偏方，而是要飲食控制與運動並重。其中飲食控制要遵從營養師指示，而運動方式則切忌激烈的運動，尤其是年紀大的女性，更以溫和的健走為上策（當然，健走是任何年齡層的婦女都可從事、且可以有效消耗身體熱量的運動）。

改變致病的行為模式

膀胱的疾病，常會因為不恰當的生活習慣，與其他原本無相關的因素和問題而造成，所以，正本清源，找出危險因子，並改變致病的行為模式，常可獲得不錯的效果。

舉例來說，有慢性咳嗽者，就要找出病因治好咳嗽；吸菸者也要戒菸；從事粗重工作者，更要改變工作方式，或減輕每次搬運的物重。而平時均勻適量地喝水與憋尿，更可避免膀胱變小與預防泌尿道感染。

其實，泌尿道疾病的保守療法還有很多，不管患者選擇什麼方式，我們都期待所有病人，能用最少的付出，獲得身體健康和最佳的生活品質。（詳細的泌尿健康日常改善之道，請參見 P.289 PART4）

手術治療

與功能有關的泌尿道疾病的手術療法，常可分為對頻尿（尤其是間質性膀胱炎）、解尿困難、逼尿肌過動、骨盆腔鬆弛與壓力性尿失禁的手術。一般說來，到目前為止，對間質性膀胱炎（筆者認為膀胱的水擴張術加上膀胱訓練是最有效、最快、沒有併發症、病人不會覺得不舒服的好方法）、解尿困難和逼尿肌過動，仍無一致、有效的手術方法。因此，對於泌尿道疾病的手術療法，常限於壓力性尿失禁和骨盆腔鬆弛的患者，而且由於壓力性尿失禁發生時，大都會合併骨盆腔的鬆弛。因此，手術方法的選擇，也就會思考如何才能夠同時解決這兩種疾病並避免病人開兩次刀的技術。

近百年來，相關的壓力性尿失禁手術已多達兩百多種，但大多數方法都無法通過時間的考驗而曇花一現。以下介紹幾種曾經較流行且用得較久、成功率較高的壓力性尿失禁手術方法。當然，如果有必要，也會提到骨盆鬆弛的重建。

恥骨後尿道固定術（M.M.K）

▎適應症

曾是使用最廣泛的開腹式尿失禁手術，適用於可移動性膀胱頸的壓力性尿失禁患者，但是現在已經少用。

▎作法

將尿道周圍的組織縫到恥骨聯合的背面骨膜上。

▎優點

是最早施行恥骨後尿道固定術的尿失禁手術，下文介紹的陰道膀胱頸懸吊術（Burch colposuspension）係由本手術修正而來。

▎缺點

長期成功率僅在60%左右，而且無法矯正膀胱膨出。此外，由於操作時是把近端尿道旁的組織固定在恥骨膜上，因此發生骨膜撕裂與骨膜炎的機率高達50%以上，而且造成解尿困難的比例也很高（可達28%）。

陰道膀胱頸懸吊術（Burch colposuspension）

▎適應症

適用於有移動性膀胱頸的壓力性尿失禁患者，尤其是合併有骨盆腔鬆弛的病人。筆者從醫以來，一直持續使用這個方法，是成功率極高（常達95%以上），併發症極少的好方法。

▊作法

此法是由 M.M.K 修正而來，因此這兩者都被列為「恥骨後尿道固定術」，施行的步驟也很相似。手術方法是切開腹壁，由恥骨後緣進入陰道前方骨盆腔進行重建工作。手術時醫師會用不可吸收且不易撕裂或脫落的縫線，把鬆弛的陰道與膀胱頸懸吊固定在骨盆壁上強韌的庫帕氏韌帶，使陰道、尿道與膀胱回復正常解剖位置。如此一來，當患者因咳嗽、打噴嚏、大笑或跑步運動等造成腹壓增高擠壓膀胱時，腹壓就能有效地傳導到膀胱頸和尿道，達到治療尿失禁的目的。

當然，這種懸吊術也可以用腹腔鏡來做，但是腹腔鏡的操作常有極大限制——無法做精準、足夠的縫合和懸吊，因為懸吊位置常有偏差，且對同時有骨盆腔鬆弛的患者而言，腹腔鏡懸吊術的視野限制更多，因為治癒率常在 80％以下，因此，現在仍以剖腹式為最佳選擇。

▊優點

自 Burch 醫師於 1961 年提出此法後，經過近 60 年的臨床經驗，已證實是尿失禁手術中最穩定、治療成功率也最高的一種，術後患者痊癒的機率達 90~95％，特別是對陰道沒有萎縮或疤痕化的病人，手術成功率非常高，且是併發後遺症最少的一種（依筆者的經驗，沒有其他尿失禁手術會發生的術後尿道阻塞和解尿困難的情形）。

此外，由於患者常會合併陰道旁的缺損，而有膀胱膨出的情形，所以在手術中，非常方便一併施行陰道旁缺損修補術（把陰道壁的兩側暨頂端，分別縫合在各該側正上方的庫帕氏韌帶），來矯正膀胱膨出。

如果患者沒有小腸膨出與子宮脫垂，陰道膀胱頸懸吊術是不必進

入腹腔的，且患者在麻醉退後甦醒都可立即進食，因此恢復的情況當然會比較快速且良好，大多數病人在術後僅需住院 4~7 天左右。萬一患者又同時有子宮（或陰道）脫垂，或小腸膨出等骨盆腔鬆弛的問題，則在做陰道膀胱頸懸吊術後，也可以做骨盆腔的全部重建工作，也就是同時做子宮（或陰道）懸吊手術和道格拉氏凹修補術，讓病人恢復正常的骨盆腔解剖構造。

　　本法的另一個優點是，如果患者曾做尿失禁手術失敗而有解尿困難時，都可在手術時同時解決。無論先前的手術是用吊帶或是人工陰道網膜，都會在膀胱頸和尿道周圍形成纖維化或黏連，造成尿道的扭曲、阻塞，導致解尿困難。這些都可在本手術中從腹部將所有的吊帶、網膜、纖維化和黏連剝離，完全解除尿道的扭曲和阻塞，病人的解尿困難也就能排除，這是從陰道的手術絕對無法辦到的。

▌缺點

　　值得注意的是，罹患尿失禁時，並不是所有的尿失禁都可以用陰道膀胱頸懸吊術來手術。在手術前，除了要了解整個骨盆腔的鬆弛狀況，以及尿道暨膀胱頸的可動性外，更要做尿路動力學檢查，以排除有逼尿肌過動或尿道硬化與尿道閉鎖壓力不足的患者。否則，手術不僅無益，甚至可能造成急迫性尿失禁的病情惡化。

陰道前壁修補術（Anterior repair）

▌適應症

　　用在沒有合併陰道旁缺損的中央型膀胱膨出，然而，單純只有中

央型膀胱膨出的案例並不多見，一般可用於已經做過陰道旁缺損修補術，而在術後發現仍然有嚴重的中央型膀胱膨出的患者。

▌作法

把陰道前壁黏膜和其下方的膀胱分離，並將多餘陰道壁切除，然後把膀胱頸往上推，綁緊兩側的恥骨尿道韌帶後，即做陰道傷口的縫合。

▌優點

可同時矯正壓力性尿失禁和中央型陰道前壁的脫垂（或膨出），術後較少引起解尿困難與逼尿肌過動。

叮嚀 腹膜外的剖腹產比較好嗎？

前一陣子有醫療院所宣傳腹膜外剖腹產的好處很多：如恢復快、較不痛、術後不必禁食、不會腹腔內感染等。其實，這種技術已經在婦產科的主流中消失了幾十年，其所宣稱的優點也都不是真正的優點，以筆者從事婦女泌尿學的經驗與觀點，完全不贊成腹膜外剖腹產。

根據筆者和國健署合作的研究顯示，台灣婦女尿失禁盛行率與生產與否、生產方式和生產數無關。所以即使是剖腹產（無論哪一種剖腹產），60 歲以後都有 29.8％的人會尿失禁。而且對尿失禁的治療來說，腹膜外剖腹產時打開的恥骨後骨盆腔是尿失禁手術時最重要的空間。因此，如果產婦可以自然產，卻鼓勵病人做腹膜外剖腹產，無緣無故破壞了恥骨後骨盆腔，進而造成它的黏連或是疤痕化，會導致日後尿失禁手術治療的困難，而再做組織剝離時，也容易出血，甚至引起膀胱破裂。

■缺點

本手術不是骨盆重建，對尿失禁的治癒率也低，成功率在50％以下，長期成功率約20％。而且極易造成陰道狹窄，並形成陰道前壁瘢痕而沒有彈性，使得手術失敗者考慮再度開刀時，較難使用成功率高的陰道膀胱頸懸吊術。因此，有女性生殖器脫垂的患者，一般並不建議做陰道前壁修補術，因為這個方法不僅效果不彰，更可能使尿失禁的病情惡化，甚至造成尿道周圍組織硬化而增加未來手術的困難度。

叮嚀

陰道後壁修補術

相對於陰道前壁修補術，陰道後壁修補術是用來治療直腸膨出的術式。其作法是把陰道後壁黏膜和其下方的直腸分離，切除已分離多餘的陰道後壁後，將兩側提肛肌暨陰道直腸筋膜分別對齊縫合，再把陰道傷口與會陰傷口對齊縫合，故也會有陰道整形的功效。

叮嚀

女性生殖器官整形

一般所說的女性生殖器官的整形，常是狹義地指將寬鬆的陰道縫合變窄；其實，在婦產科的領域，依照解剖位置、美觀、功能與症狀的有無，整形的廣義定義，還包括：

● **小陰唇整形**：小陰唇並無分泌潤滑體液的腺體，如果過度肥大或太長，性行為時就容易被拉扯，若有疼痛或性行為困難時，可考慮做整形，切除過度增生的組織。

● **會陰舊疤痕的切除與裂傷的修補**：會陰陰道的舊疤痕與裂傷大都是生產時造成的，導致患者陰道與肛門間正常平整的會陰扭曲變形和

變短，若常有陰道感染或大便失禁，就一定要重建陰道與會陰，才能恢復正常功能。

- **會陰疝氣修補**：會陰肌肉若受傷、萎縮、退化或有神經病變時，會失去支撐功能，因此，當腹部用力，會陰就會鼓出；若同時有提肛肌損傷，患者常會有便秘。

- **陰道狹窄整寬重建術**：適用於陰道口或兩側小陰唇下端的會合處，因疤痕、萎縮或太緊，而有性行為疼痛和陰道口裂傷者，本手術也適用於陰道整形後導致陰道口或陰道狹窄者。

- **肛門括約肌整形術**：生產過程肛門括約肌損傷，產後或老化後會有大便失禁；患者開始時，常無法控制放屁，情況逐漸嚴重時，就會有軟便失禁，最後，甚至連硬便也無法控制。手術成功率高。

- **提肛肌摺疊術**：常合併陰道後壁整形，修補生產時受傷或老化後萎縮的提肛肌，來治療大便解不乾淨或便秘。

- **子宮頸過長切除**：子宮脫垂的患者常會有子宮頸過度增生、肥大和增長，因此，手術切除過長子宮頸時可視有無頻尿、下腹痛、陰道下墜感、子宮脫垂或尿失禁，同時做手術治療。

- **腹部手術疤痕切除整形**：腹部也是女性性感象徵之一，若術後有蟹足腫樣的疤痕而嚴重影響美觀與心理時，就應評估整形的可能。

- **其他**：如輸卵管結紮後再接通、雙陰道、陰道中隔、陰道血腫、陰道閉鎖和無陰道的手術與重建等。

　　一般而言，從婦產科醫學的觀點來看，女性生殖器官的整形，常不是醫療上絕對必要的手術；然而，若為提升生活品質，甚至有助於身心的重建，就應找婦產科醫師做相關的諮詢；畢竟，女性生殖器官的重要性絕對不輸給臉蛋，執刀的整形醫師如果對生殖器官解剖不熟悉，絕對無法提供完美的資訊或手術結果給患者。

雷射陰道緊縮術可以治癒尿失禁嗎？

　　媒體與網路常有「女性私密雷射、產後依然緊實嫩白、可以治癒尿失禁」的報導，有病人來門診做相關的第二意見諮詢，想知道雷射能否治療尿失禁？這幾年來，陰道雷射手術的話題非常夯，由於強調方便、迅速、有效，加上促銷和宣傳：手術簡單、非侵入療程、手術時間短、術後恢復快（3 天內不可有性生活）、治療過程無不適感、術後較無腫脹疼痛、對私密處鬆弛療效非常好、能改善陰道乾澀、分泌物會減少，更能緩解改善尿失禁、更年期症狀，讓很多女性心動。

　　因為這種手術只是用雷射的熱效應燒灼陰道表面，使陰道黏膜與其下的結締組織（含膠原蛋白）結疤，而產生陰道黏膜緊縮。由陰道的組織學、解剖學、和骨盆底的支撐來看，陰道鬆弛與尿失禁，應該是骨盆腔鬆弛造成的，是支撐骨盆底器官的神經、肌肉、筋膜斷裂或損傷所致，絕對不是陰道黏膜或結締組織等淺層構造鬆弛而已；所以，用雷射燒灼陰道淺層組織來治療尿失禁實在是牛頭不對馬嘴。

　　最近，世界婦女泌尿醫學會雜誌就對陰道雷射美容這類的手術做出「還不是時候」的評論，原因有：（一）這類治療缺乏前瞻性隨機臨床試驗，且沒有手術效果的科學證據，醫師不能以市場需求合理化手術，何況這些需求都是以非專業的術語藉由網路宣傳所創造。（二）這些手術幾乎都沒有論述手術的適應症、標準化流程、後遺症（併發症）、和手術成功定義的文獻。（三）雷射會造成陰道的損傷、粘連、結疤，可能導致性行為疼痛、生殖泌尿道疼痛與外陰部的不適，其安全性必須完全被確認。（四）陰道雷射手術對直腸、尿道、膀胱、和骨盆腔的血管與神經等陰道旁器官的長期影響仍然未知。（五）陰道雷射儀器的操作醫師必須有足夠的訓練與認證。

縫針尿道固定術（Needle urethropexy）

▌適應症

適用於體弱或年紀大的尿失禁患者。

▌作法

將膀胱頸兩旁的組織（有的會把陰道壁也縫合帶上去）吊到腹直肌筋膜上，藉以提高膀胱頸與近端尿道，使膀胱頸和尿道在腹壓上升時，不會被推擠出骨盆腔，而達到治療尿失禁的目的。

▌優點

簡單、傷口小，術後較不會痛。

▌缺點

成功率低，常不及 50％，且易造成術後解尿困難，與縫線會切斷正常組織等情形。因此，婦產科較少使用此法。

吊帶法（Slings）

▌適應症

多用於尿道已經沒有功能（亦即尿道硬化或其閉鎖壓很低時），但膀胱頸在腹壓增加時仍可移動者。

▌作法

在所有尿失禁手術方法中，這是手術方式與使用材料最複雜的一

種，其使用之材料（帶子）有合成的或取自病人自身的筋膜。這是一種利用帶子（吊帶）把膀胱頸或尿道的下方與其兩側同時提高，以期在腹壓上升時，導致膀胱後傾，而能機械地阻塞膀胱頸或尿道，來達到治療尿失禁的方法。

▌優點

對於尿道功能不良、先天性尿失禁（如尿道上裂）、尿道萎縮瘢痕化、尿道閉鎖壓力低，或做過骨盆腔放射線治療（電療）的患者，吊帶法是很好的治療法，成功率可達 80％以上。

▌缺點

一般都不建議使用於初次尿失禁手術時，特別是合併有骨盆腔鬆弛的「壓力性尿失禁」病人。因為單靠吊帶法，或僅合併做陰道前壁修補術，卻沒有同時做整個骨盆腔的重建，則大多數的患者在手術後，常很難得到滿意結果。因此，除非做過其他手術失敗，否則醫師不太建議此法。況且，本手術的併發症也較多，常見的有尿滯留、逼尿肌過動、頻尿、解尿困難、傷口感染與尿道膀胱損傷等。

無張力陰道吊帶法（TVT／TVT-O）

▌適應症

此法是吊帶法中的一種，可治療壓力性尿失禁。TVT 和 TVT-O 的原理都相同，所使用的吊帶在植入後，都被當成尿道中段的支撐點，故在腹壓上升時，能夠支撐尿道，有效治療尿失禁。

■作法

兩者都經由尿道口下方的陰道植入，TVT 經由恥骨後方固定在腹部；TVT-O 經由閉鎖孔固定在兩大腿內側。

■優點

微創、傷口小、簡單、恢復快、住院天數少，兩者對尿道功能不良與尿道閉鎖壓低的尿失禁患者，有一定的治療效果。

■缺點

本手術要吊到剛剛好並不容易，常有「過猶不及」的情況，TVT容易傷到膀胱（參見 P.332 彩圖 46、48），且易發生術後解尿困難，現在在台灣做 TVT 的婦產科醫師比較少，做 TVT-O 的醫師比較多，但 TVT-O 的手術治療效果較差，且易發生大腿內側疼痛。此外，這兩種手術只是治療尿失禁，而完全不考慮患者是否有骨盆腔鬆弛的問題，所以如果患者的尿失禁和骨盆腔鬆弛有關，則手術時若不同時做骨盆重建，只做本手術是不夠的。

由於患者都希望尿失禁手術能更簡單，因此儀器設備藥廠也競將原本操作就很容易的整套手術設備修正成更迷你的新吊帶套組和技術，只是力挺這種創意的學者在面對批評時，都不得不強調，這個手術僅是針對只有尿失禁的患者，若患者還有骨盆腔鬆弛，則要再加上別的方法解決。因此，各大生產治療尿失禁設備的廠商，也都積極研發各種人工陰道網膜，以同時修補骨盆底的缺損。

只是，這種創意原本要求簡單的尿失禁手術，卻還要植入更多合成的材料，並以更複雜的方式來分離、破壞更多骨盆底的構造，其做

法不僅和骨盆腔重建手術的精神不符，也容易有傷口感染、潰爛、癒合不良和植入物暴露等併發症（參見 P.332 彩圖 47）。因為，尿失禁和骨盆腔重建手術的目的，除了要重建、恢復骨盆底正常的解剖構造，以恢復其功能，並保護骨盆腔原已受損的筋膜、神經和血管，以避免它們因鬆弛的拉扯而進一步受損外，手術時更應儘量避免骨盆底組織的剝離與破壞。

▶ 無張力陰道吊帶法（TVT）

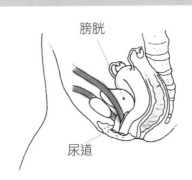

膀胱

尿道

- 近幾年，經常在媒體宣傳且頗為流行的「無張力陰道吊帶法」（TVT），也屬於吊帶法這一類的手術方法，其作法請參見右圖。

- TVT 是把吊帶從陰道放入，吊帶再從腹部穿出，以固定懸吊尿道中段，下腹部 (恥骨上方) 有兩個小傷口。

叮嚀

慎選尿失禁手術方式

尿失禁的手術療法中被視為「黃金標準」者的只有兩種：陰道膀胱頸懸吊術 (Burch colposuspension) 和無張力吊帶術 (TVT)。其中 Burch 手術時可同時做骨盆腔的重建，而 TVT 則標榜簡單、快速，然而近年來，愈來愈多的研究追蹤術後患者發現在 TVT 手術後，三分之二以上的患者會有解尿困難、尿流速度慢、解尿時間延長與餘尿增多或尿解不乾淨的現象，而且這些後遺症並無法在術後幾個月，或幾年後自然緩解！對尿失禁而言，常常有新的手術方法被發表，然而，最新的辦法可能並不就是最好的方法，而且若術後有解尿困難時，應儘速求醫診治。

其他手術療法

有時候，尿失禁是無法用前述手術方法來治療的，例如有些高血壓或糖尿病病患，常因末梢血管神經的病變與障礙，影響尿失禁的治療效果，因此必須慎選其他手術方式。其中，尿道旁注射法與安裝人工尿道括約肌，是最常被使用的方法。

▌尿道旁注射法

這個手術法是在膀胱頸注射某些物質，使其隆起，以達到阻塞膀胱頸的作用。而常用來做為注射物質的，有病人自己的脂肪（要先做

叮嚀

術後要排氣才能進食嗎？

術前衛教病人術後醒來如果麻醉藥退了，不會嘔吐時，就要儘早進食。病人或家屬常會問：「不是排氣後才能進食嗎？」其實，只要手術中沒有胃腸道的損傷，一般在意識清醒後，就可以吃東西。因為我們身體有一個生理的反射，叫做「胃腸反射」：食物進入胃就會刺激腸的蠕動；所以，術後儘早進食可以促進胃腸道加快蠕動，而提早排氣。依筆者的經驗，只要患者術後依照指示在麻醉醒後就吃東西（而且硬的食物比軟的食物好，進食的次序不必是水→流質→稀飯→飯），則患者大都會在手術後 12 小時內排氣。術後胃腸不會脹氣，病人就較舒服。

此外，筆者也會要求病人一醒來就做深呼吸、動手腳和翻身，因為這些動作都會促進血液循環和加速麻醉藥物的代謝，讓病人儘早從術後麻醉狀態恢復正常，也可以避免血栓形成，並促進排氣。

一般來說，術後的食物種類完全沒有限制，但是豆、蛋、奶類、蘋果、魚湯、洋蔥和汽水等容易脹氣的食物在術後早期都要儘量避免，如果要吃，也以少量為原則。

腹部抽脂）、膠原質（或稱「膠原蛋白」）、玻尿酸與鐵弗龍（Teflon）。

此法適用於尿道硬化、尿道功能不良，和尿道閉鎖壓力低的病人，特別是老年人與曾有多次尿失禁手術卻失敗者，其短期治癒率在21~70％。一般而言，本手術除了會引起泌尿道感染外，很少引起併發症。

然而，就長期來看，此法相當不穩定，成功率也低。例如脂肪很容易被吸收，效果常無法維持很久，且抽脂會有肺栓塞的危險。而目前普遍使用的膠原蛋白或玻尿酸也有被吸收的問題，有些手術成功的病人半年內尿失禁會再復發，必須重複注射；此外，膠原蛋白價格高昂，健保又不給付，故不太經濟。至於鐵弗龍，則有擴散到身體其他組織的疑慮，尤其會跑到腦部。因此，尿道旁注射法已經逐漸失去舞台，但有時也是不得不使用的手術方法。

■人工尿道括約肌

使用時必須植入體內，由病人操作機器來控制壓力，所以，運用此法治療的先決條件，是患者的意識必須清楚、機警，而且手指靈活。

此法適用於其他手術無效、先天畸形或有神經疾病的尿失禁患者，治癒率在80~90％。由於併發症不少（例如：植入的人工尿道括約肌移位、植入部位疼痛或損傷潰爛、感染與機器故障），所以，一般婦產科很少使用此法。

手術失敗怎麼辦

尿失禁病人在開刀前最感猶豫的，常是「開刀會成功嗎？」其實，不僅患者疑惑，醫師也不敢說手術一定會百分之百成功，畢竟導致尿失禁的潛在危險因子或不可逆的因素實在太多了；何況老化所引起的

神經退化、血管硬化、組織萎縮與器官功能喪失，是人力無法阻擋的。因此，只要手術後症狀改善很多，在理論上就可以稱之為手術成功。

依照「國際尿自制學會」的定義，尿失禁的病人在手術後 2 年內，如果完全沒有尿失禁或其症狀改善很多，就算是尿失禁手術成功。例如，病人在開刀前動輒漏尿，而術後僅限於尿很脹且在大咳或大笑時才會漏一點點尿，就算手術成功；因為即使華佗再世，也無法克服老化問題，或是讓已損傷的神經完全恢復正常功能。

雖然，目前尿失禁手術的成功率常可達 90％以上，但由於患者個人身體健康狀態與體質都會有差異，或因診斷的不足與治療方法選擇的不

叮嚀
術前溝通提高成功率

當尿失禁的嚴重程度，已經影響到日常生活與社交活動，而必須尋求手術治療時，醫病雙方均應謹慎以對，做充分良好的溝通。首先是進行諮詢的工作，討論病人的生活品質、工作情形與生活型態，確認是否真的需要開刀。其次，就是確認骨盆腔器官的鬆弛嚴重度，討論是否同時做骨盆重建工作；最後，再就各種手術的適應症、做法、成功率、併發症等做說明，甚至萬一併發症發生時，該怎麼辦也要討論。

唯有做好充分的醫病溝通、完美的術前準備，與妥善的手術計畫，才能提高手術成功率，並降低術後併發症和復發率。而且開刀前應該有完整的內診、神經學檢查、尿液檢查、膀胱鏡檢查與尿路動力學檢查；最後，手術的終極目標是要成功，至於刀口的大小、從腹部或從陰道開、新方法或老方法、手術需時多久、住院多久等，都不是最關鍵因素。所以醫病雙方要共同合作、思考，依據檢查結果選擇手術醫師最專精、最佳最適當的手術治療方法，才是王道。

同，並不是每個病人都那麼幸運，都可以透過手術獲得完全的痊癒。萬一在做了尿失禁手術後，仍有尿失禁或出現解尿困難等情形時，該怎麼處理呢？

基本上，手術失敗的患者，往往是本身條件比較差的，所以於再度面臨尿失禁等困擾時，更應深入且謹慎地評估與鑑別診斷，以找出失敗的原因。

一般在手術後立即出現尿失禁的常見原因有：無法矯正的內科疾病、術前已有但無法診斷出的潛在尿失禁、手術失敗、手術方法不適當（或是雖然手術方法正確，但矯正程度不足）等。至於術後經過一段時間，才再發生尿失禁的原因有：泌尿生殖道的老化、泌尿道感染、缺少女性荷爾蒙、長期腹壓的增加（如從事粗重工作、慢性咳嗽和過度肥胖等，都會造成腹壓的增加）、結締組織異常、手術矯正的程度不夠，與懸吊物或其所固定的組織扯斷等。

在臨床上，對於已做過尿失禁手術而又失敗的患者，一般必須鑑別診斷的項目及治療的方法如下：

▋壓力性尿失禁

醫師要先評估，到底是尿道的支撐與固定有問題，還是尿道的內括約肌功能不全。如果原因是前者，可用恥骨後陰道膀胱頸懸吊術來矯正；如果是後者，治療方法就完全不同，必須用吊帶法、膀胱頸尿道旁膠原蛋白或脂肪注射法，或裝人工尿道括約肌等。

▌逼尿肌過動（急迫性尿失禁）

這種病人常會有到廁所時褲子尚未脫下就漏尿的困擾，一般多是術前就已有症狀，要不然就是手術的併發症。這時，藥物、行為治療（如膀胱訓練）尿道擴張、凱格爾運動與生理回饋法等保守療法，是對付急迫性尿失禁的首要選擇。即使病人同時罹患壓力性尿失禁（即混合型尿失禁），仍應以保守療法先行治療逼尿肌過動。

▌泌尿生殖道瘻管

大多是手術的併發症，須開刀修復，有時會合併壓力性尿失禁發生，故手術時必須一併解決。

▌排尿功能不良

常是手術的後遺症，如果病人在開刀前排尿功能就已較差，術前如果對已存在的排尿功能不良的問題沒有解決對策，則做尿失禁手術（尤其是吊帶法）後症狀可能會更嚴重。一般來說，頻尿、夜尿、解尿困難、解尿量少、膀胱脹、重複的泌尿道感染與溢流性尿失禁等，都是常見的症狀。

這時，就必須依患者病情輕重，給予適當的治療，像藥物、定時排尿與尿道擴張等都是常用的方法。有時候，甚至患者必須間歇性自我導尿，或是將原先手術的懸吊物拆除。要解決排尿功能不良，常須針對致病因做矯正，所以，有時再次開刀絕對是必須使用的方法。

自我保養提昇手術成功率

尿失禁或骨盆腔鬆弛重建手術，都屬於功能的重建工作，技術較

難，「過」與「不及」都會有後遺症，因此不僅醫護人員要小心翼翼，患者在手術前後的自我保養也很重要。

自我保養的最重要原則，就是要改變生活形態，除依醫師指示使用藥物（如女性荷爾蒙等）、戒菸和控制理想體重外，平日還應多均勻地喝水、飲食均衡、儘量避免從事太粗重的工作。

在手術前，如果有慢性咳嗽的情形，就得找出病因，將咳嗽治好。另外，也要多吃纖維素含量高的蔬果，以預防便秘，否則太用力排便，就會拉扯到才剛縫合固定的懸吊縫線與骨盆重建的置入物。

當然，更要緊的是必須時時刻刻練習凱格爾運動。因為尿失禁大都不會單獨出現，而是常合併整個骨盆腔的鬆弛，如子宮脫垂、膀胱膨出、直腸膨出或小腸膨出，所以患者最好在術前就要學會凱格爾運動，以便術後能夠隨時做骨盆底的保養；否則，任由骨盆底自生自滅，組織細胞逐漸「老化」的結果，骨盆底神經和肌肉會加速萎縮，尿失禁就會復發。

膀胱引流

導尿管引流

▌導尿管是最常被用來引流膀胱內尿液的方法

在台灣的大小婦科手術後，如果因為麻醉或病人無法下床，或病人無法自解小便，或須讓膀胱休息等情況，而須做膀胱引流時，傳統上大都是從尿道放置導尿管來解決。即使是像子宮頸癌根除術、尿失禁手術或陰道式的膀胱尿道手術等，這類可能對膀胱神經剝離較大或

傷害較多和需讓膀胱休息的外科療法，大多數醫師在手術後，也還是使用尿道導尿管，來讓病人的膀胱休息或做膀胱訓練。

▌導尿管引流缺點多

儘管導尿管經常被使用，但問題是它有很多缺點。首先是病人容易感染，尤其是對於糖尿病等慢性病患者，常會導致泌尿道黴菌或酵母菌的嚴重感染。其次，病人會極端不舒服，因為導尿管會磨擦、拉扯、刺激尿道，造成發炎，增加病人痛苦。第三是破壞病人尿道，因為放置導尿管（尤其是長期放置），有時會造成尿道黏膜損傷，進而破壞尿道組織。

不過，放置尿道導尿管的最大缺陷，還是在於「無法確知手術病人膀胱功能是否已經恢復」。因為一條導尿管放在尿道內，僅能測知一段時間後有多少小便形成，而無法偵知病人是否已能自解小便、能解多少小便與解尿後膀胱內餘尿殘留的情形。

於是，在照護、處置病人的膀胱功能是否恢復時，僅能「嘗試錯誤」，先假設病人的膀胱機能已恢復正常，就逕行拔掉導尿管；可是在拔掉導尿管之後，常會遇到患者仍然無法正常排尿。這時，不管是間歇性地導尿，或是重新放置導尿管，都是另一個痛苦抉擇的開始。因為病人不僅

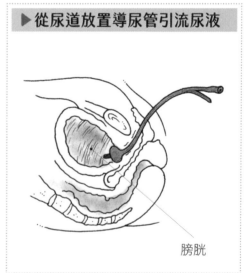

▶從尿道放置導尿管引流尿液

膀胱

會因解尿困難感到不舒服與焦慮而抱怨增多，且易造成醫病關係的緊張。更困難的是：如果選擇重新放置導尿管，那麼再插入的導尿管該在何時拔掉？結果又是一次新的「嘗試錯誤」的開始！這樣怎麼會有醫療品質與水準可言呢？

恥骨上膀胱造瘻術

▋何謂恥骨上膀胱造瘻術

　　恥骨上膀胱造瘻術，是一種已在歐美普遍使用數十年的手術。顧名思義，它是在恥骨上方打一通道直通膀胱，來引流尿液。本手術雖因使用的材料和技術的不同而有許多種方法，但其基本的操作方式與概念大都相同（參見 P.330~331 彩圖 38~40）；一般說來，大多數的膀胱造瘻術都是和主要的手術（如陰道膀胱頸懸吊術等尿失禁手術）同時操作，所需時間大多不會超過 3 分鐘。而平時較常使用的方式，是

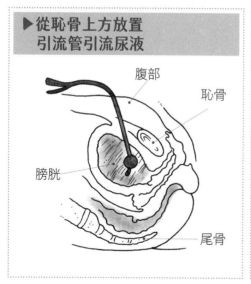

▶從恥骨上方放置
引流管引流尿液

腹部
恥骨
膀胱
尾骨

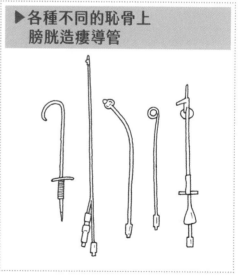

▶各種不同的恥骨上
膀胱造瘻導管

以一套管徑很小的穿刺針（含引流管），在膀胱鏡目視下，直接由恥骨上方從腹部插入脹大的膀胱內。若單獨手術時，可在局部麻醉下操作，但是在放置造瘻管時，也要在膀胱鏡目視下做，才能確保手術安全。

▓ 恥骨上膀胱造瘻術的優點

　　恥骨上膀胱造瘻術的好處，是可以長期使用、好照顧、不易感染，病人不會感到不舒服，且可隨時偵知膀胱功能的恢復情形（隨時知道解尿量和餘尿量），術後不必像尿道導尿管經歷拔掉與否如履薄冰般地「嘗試錯誤」，病人也可以提早出院，不僅減少醫病關係緊張的機會，且降低醫療和社會成本，因此，對需要儘早偵知膀胱排尿功能或做長期膀胱引流的患者來說，恥骨上膀胱造瘻絕對是比導尿管引流更好的選擇。

PART 4

泌尿道
日常保養之道

泌尿道日常保養之道

飲食健康保養
建議攝取的營養素

　　我們需要的營養素不但種類繁多，對每種營養素的需求量也不盡相同，而每種食物中所含營養素的種類與份量又都完全不同。為方便大家廣泛選擇各種食物，來維護身心健康，衛福部國民健康署將食物依其類別分為六大類，並建議每大類每人每天應攝取的份量，讓我們能夠廣泛且均衡地攝取「六大類食物」中的各種食物，以供應身體每日活動及系統功能運作所需的營養及熱量。

　　每天平均地攝取六大類食物，就能夠有均衡的飲食（營養）；而均衡的飲食（營養）永遠是維護身體健康的最基本條件，因為一旦飲食失衡，抵抗力就會變低。像是間質性膀胱炎的病人（初診時，很多病人外表看起來黑黑瘦瘦乾乾的），常會因頻尿與夜尿而失眠、焦慮、沮喪和心煩，例如不敢攝取柑橘類水果，所以很容易有飲食失衡而致營養不良的現象，加上維生素與礦物質可能在食物烹調的過程中流失，因此病患需有適當的營養素補充，以免降低免疫功能。其中，以維生素 A、B₆、C、D（尤其是 D₃）、E 與鈣、鎂的補充最為重要。

▶六大類食物

一、全穀雜糧類

營養素	主要提供醣類及一部分蛋白質。若選擇全穀類,則含維生素 B 群及豐富纖維素。三餐應選擇全穀為主食,或至少應有 1/3 為未精製全穀雜糧。
食物來源	糙米飯、紫米飯、全麥麵包、全麥麵、全麥饅頭、地瓜、馬鈴薯、芋頭、南瓜、山藥等。
建議量	每人每天 1.5~4 碗,因每個人體型及活動量不同,所需熱量也不一樣,故可依個人的需要量增減。

二、豆魚蛋肉類

營養素	主要提供蛋白質,飲食優先順序為豆類、魚類與海鮮、蛋類、禽肉、畜肉。
食物來源	雞蛋、鴨蛋、黃豆、豆腐、豆漿、豆製品、魚類、蝦類、貝類、海產類、豬肉、牛肉、雞肉、鴨肉等。
建議量	每人每天 3~8 份。每份相當於蛋 1 個或嫩豆腐半盒、或魚類和肉類 35 公克。

三、乳品類

營養素	主要提供蛋白質及鈣質,並含有乳糖、脂肪、多種維生素、礦物質等。
食物來源	牛奶、乳酪、發酵乳等。
建議量	每人每天 1.5~2 杯。一杯約 240cc,乳酪(起司)2 片

四、蔬菜類

營養素	主要提供維生素、礦物質、膳食纖維植化素。通常深綠色、深黃色的蔬菜,所含維生素及礦物質的量比淺色蔬菜多。
食物來源	蔬菜種類繁多,例如青江菜、小白菜、芥菜、四季豆、海帶等。
建議量	每人每天 3~5 份,其中至少 1 份為可食生重約 100 公克,至少 1.5 份為深色蔬菜。

五、水果類

營養素	主要提供維生素、礦物質及部分醣類。
食物來源	水果種類繁多,例如芭樂、蘋果、柳丁等。
建議量	每人每天 2~4 份,1 份為切塊水果約半碗至 1 碗。 深色水果(橙紅色或橙色、紅色)含有各種類胡蘿蔔素、花青素等有益健康的植化素。吃蘋果、水梨、番茄、桃子、李子等水果時應儘量洗乾淨連果皮一起吃。

六、油脂與堅果種子類

營養素	主要提供脂質,種子類有各樣營養素。
食物來源	烹調用油,有沙拉油、花生油、橄欖油等。堅果種子類食物如花生、瓜子、芝麻、腰果、酪梨。
建議量	每人每天 3~7 茶匙,種子類 1 份。 每茶匙約 5 公克,種子類 1 份約 3 茶匙。

資料來源:衛生福利部國民健康署《每日飲食指南》
可利用中研營養資訊網(http://gao.sinica.edu.tw/health/plan.html)查出個人熱量需求。

▶主要營養素的特性及缺乏症

營養素	特性	缺乏時可能發生之症狀
蛋白質	高溫、酸、鹼、光及氧化等對其營養功能影響不大。	發育不良、水腫、對疾病的抵抗力弱、易疲倦。孕婦蛋白質供應量不足，易導致流產、早產、貧血及嬰兒出生體重不足。
維生素 C	溶於水，易受高溫、鹼及氧化、脫水所破壞，在酸中安定。	壞血症、抵抗力減低、傷口不易復原、牙齦及皮膚易出血、疲倦、關節酸痛、貧血。
維生素 E	溶於油脂、不受熱與酸的影響，但酸敗的脂肪與鉛、鐵鹽類同在時的氧化現象，就易被破壞。	背神經痛、肌肉疼痛、麻痺、維生素 A 易氧化、血管心臟病、溶血、輕微貧血。（在人類不易產生缺乏症）。
維生素 A	溶於油脂，長時間受高溫、光及氧化作用，則易損失。	表皮黏膜層改變（角質變性）、夜盲症、乾眼症、雞皮、皮膚乾燥、呼吸系統易受細菌感染、抵抗力減弱。
維生素 D	溶於油脂，不受熱、鹼及氧化的影響。	骨骼及牙齒發育不良、軟骨症、手足抽搐、骨質疏鬆、易患齲齒。
維生素 B_1	溶於水，長時間加熱或加鹼烹煮，易被破壞。	腳氣病、疲勞、食慾不振、多發性神經炎、腸胃鬆弛、便祕。
維生素 B_2	溶於水，易被鹼及陽光中紫外線所分解，對熱、氧化劑及酸穩定。	嘴角潰爛、口角炎、皮膚長油性疹、眼睛充血、畏光、角膜炎、易疲倦。
維生素 B_6	溶於水及酒精，對光、鹼敏感，耐熱、酸。	皮膚發疹、脂漏性皮膚炎、粉刺。

維生素（維他命）的重要性

　　維生素又稱為「維他命」，其中能溶解於脂肪者稱「脂溶性維生素」，能溶解於水者稱「水溶性維生素」。維生素大多數不能從身體中製造，而必須從食物中攝取，它們在身體中的作用，就好像機械中的潤滑油，茲將其功用及食物來源分述如下：

▶脂溶性維生素

種　類	功　用	食物來源
維生素 A	● 使眼睛適應光線之變化，維持在黑暗光線下的正常視力。 ● 保護表皮、黏膜使細菌不易侵害（增加抵抗傳染病的能力）。 ● 促進牙齒和骨骼的正常生長。	肝、蛋黃、牛奶、牛油、人造奶油、黃綠色蔬菜及水果（如青江菜、白菜、胡蘿蔔、菠菜、番茄、黃紅心地瓜、木瓜、芒果等）、魚肝油。
維生素 D	● 協助鈣、磷的吸收與運用。 ● 幫助骨骼和牙齒的正常發育。 ● 為神經、肌肉正常生理上所必需。	魚肝油、蛋黃、牛油、魚類、肝、添加維生素 D 之鮮奶等。
維生素 E	● 減少維生素 A 及多元不飽和脂肪酸的氧化，控制細胞氧化。 ● 維持動物生殖機能。	穀類、米糠油、小麥胚芽油、棉子油、綠葉蔬菜、蛋黃、堅果類。
維生素 K	● 構成凝血酶元所必需的一種物質，可促進血液在傷口凝固，以免流血不止。	綠葉蔬菜如菠菜、萵苣是維生素K最好的來源，蛋黃、肝臟亦含有少量。

▶水溶性維生素

種　類	功　用	食物來源
維生素 B_1	● 增加食慾。 ● 促進胃腸蠕動及消化液的分泌。 ● 預防及治療腳氣病、神經炎。 ● 促進生長。 ● 能量代謝的重要輔酶。	胚芽米、麥芽、米糠、肝、瘦肉、酵母、豆類、蛋黃、魚卵、蔬菜等。
維生素 B_2	● 輔助細胞的氧化還原作用。 ● 防治眼睛血管充血及嘴角裂痛。	酵母、內臟類、牛奶、蛋類、花生、豆類、綠葉蔬菜、瘦肉等。
維生素 B_6	● 為一種輔酶，幫助胺基酸之合成與分解。 ● 幫助色胺酸變成菸鹼酸。	肉類、魚類、蔬菜類、酵母、麥芽、肝、腎、糙米、蛋、牛奶、豆類、花生等。
維生素 B_{12}	● 促進核酸之合成。 ● 對醣類和脂肪代謝有重要功用，並影響血液中麩基胺硫的濃度。 ● 治惡性貧血及神經系統的病症。	肝、腎、瘦肉、乳酪、蛋等。
菸鹼酸	● 構成醣類分解過程中二種輔酶的主成分，此輔酶主要作用為輸送氫。 ● 使皮膚健康，也有益於神經系統的健康。	肝、酵母、糙米、全穀製品、瘦肉、蛋、魚類、乾豆類、綠葉蔬菜、牛奶等。
葉酸	● 幫助血液形成，防治惡性貧血症。 ● 促成核酸及核蛋白合成。	新鮮的綠色蔬菜、肝、腎、瘦肉等。
維生素 C	● 細胞間質的主要構成物質，使細胞間保持良好狀況。 ● 加速傷口的癒合。 ● 增加對傳染病的抵抗力。	深綠及黃紅色蔬菜、水果（如青辣椒、芭樂、柑橘類、番茄、檸檬等）。

資料來源：行政院農業委員會《食物與營養》

▶台灣富含維生素 C 的常見水果

種　類	芭樂	龍眼	木瓜	椪柑	桶柑	檸檬
維生素 C 含量 （毫克／100公克）	225	112	73	68	57	43

資料來源：行政院農業委員會

　　感染性膀胱炎患者，可攝取富含維生素 C 的食物，除能保護膀胱上皮、增強抵抗力外，也能酸化尿液，干擾細菌生長，抑制細菌附著在膀胱壁上。對於久治不癒者，補充高劑量維生素 D_3 可提高免疫力。

　　值得注意的是，對泌尿道有好處的食物，並不代表對泌尿道疾病有任何療效。而且營養的補充還是以天然食品為最佳選擇，千萬不要花大錢，買了一大堆垃圾食物。因此，絕對不要隨便相信坊間健康食品的宣傳，而把某些食物或其濃縮錠，當成保健食物或藥物替代品。

多喝水很重要

　　水，是人體全身組織中所佔百分比最高者，是人體最重要的組成成分，也是人體生長的基本物質，更是身體的修護作用所必需。此外，水可以促進食物消化和吸收作用，並維持正常的循環和排泄作用，還能調節體溫，也是滋潤各組織表面和減少器官間摩擦的最重要成分，更是幫助維持體內電解質平衡的主要溶液，是生命的最重要元素。

　　當我們身體缺乏水分時，可能導致百病叢生，例如便祕、膀胱炎等，嚴重時，會影響體內電解質和酸鹼值的均衡，脫水者隨時會有生命危險；所以，平時均勻地多喝水，實在非常重要。在家裡，因為垂

手可得，我們常會忽略水的重要；但是，只要大家一出外旅遊，就會發現，水實在比汽油貴，在國外，甚至會貴上十幾倍（在法國車站，一罐600cc的礦泉水可能會要價5歐元）。由此可見，時常有水可以喝，不僅很健康，很幸福，也很奢侈。

▌膀胱炎更要多喝水

「我一直跑廁所，為什麼還要多喝水？」

「多喝水不是會讓頻尿更嚴重嗎？」

偶爾在門診衛教膀胱炎患者要多喝水時，病人常會有這樣的疑惑。其實道理很簡單，例如，只用清潔劑搓洗髒汙的碗筷，卻不用大量清水沖去油汙，碗筷是不可能乾淨的，這個道理大家都知道。而發炎的膀胱內孳生了數以億萬計的細菌，就像發臭的碗筷一樣，要是只管吃藥，就如同只使用清潔劑洗碗而不沖水；若是不多喝開水，多解些尿，又怎能有尿液來清洗膀胱和沖走細菌呢？

婦女泌尿道感染最常見的原因，是細菌經由長僅3~5公分的尿道，入侵到膀胱內孳生。一般而言，細菌約20~30分鐘就可繁殖一次（由一隻變成兩隻），因此，在自然情況下，於極短時間內，即可在膀胱內繁殖聚集上億的致病菌，而且這些細菌還會釋出內毒素。

這些聚集在膀胱內的細菌和毒素，會刺激膀胱，引起收縮，進而導致病人頻尿；這時如果不多喝水製造尿液，細菌和內毒素會愈來愈多，症狀就會逐漸嚴重。其實，在膀胱炎發作時，膀胱內的細菌數大都已經達億萬以上。此外，若不喝水，尿液會比較濃，而濃度高的尿液會比稀的尿液，更容易對膀胱造成刺激。所以，不喝水不僅無法清除膀胱內的細菌，而且還會惡化頻尿。

▓ 平時就要少量多次喝水

其實，不僅泌尿道感染患者要多喝水，以增加排尿量；正常人如果能在平時就多喝水，對身體也有很大的好處。至於水分的攝取量，則因個人身材、活動量與環境溫度而有所不同，一般正常人的需水量，約每日每公斤體重 35~45cc。養成每小時至少喝 100cc 的水（甚至每小時可以喝到 200~300cc），而且是慢慢地、一口一口地喝，就是對身體最好的保養，別說皮膚或其他器官受益，光是膀胱，就可因而獲益無窮。當然，不喝水，也可以喝茶或其他飲料，但是原則上含糖的飲料則不宜，否則會影響體重的控制和牙齒健康。

我們都知道，池塘的死水很容易發臭。勤於小口小口地喝水，膀胱就會有尿，像一個活的湖泊；否則，膀胱很容易變成一池發臭的死水，運氣不好時，還有可能殃及腎臟，引起發炎，那就更麻煩了。

因此，不但天氣熱、流汗多時要多喝水，即使天氣涼了，也絕對不要因為怕跑廁所而不敢喝水，否則就會增加膀胱發炎的機率。當然，如果要避免晚上睡覺後還要起床尿尿，可在睡前稍微減少水分攝取，並避免在晚上牛飲或食用利尿的食物或飲料。

建議飲食原則

由於肥胖是尿失禁的危險因子，所以，避免自己的體重超過「理想體重」，是一件相當重要的事。

> 國人的理想體重：
> **男性：**〔身高（公分）－ 80〕×0.7 公斤
> **女性：**〔身高（公分）－ 70〕×0.6 公斤

每一個人都應該隨時注意自己的體重；但是，千萬不要為了維持苗條身材，而造成營養不良，否則就得不償失了！每天都遵循國健署的六大類食物建議量，來選擇自己喜愛的食物，既可享受美食，又可維護身體健康，豈不是一舉兩得？

此外，國外的研究報告顯示，有一些食物會對間質性膀胱炎患者造成影響，這可能和間質性膀胱炎的致病理論之一，認為間質性膀胱炎患者的膀胱內壁（上皮）的損傷有關，所以也要注意！當然，這種說法不一定成立，因為根據筆者的臨床經驗，間質性膀胱炎症狀的誘發或惡化和飲食並沒有關聯。然而，不管如何，有時還是因人而異，故不得不注意一下。以下是國外的研究統計，認為間質性膀胱炎患者平日飲食應注意事項：

- 基本上，避免食用酸性或高糖高脂食物，多吃纖維素含量高的食物，是泌尿道保健的共同原則。
- 多吃纖維素含量高且熱量又低的蔬菜類，不但可以避免肥胖、便祕等疾病，對泌尿道保健也有好處。
- 可食用白飯、通心粉、馬鈴薯等澱粉類食物，但應避免裸麥製品。
- 應避免食用雞肝、洋蔥、蠶豆、豆芽類等食物。
- 避免食用熱而辛辣或碳烤或油炸的食物。
- 儘量不吃添加酵母或發酵製品、麵包、優酪乳、乳酪、人工奶油等。
- 調味料應避免使用美奶滋、醬油、醋及其製品。
- 應少吃酸性高的柑橘類水果或果汁（柚子除外），酪梨最好也少吃。
- 應儘量避免飲用含咖啡因的刺激性飲料，如咖啡、茶和巧克力等。
- 含有酒精或碳酸的飲料，如啤酒、汽水等，也應一律避免。

泌尿道的保健

不要過度憋尿

　　「不要過度憋尿」，並非指一有尿意就要上廁所。一般而言，一個人每天解小便的次數不會超過 8 次，正常人每次大都可以間隔 3 小時以上才去解小便；如果 1、2 個小時就要跑廁所，甚至不到 1 小時就要去尿尿，絕對不是正常現象。許多女性因害怕憋尿而頻頻跑廁所，反而讓膀胱容量日益變小，機能也變差。

　　前面說過，「尿意感」有 3 個階段：最初尿意感、正常尿意感、強烈尿意感（P.266）。通常會而影響身體健康的憋尿，是在已有「強烈尿意感」與非去不可時，卻沒有去、不能去或還不去上廁所才可能發生。例如，高速公路塞車、工作忙碌走不開，都是病態憋尿的常見原因。當然，公共廁所不乾淨，尤其是校園內的廁所如果令人感到不舒服，則是有潔癖女性與女學生引發慢性、長期不正常憋尿的主因！臨床上，偶爾會見到因過度憋尿而導致膀胱容積高達 1、2000cc 的婦女。

　　不正常的憋尿，會妨害身心的健康，以下就是幾種不利影響：

● 精神無法集中，無法專心工作、讀書、休閒。

- 膀胱會過度膨脹，進而鬆弛、軟弱與無力，以致解尿困難、無法解小便，甚至造成溢流性尿失禁。
- 容易引起泌尿道感染，甚至併發急性腎盂腎炎。
- 當膀胱膨脹到壓力大於輸尿管壓力時，就會造成尿液逆流，導致腎水腫。這時要是沒有獲得緩解（或治療），就容易傷害腎臟，甚至會威脅生命安全。

保持外陰部清潔

　　這是預防感染的最重要方法。不過，正確的注重個人衛生，是每天用清水或加中性肥皂清洗外陰部一次，並換穿乾淨的純棉內褲和寬鬆衣物，以保持外陰部的通風乾爽清潔，而不是過分保護或過度清潔。有些人矯枉過正，每天使用衛生護墊來維護外陰部與內褲的清潔，或時常在外陰部噴清潔劑或清洗陰道，結果反而改變陰道內細菌生長的生態環境與平衡，造成嚴重的感染。

　　對於身體的清潔，一般來說，淋浴比盆浴好，泡沫浴更應避免。洗澡時，最好使用溫和、無味道的中性肥皂或沐浴乳，因為有香味的產品比較容易刺激外陰部皮膚；至於含有殺菌劑的沐浴精，一般也不建議使用，因為它也會改變陰道內細菌菌落間的恐怖平衡，反而增加感染的機會。

　　婦女進出公共場所最好小心，盡量避免徒手接觸到可能不淨的病源，此外，也可在馬桶坐墊鋪上厚的衛生紙。在上完廁所後，使用衛生紙時，應該遵守由前往後擦的原則，特別是排便後更應由前向後擦

叮嚀

尿失禁患者的保健之道

1. 不要常去解尿：

大多數的尿失禁患者，都會從日常生活經驗中學習得知：「尿急時，如果腹部用力，就會漏尿。」為了避免尿失禁發生，病人就會常去解尿，以預防糗事發生。久而久之，就在無形中造成膀胱長期一直沒辦法充分擴大，導致膀胱的纖維化與變小，故這樣的尿失禁患者就會合併嚴重的頻尿。因此，尿失禁患者保養膀胱的第一步，就是要稍微憋個尿，直到尿急時才去上廁所，而且每次一定要間隔 2、3 小時以上才去解尿，小便量也最好要有 350cc 以上。

2. 要多喝水：

尿失禁常只是骨盆腔鬆弛的一個症狀而已，大多數患者，都會合併膀胱膨出，以致會有尿解不乾淨的現象；亦即每次解尿後的餘尿會比較多，所以，很容易發生泌尿道感染。這種情形，有點像花瓶內的水一直都不換一樣，畢竟只加水卻不換水，會導致瓶內的水發臭。因此，千萬不能怕喝水，而是要經常地、慢慢地均勻喝水（原則上大約是 1 小時喝水 150cc），讓產生的尿儘量把膀胱內的餘尿稀釋，再去解尿把它排出膀胱，才是膀胱的保健之道。

3. 儘量不要使用衛生護墊：

當尿失禁嚴重到隨時會發生時，很多患者常會選擇使用衛生護墊。長期下來，不僅須花很多錢，而且衛生護墊容易造成外陰部的刺激、摩擦、紅腫、搔癢與白色念珠菌（黴菌）的感染，使生活品質更惡化。因此，對於這種情形的應變之道，就是儘速就醫，尋求專家幫忙；更何況，並非所有的尿失禁都一定要開刀，有時（尤其是在早期）物理治療加上簡單的藥物，就可能解決患者的困擾，讓生活品質改善。

拭肛門，以避免染汙生殖泌尿道。此外，婦女在性行為前、後，儘量都要去解尿，並清洗外陰部，而且伴侶也要這樣做。這樣可以讓女性尿道口的細菌，在性行為前被尿液沖走，也可以減少細菌在性行為時被擠入膀胱的機會。

女性在生理期時，更應特別注重外陰部的清潔，一定要經常更換衛生棉墊，而且要避免使用陰道內衛生棉條，因為棉條在製造、保存期間如果汙染到金黃色葡萄球菌，使用後會造成發病非常迅速、非常嚴重的致死性感染（金黃色葡萄球菌敗血性休克症候群，簡稱 SSSS）。

減輕日常生活壓力

壓力，不但會減弱身體的抵抗力與免疫力，形成容易感染的體質，也可能是導致間質性膀胱炎症狀惡化的一大原因。因此，學習自我放鬆、降低壓力的技巧，對於預防泌尿道疾病的發生或減輕其症狀，都有很大的助益。

舉例來說，改變生活作息、減少工作時數、選擇方便如廁的職業等，都有助於減輕平常的壓力。如果間質性膀胱炎的病情已經相當嚴重，不妨暫時停止上班，如此對症狀的治療和控制都會有很大幫助。

此外，慢走、按摩、深呼吸、聽輕音樂與靜坐冥思等活動，都有助於放鬆情緒、舒緩身心，對於被泌尿道問題所苦的人（尤其是間質性膀胱炎的患者）來說，這些都是很好的減壓方法。

其他生活保健之道

保持排便通暢

養成良好的排便習慣（如定時排便、上廁所時要專心、不看手機、雜誌或書等），多喝水並多攝取纖維素含量高的食物，可以幫助排便通暢，降低腹壓、不用力解便，進而防止尿失禁和骨盆腔鬆弛的發生與惡化。

戒菸

由於社會風氣開放，時髦女性抽菸的情形愈來愈普遍，我們時常可以在公共場所中，看到叼根菸的年輕女性。而且抽菸的年齡層，更有向下發展的趨勢。這樣絕對不是好現象，畢竟，抽菸除了容易罹患肺癌、口腔癌、食道癌、胃癌和胰臟癌之外，還會禍延子孫。

更要注意的是，抽菸會加速女性荷爾蒙的代謝，進而增加尿失禁的發生率。筆者的研究統計顯示，不管是以前曾抽菸或目前正在抽菸，都是尿失禁危險因子。而抽菸者發生尿失禁的機會，是不抽菸者的 2~3 倍。因此，婦女想要預防尿失禁發生，一定要禁菸，還要遠離二手菸。

減肥

肥胖的人比較容易骨盆腔鬆弛，也容易罹患糖尿病與高血壓，造成末梢血管與神經的傷害（導致支配器官的損傷），進而引起尿失禁。因此，婦女想要預防尿失禁或骨盆腔鬆弛等疾病，就必須控制體重。當體重已超過理想體重時，一定要做好飲食控制（但絕對不是使用禁食法），並適度運動，切忌胡亂服用減肥藥物。

▍運動

　　運動不僅有助於減肥、強化體質、改善體內的循環系統、免疫系統和避免疾病的發生，對於改善情緒與舒解壓力也有極大的功效；而且，即使是簡單的運動也都會有很大的效益。因此，無論是健走（最新的研究是每天要走 7500 步）、柔軟體操、游泳或騎單車，只要每星期運動 3 次，每次 30 分鐘以上，就可以達到多重效果。

▶走路速度和消耗能量的關係

走路速度 （公里 / 小時）	消耗 300 大卡約需時間 （分鐘）	每分鐘約消耗熱量 （千卡）
3（漫步）	120	2.5
3.6	100	3.0
4.5	85	3.53
5.4	72	4.17
7.2（快走）	45	6.67

泌尿道的保健運動
—— 凱格爾運動

何謂凱格爾運動

　　凱格爾運動的英文原名為 Kegel exercise，也被稱為縮肛運動或骨盆體操，這是婦產科醫師凱格爾，針對產後婦女復健，所設計的一種「骨盆底肌肉收縮運動」。自從 1948 年發表至今，已證實對婦女尿失禁及骨盆腔鬆弛疾病，有很好的預防及治療效果。

　　這種骨盆底肌肉復健運動的目標，就是強化骨盆底肌肉的強度，將脫垂的骨盆腔器官（如陰道、子宮、尿道、膀胱、肛門和直腸等）支撐在正常的解剖位置，並恢復其正常功能。一般來說，門診時筆者都會直接檢查患者會不會做，做得好不好，如果會做，就回家依樣做，躺、站、坐都可以做，最好一天做 1000 次以上。對於不會做或是沒有機會現場學的病人，可以在小便時學習，其作法相當簡單易學，最主要的目標是利用解小便時，學習隨時停止解尿（把小便憋住），來熟悉骨盆底肌肉收縮。若能在解小便時停得住小便，就代表收縮對了肌肉，如此反覆練習解尿、憋尿，即可學會控制骨盆底肌肉的收縮。學

會之後，在日常生活不解小便時，就能隨時隨地隨意，模擬停住尿的動作，來鍛鍊骨盆底肌肉。

　　一般來說，藉由解小便時來練凱格爾運動的學習時間，最好不要超過 2 星期，因為這個學習的動作，與正常的解尿生理相違背（正常解尿時，尿道括約肌和骨盆底的肌肉都會放鬆），為了避免造成逼尿肌與尿道括約肌的不協調，一定不能有長期解尿時忽然中斷小便的動作。此外，凱格爾運動其實就是夾緊肛門，以防止大便解出和屁放出來的動作，如果自己學不來，最好儘速請教醫師，或以物理治療的方式來學習。

▶凱格爾運動可以鍛鍊骨盆底肌肉肌力

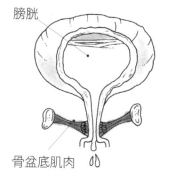

膀胱

骨盆底肌肉

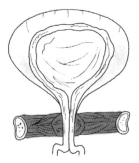

做凱格爾運動前，如果骨盆底肌肉薄弱、鬆弛，就容易發生尿失禁（左）。

時常練習凱格爾運動（每天 1000 次以上）後，骨盆底肌肉變得非常強壯，尿失禁就會痊癒或改善（右）。

如何正確做凱格爾運動

在接生時，常可見到以下情形：醫師或護士要產婦把力量出在肚子上，可是有很多準媽媽卻只會把力量用在脖子上，結果搞得臉紅脖子粗又全身僵硬，肚子卻是軟綿綿的，胎頭當然是一動也不動，孩子生不下來。這就是用錯肌肉的例子！同樣地，在做凱格爾運動時，也有人老是用錯了肌肉，該收縮的不收縮，不該收縮的倒收縮了，只會抬屁股，結果不僅徒勞無功，更讓自己疲憊不堪且充滿挫折感。

到底要怎麼做才正確呢？最重要的就是不能把屁股抬高，其實，不管是做凱格爾運動，還是其他類似的提肛運動等，只要是正確的動作，必然可以感覺到自己會陰部肌肉的抽動，而且腹內肌肉有種上提的感覺。練習凱格爾運動的注意要點如下：

尿意不宜太急

因為我們對骨盆底肌肉的收縮通常不太熟悉，在尿急時多無法控制自如地憋住尿，所以學習做凱格爾運動時尿意不宜太急（就好像車子開太快，會比較難煞車一樣）。

放輕鬆

最好在輕鬆、自然且沒有壓力的環境下練習，一般來說，坐在家中馬桶上，全身放鬆，且兩腿稍微張開，是最佳的練習姿勢。

控制肌肉

凱格爾運動正確與否的關鍵，是在自我訓練時是否能夠正確地控

制肌肉。注意雙腿、腹部與臀部的肌肉都不可以收縮，否則就會無法正確地收縮提肛肌。然後，練習在解尿時，停住（或中斷）小便（持續 3 秒以上）。正確的練習動作，是不會有縮腹、抬臀，或其他人可輕易觀察得到的顯著動作。

適度休息

每次做完解尿、憋尿動作之後，最好休息 10 秒鐘再重複練習，以避免肌肉痙攣而解不出小便。萬一真的解不出小便，也不用著急，只要用熱毛巾或熱水袋敷在小腹上，就能解尿自如了！

凱格爾運動的好處

在門診教導凱格爾運動時，患者常會問這是不是所謂的提肛運動？其實，凱格爾運動不止是一種提肛運動或縮肛運動，它更是會收縮陰道與尿道周圍肌肉的運動！根據骨盆底肌電學研究顯示，不管是我們可隨意控制的外肛門括約肌（控制肛門收縮）、外尿道括約肌（控制尿液流出）或球海綿體肌（控制陰道口收縮），都是同一塊肌肉——恥骨直腸肌分叉出來的肌肉束，所以，只要經由醫師指導，做對凱格爾運動，且勤加練習、持之以恆，都可以訓練、強化上述所有肌肉（括約肌）收縮的力量，達到以下多方效果：

防止骨盆腔鬆弛

老化是婦女尿失禁與骨盆腔鬆弛的主因之一，因此，做凱格爾運動強化骨盆底肌肉，使其恢復原有支撐骨盆腔器官的功能，就可以有效預防尿失禁和其他骨盆腔鬆弛疾病。即使是已罹患尿失禁的婦女，

凱格爾運動也有很大的治療效果，對於尿失禁不嚴重者，只要持之以恆，其治癒率可達三分之二以上。此外，做了陰道膀胱頸懸吊術或其他尿失禁手術的患者，平時也要做保養工作，而凱格爾運動正是骨盆底保養的最佳方法，術後勤做，一定能夠預防尿失禁再發生。

防範產後尿失禁

產後尿失禁常在生產後 1 星期內出現，除了極少數的產婦可能需要做尿路動力學檢查以鑑別診斷外，大多數人（80％以上）都無須做任何處置，治療以凱格爾運動為主，產後 3 個月內常會痊癒，千萬不要在產後有尿失禁時，就去做治療，尤其是做陰道雷射手術。

促進性生活美滿

在骨盆底肌肉群中，有一個「愛的肌肉群」——恥骨尾骨肌（簡稱為「PC 肌肉群」），只要該肌肉群「夠力」，就能享受非常棒的性生活。透過凱格爾運動，正可以鍛鍊該肌肉群與球海綿體肌，增加陰道收縮力量，改善陰道鬆弛，而且無論生產與否，男女雙方都能擁有美滿的性生活。

總而言之，凱格爾運動是每個女人都應該學會的一種運動，透過這種骨盆底肌肉的訓練，可使骨盆底肌肉變得強而有力，不僅能預防和改善尿失禁、骨盆腔鬆弛的症狀，也可以為家庭帶來無比的「性」福哦！

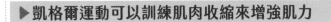

▶凱格爾運動可以訓練肌肉收縮來增強肌力

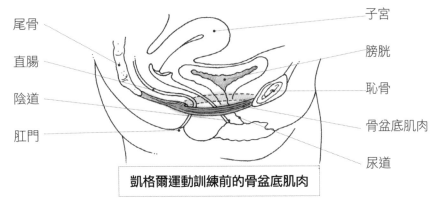

尾骨

直腸

陰道

肛門

子宮

膀胱

恥骨

骨盆底肌肉

尿道

凱格爾運動訓練前的骨盆底肌肉

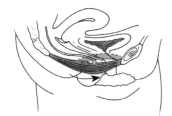

長期做凱格爾運動後,肛門外括約肌、尿道外括約肌和球海綿體肌都會變強壯,而且能夠增強肛門、尿道和陰道的收縮閉合力量。

凱格爾運動訓練後的骨盆底肌肉

瑜伽、倒立或其他運動，
也有凱格爾運動同樣的效果嗎？

　　經常有患者詢問，做瑜伽、倒立或其他的運動，能不能治療尿失禁或骨盆腔鬆弛的疾病（如子宮脫垂等）？這是一個很有趣的問題，但答案卻是否定的，因為尿失禁的患者，在膀胱脹滿且腹壓急劇上升時，就會有尿液滲出，所以，即使是倒立，只要有尿失禁的條件存在，還是一樣會漏尿。試想，我們手捏著一個開口向上且裝滿水的氣球，當捏著開口的手指放開時，難道氣球裡的水就不會流出嗎？況且，倒立時雖然暫時不會有子宮脫垂的下墜感，但我們能整天倒立走路、辦事嗎？畢竟沒有常做凱格爾運動，或施行重建手術的嚴重骨盆腔鬆弛，絕不會因短暫的假像而影響它的鬆弛狀態。所以，在無法改變正常地心引力或重力的狀態和胃腸道對骨盆腔的擠壓下，倒立也絕對無法治療子宮脫垂。

　　在瑜伽術中，或許其中有提肛的動作，可以有益於骨盆腔的鬆弛防治，然而，瑜伽並非等於提肛或是縮肛。所以，要保護骨盆底，並加強骨盆底肌肉肌力，最簡單、最直接、最好的方法還是凱格爾運動，何況只要學會凱格爾運動的提肛動作，不管躺站坐或是走路、做任何事時，隨時都可以做縮肛運動，千萬不要捨近求遠。當然，如果有任何可以一石二鳥的運動，都應該鼓勵。但若因聽說瑜伽能治療尿失禁，而去做瑜伽，就有點扯遠了，畢竟練瑜伽的目的並非治療尿失禁。

　　其他如元極舞中也是和瑜伽一樣，要做縮肛或提肛的動作，但是並非元極舞就是提肛，何況也不知道練舞者做的提肛是否就是正確的提肛運動。所以，要保護骨盆底，也不是只要跳元極舞，而不必做正確的凱格爾運動！

PART 5

附錄

〔附錄1〕
更年期與停經後
女性的泌尿道保健

更年期女性身體的變化

　　據醫學統計，更年期和停經後的婦女，除了會有熱潮紅、夜間盜汗、頭暈、頭痛、心悸（心跳加快）、骨質疏鬆、失眠、焦慮以及憂鬱外；約有50％以上的人，還會有陰道萎縮、乾澀、灼熱和搔癢，性交時感到不適或疼痛，以及頻尿、泌尿道發炎與尿失禁等泌尿生殖道的問題，而這正是停經後婦女最常面臨的困擾。尤其現今人口老化，不久的將來女性的壽命達100歲絕對是常態，因此，對大多數的婦女而言，如何應對停經後長達半世紀以上的健康與這階段的泌尿道問題，絕對是重要的課題。

　　一般而言，泌尿生殖道的困擾，通常是停經後泌尿生殖道老化的結果。而泌尿生殖道之所以老化，是因缺乏女性荷爾蒙所引起。在女性的陰道、尿道、膀胱三角暨相關的骨盆底肌肉與韌帶，都有女性荷

爾蒙的接受器，這些接受器負責調節泌尿生殖器官對荷爾蒙的反應，以維持這些器官的正常機能。然而，女性在步入更年期後，由於荷爾蒙逐漸缺乏，使泌尿生殖道的上皮與皮下組織，出現變薄、變硬等萎縮和老化的現象，所以，陰道、尿道就會缺乏彈性和發生微觀變化，進而衍生各種不適症狀或疾病。

缺乏女性荷爾蒙對泌尿道的影響

　　由於醫學的進步，我們已從傳統治療疾病的年代，邁入積極的預防醫學時代。如今大家都知道，女性荷爾蒙的治療，對於停經後女性老化的預防，具有絕對的重要性。然而，女性荷爾蒙對泌尿生殖道的影響，卻為人避諱而不提。當然，問題絕對不只是如一般所認為：更年期後女性行房時會不舒服或疼痛，是正常的老化現象而已！其實，停經後的婦女若沒有荷爾蒙的治療，也常會對泌尿生殖道造成巨大影響，其中較常見的有：

尿道組織的硬化

　　缺乏女性荷爾蒙，不僅會使皮下組織萎縮（和臉部或全身皮膚乾枯鬆弛）、陰道和子宮退化變小，尿道上皮變薄、結締組織減少，進而使尿道黏膜下血管萎縮與血流減少，尿道就會像用久了的橘色南亞水管般脆脆硬硬的，因此，尿道括約肌就會因關閉不良而導致尿失禁。

陰道酸鹼值的上升

　　荷爾蒙的缺乏，會引起陰道細胞的肝醣減少，以致陰道內正常分

佈的細菌，無法製造足夠量的乳酸與過氧化氫。結果，不僅造成陰道酸鹼值由正常的 pH 值 4 左右上升，也使得陰道內開始孳生大腸桿菌等致病原，從而增加泌尿道感染的機會。據研究顯示，大腸桿菌是膀胱炎最常見的病菌，而 pH 值在 4.5 以下時，陰道內是不易有大腸桿菌生存的。

泌尿道的敏感度會增加

膀胱的容量會因老化萎縮退化而變小，所以容易有頻尿、尿急，而且每次解小便時，會老覺得解不乾淨與尿過後還想再去小便的現象。但是，再去尿時的尿量又都不多，有時還只有一兩滴而已。這種泌尿道過敏的現象，常會隨年齡的增加而變強。而且尿道肉阜（請參見 P.198）也都發生在停經後沒有荷爾蒙治療的女性。

停經後常見女性泌尿生殖道疾病

低雌激素症

會導致陰道酸鹼值上升，而容易有泌尿道感染；膀胱萎縮而致容積變小問題；或因膀胱頸和尿道括約肌收縮能力不良，而有尿失禁的困擾。

尿道症候群

白天可能每 15~30 分鐘就必須上廁所解小便，晚上睡著後也常要起床尿尿 2、3 次以上，所以，此病易被誤認為重複發作的泌尿道感染。

骨盆腔鬆弛

包含膀胱、尿道、直腸與小腸的膨出，以及子宮脫垂或子宮切除後的陰道脫垂（下墜）。

泌尿道感染

神經功能退化,膀胱無力無法有效排空是泌尿道感染的重要原因。這是高齡女性急性細菌性敗血症的最常見原因,而且高齡女性之泌尿道感染的症狀可能只是尿失禁。

尿失禁

包含壓力性尿失禁、急迫性尿失禁(逼尿肌過動)、溢流性尿失禁,與混合型尿失禁等形態。

一般來說,停經後婦女泌尿生殖道疾病所顯現的症狀,常因受影響器官的不同,而有許多變化。其中最常見的,是陰道乾澀、性交疼痛,或小便有灼熱感、夜尿(晚上睡著後要起床解小便)、解小便要用力、尿急、尿解不乾淨、久站後會較頻尿或小腹不適、下體有下墜感或腰痠背痛、咳嗽或打噴嚏或大笑時會漏尿、上廁所時來不及脫褲子尿就流出、便祕與排便不順,甚至是大便失禁等。

更年期與停經後婦女的保健原則

由於醫學的進步,現今人類比古人更容易長命百歲,因此,女性停經時(平均約 51 歲)常只是生命的中點而已。然而,停經後正是身體老化與器官組織急劇退化的開始,所以,如何在人生的後半輩子「活得好」,絕對是最重要的事。

以下,就是對更年期與停經後婦女所做的幾點保健建議:

補充女性荷爾蒙

　　對於更年期和停經婦女來說，女性荷爾蒙的補充治療相當重要。在醫師指示下，適度口服補充低劑量的女性荷爾蒙，不僅可以預防與治療停經後的骨質疏鬆症，也有助泌尿道的保健，特別是對急迫性尿失禁有預防和治療的效果，而對於尿道肉阜的病人，在術後最好要使用雌激素藥膏塗抹陰道。（參見 P.253 PART4 藥物治療「荷爾蒙」）

日常生活的行為治療

　　營養一定要夠，飲食營養要均衡、適量飲水（每小時約100~150cc），並儘量避免喝太多含有咖啡因（此為天然利尿劑）的茶或咖啡等飲料。如果有使用鎮靜劑的習慣，則一定要謹慎依醫師囑咐，才不會影響泌尿道功能（如解尿困難）。此外，也要養成良好的排便習慣，善用「胃腸反射」，以防止便祕時大便阻塞大腸，而影響膀胱排空。此外，年紀愈大胃腸道消化、吸收功能會變差，所以，停經後千萬不可節食、減肥，以免營養不良，而影響身體健康。

適度運動

　　規則且適宜的運動，對身體健康的維護相當重要。停經後的女性，最好選擇溫和且不會傷害膝關節的運動，其中尤以游泳、散步、慢走與踩室內運動腳踏車為最佳運動方式。在下肢不方便運動時，也可以上肢運動替代，有時，即使只是握緊和放鬆雙手拳頭，也是無法行動時不錯的運動替代方式。一般而言，最好每週都要有3~4次30分鐘以上的運動。

慢性疾病患者要控制病情

　　糖尿病患者要做好血糖控制，否則容易造成末梢血管與神經的傷

害，進而引起尿失禁。此外，其他如高血壓等慢性疾病患者，也都要有良好的治療與控制，才能避免中風或泌尿生殖道疾病的惡化，並利於泌尿道疾病的治療。而精神病人也必須監視服用藥物所導致的泌尿道疾病（如解尿困難與無法排空所導致的泌尿道感染和尿失禁），以維護患者的生活品質。

留意泌尿問題

停經後婦女要儘量預防泌尿道感染，對於有尿液滯留、解尿困難或無法解小便者，宜適時做自我導尿；但是，一定要先去看醫師。此外，行動不便的婦女，最好能準備方便且可隨時就近使用的移動式便器（馬桶），來防止因無法及時到達廁所解尿而衍生的漏尿問題。

一有症狀就要及早就醫

上了年紀後，各種器官的功能都開始退化，服用各種藥物的機會也大增，這兩者都有可能造成尿失禁、頻尿或解尿困難等泌尿生殖道疾病。而且，隨著歲月漸增，這些疾病的症狀常會愈來愈嚴重，而其治療也會愈來愈棘手。

因此，停經後婦女在日常生活中，若發生尿液不由自主漏出、頻尿或尿解不出來等異常現象，或有急性泌尿道感染的症狀時，就要儘快去看泌尿婦科醫師，以期早日解決困擾，否則，除了病情常會日益嚴重外，還可能衍生出許多不可收拾的併發症。總之，「預防勝於治療」、「早期診斷，早期治療」，永遠是身體要健康的金科玉律，更是讓銀髮族生活更快樂、更多采多姿的保證！

〔附錄2〕解尿日記

説明：1. 請記錄您的喝水量和小便量，以及當時的時間，並以有正確刻度的容器測量喝水量與小便量。

2. 漏（滲）尿量的估計：只有幾滴記錄為 (1)、沾溼了內褲記錄為 (2)、膀胱皆漏空了記錄為 (3)。

3. 白天指早上起床後到晚上睡著前，解尿時請用藍筆或黑筆記錄；夜晚上床睡著後到早上起床之間，則用紅筆記錄。

* 本表若不敷使用，可自行影印。

解尿日記 _____ 年 _____ 月 _____ 日 星期 _____

時間	喝水量 cc	小便量 cc	漏尿情形			
			活動	漏尿量	急迫感	尿　床

當天小便總量		當天最大量		白天小便次數	
每次小便平均量		當天最小量		晚上小便次數	

時間	喝水量 cc	小便量 cc	漏尿情形			
			活動	漏尿量	急迫感	尿　床

解尿日記 ＿＿＿＿＿ 年 ＿＿＿＿＿ 月 ＿＿＿＿＿ 日 星期 ＿＿＿＿

當天小便總量		當天最大量		白天小便次數	
每次小便平均量		當天最小量		晚上小便次數	

解尿日記 _____ 年 _____ 月 _____ 日 星期 _____						

時間	喝水量 cc	小便量 cc	漏尿情形			
			活動	漏尿量	急迫感	尿　床

當天小便總量		當天 最大量		白天 小便次數	
每次小便平均量		當天 最小量		晚上 小便次數	

時間	喝水量 cc	小便量 cc	漏尿情形				
			活動	漏尿量	急迫感	尿	床

解尿日記 ＿＿＿＿ 年 ＿＿＿＿ 月 ＿＿＿＿ 日 星期 ＿＿＿＿

當天小便總量		當天最大量		白天小便次數	
每次小便平均量		當天最小量		晚上小便次數	

泌尿道病例彩色圖解

呈現有關尿道及膀胱疾病的彩色圖片或許會讓讀者有不同觀感，但仍希望讓讀者更進一步了解疾病，藉以多多注意自己的健康，才能有效預防病變找上門。

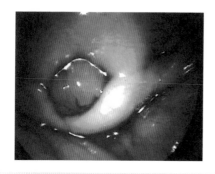

1 尿道肉阜
尿道口凸出的腫塊，和息肉（有長柄）不同。

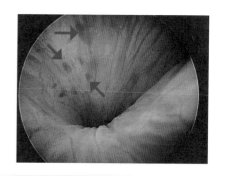

2 正常的尿道
上方的紅點（箭頭所指）就是尿道周圍腺體的開口。

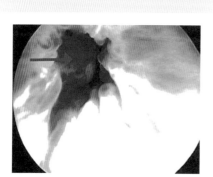

3 尿道腫瘤
右側尿道因為感染，導致腺體出口阻塞，而出現一腫塊（箭頭所指）。

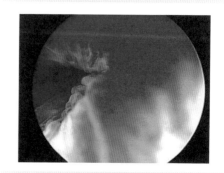

4 尿道炎
發炎時的尿道，有些紅腫充血。

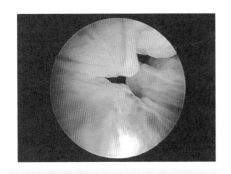

5 尿道息肉
呈指狀凸出物。

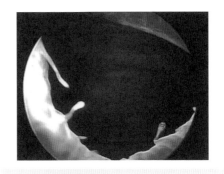

6 膀胱頸息肉
水蜡狀會飄浮的小腫塊。

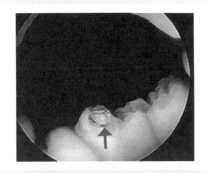

7 膀胱頸纖維瘤
像腫瘤的纖維瘤（箭頭所指）
竟然讓患者長期解尿困難，切
除後就痊癒。

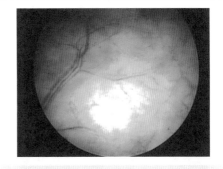

8 正常的膀胱
脹大時表面光滑，沒有紅腫、
充血現象。

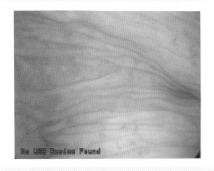

9 正常的膀胱
沒有脹大時表面都是皺褶，如果
膀胱炎，細菌就會躲在皺褶內，
不會被消滅，容易有抗藥性。

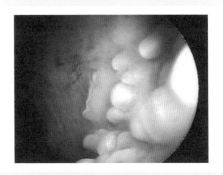

10 膀胱鏡下的陰道
年輕女性的陰道會有正常的皺
褶和顆粒。

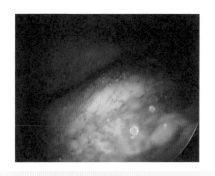

11 膀胱內的黴菌
一點一點的黃色顆粒就是黴菌。

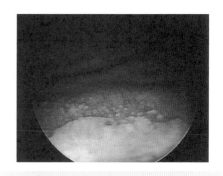

12 膀胱三角扁平上皮化生
可見塊狀與凸出指狀物。

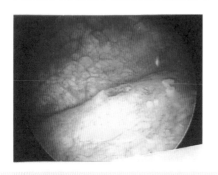

13 膀胱炎
可見血管增生,膀胱壁的上皮紅腫。

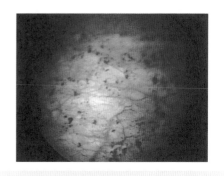

14 間質性膀胱炎
水擴張後,開始可見點狀出血。

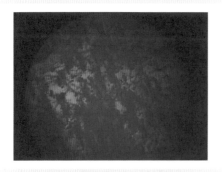

15 間質性膀胱炎
水擴張後,膀胱內到處有出血點,狀似血崩。

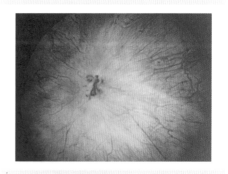

16 間質性膀胱炎
有的病人膀胱壁有潰瘍(稱為Hunner's ulcer),水擴張時會出血。

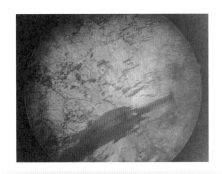

17 間質性膀胱炎

Hunner's ulcer 在水擴張繼續進行時會血流如注。

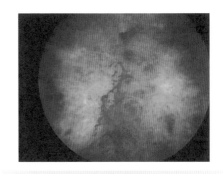

18 嗜伊紅性膀胱炎

急性期時，膀胱內有一串串大大小小似葡萄的塊狀物，並有出血現象。

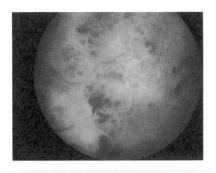

19 嗜伊紅性膀胱炎

膀胱表面有很多出血的小囊狀凸起。

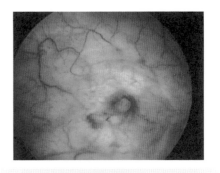

20 嗜伊紅性膀胱炎

痊癒後，原來病灶位置仍可見一充血的囊狀凸起。

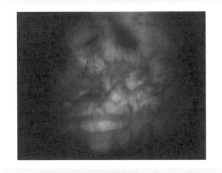

21 放射性膀胱炎

子宮頸癌放射線治療後的膀胱炎，整個膀胱壁都是白色的、硬硬的沒有彈性的樣子。

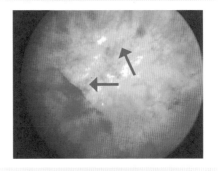

22 結核性膀胱炎

箭頭所指都是癒合後的疤痕。

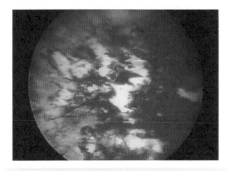

23 結核性膀胱炎
急性期，可見潰瘍出血。

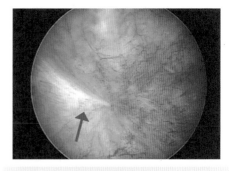

24 結核性膀胱炎
潰瘍癒合後的結疤。（箭頭所指）

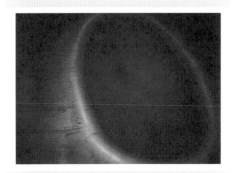

25 膀胱偽性憩室
膀胱壁有窟窿，尿液會滯留在內，患者會解尿困難。

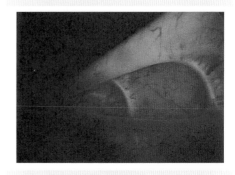

26 膀胱偽性憩室
膀胱內明顯的小樑（肥大的逼尿肌）和其所形成的偽性憩室。

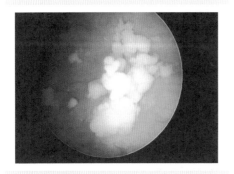

27 膀胱上皮細胞
子宮脫垂造成解尿困難，尿液無法解乾淨，上皮細胞成坨囤積在膀胱內。

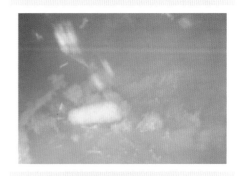

28 三重磷酸鹽晶體
膀胱內的結晶，患者如果有重覆性泌尿道感染，則 10~20％的人會有鹿角結石。

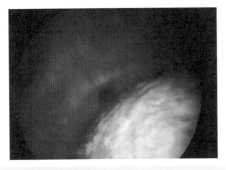

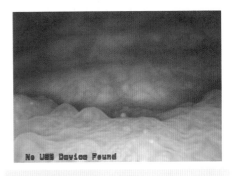

29 膀胱結石
膀胱內的大結石（黃色）。

30 膀胱結石
中、下的白色小球都是結石。

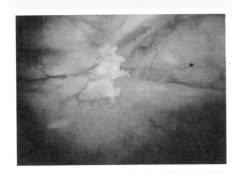

31 膀胱結石
左：膀胱內黃色不規則的結石，發生的位置曾做過電燒
右：到處都有黃色不規則的結石

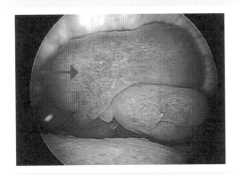

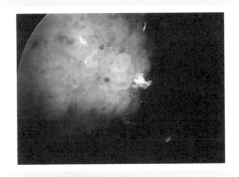

32 膀胱內子宮內膜異位症
箭頭為膀胱內巨大的子宮內膜異位瘤，充血、紅腫、而且每次月經來時都會出血而有血尿。

33 膀胱腫瘤
膀胱癌，呈葡萄狀，表面爛爛的都是膀胱癌的一部分。

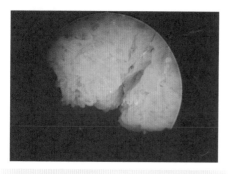

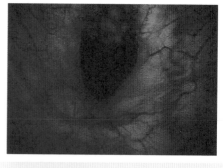

34 膀胱腫瘤
膀胱癌，膀胱炎時細菌會躲在腫
瘤的柵狀物內而不容易治癒。

35 膀胱腫瘤
呈指狀凸出物。

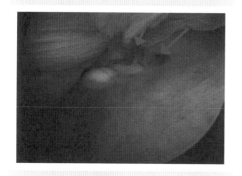

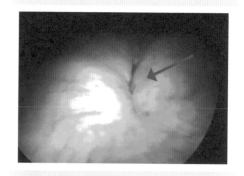

36 膀胱內異物
膀胱內的縫線，箭頭所指都是
婦科手術的縫線。

37 膀胱內異物
膀胱內縫線造成的凹陷，箭頭
所指為縫線拉扯造成的膀胱內
凹陷。

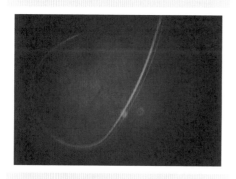

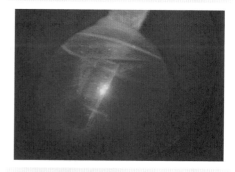

38 膀胱造瘻管
做膀胱造瘻術後在膀胱內的引
流管（Bonanno）。

39 膀胱造瘻管
膀胱內的Argyle-Ingram引流管。

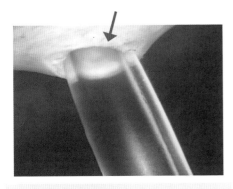

40 膀胱造瘻管

箭頭是造瘻管進入膀胱處，管道若穿到血管，箭頭處會出血。

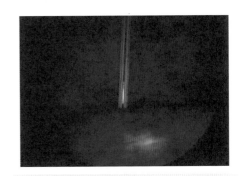

41 膀胱陰道瘻管

內診時，可發現尿液從陰道的瘻管開口流出來，就可以從該洞把一支血管針的套管放入膀胱內。

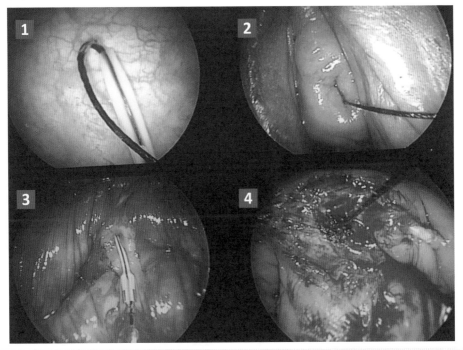

42 膀胱陰道瘻管 (用黑絲線做瘻管管道閉合手術的定位)

1. 從陰道的瘻管開口放入黑絲線到膀胱內做瘻管管道的定位。
2. 從膀胱鏡可看到放入做定位的黑絲線，再從膀胱拉出尿道口外。
3. 陰道內的黑絲線，拉出來後就能和尿道口端的黑絲線共同在手術中，用來做瘻管閉合時瘻管位置的定位。
4. 瘻管閉合手術的縫線必須精確地縫在黑絲線周圍。

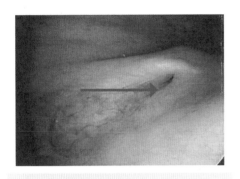

43 左側輸尿管開口
尿失禁術後做膀胱鏡檢查，可看到輸尿管在膀胱的開口有黃色尿液噴出（左側開口）。

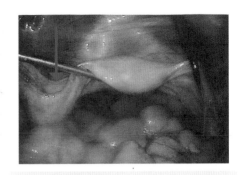

44 子宮脫垂
子宮長期被向下推擠，造成支撐子宮之一的圓韌帶又長又鬆（箭頭，左側）。

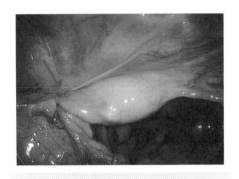

45 子宮脫垂手術
以腹腔鏡從腹膜外用不可吸收線把整條左側圓韌帶固定。

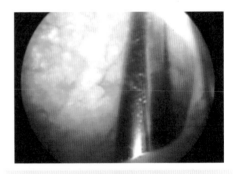

46 TVT 針刺進膀胱
（感謝長庚林益豪醫師提供）

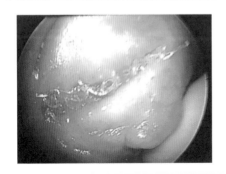

47 陰道網膜外露
用人工陰道網膜做骨盆重建手術，術後陰道傷口癒合不良，造成網膜露出。

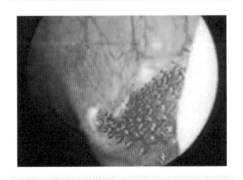

48 TVT 手術
TVT 吊帶移位到膀胱內
（感謝長庚林益豪醫師提供）

泌尿婦科

診治照護全書

Dr. Me健康系列168

泌尿婦科診治照護全書：
頻尿、夜尿、膀胱炎、尿失禁、解尿困難、解尿疼痛健康指南

作　　　者／	謝卿宏
選　　　書／	林小鈴
責任編輯／	潘玉女
編輯助理／	林子涵

行銷經理／	王維君
業務經理／	羅越華
總 編 輯／	林小鈴
發 行 人／	何飛鵬
出　　　版／	原水文化
	台北市民生東路二段141號8樓
	電話：（02）2500-7008　　傳真：（02）2502-7676
	E-mail：H2O@cite.com.tw　部落格：http://citeh2o.pixnet.net/blog/
發　　　行／	英屬蓋曼群島商家庭傳媒股份有限公司城邦分公司
	台北市中山區民生東路二段141號11樓
	書虫客服服務專線：02-25007718；25007719
	24小時傳真專線：02-25001990；25001991
	服務時間：週一至週五上午09:30～12:00；下午13:30～17:00
	讀者服務信箱：service@readingclub.com.tw
劃撥帳號／	19863813；戶名：書虫股份有限公司
香港發行／	城邦（香港）出版集團有限公司
	香港灣仔駱克道193號東超商業中心1樓
	電話：(852)2508-6231　　傳真：(852)2578-9337
	電郵：hkcite@biznetvigator.com
馬新發行／	城邦（馬新）出版集團
	41, Jalan Radin Anum, Bandar Baru Sri Petaling,
	57000 Kuala Lumpur, Malaysia.
	電話：(603) 90578822　　傳真：(603) 90576622
	電郵：cite@cite.com.my

美術設計／	劉麗雪
製版印刷／	卡樂彩色製版印刷有限公司
初　　　版／	2020年7月23日
定　　　價／	480元

國家圖書館出版品預行編目資料

泌尿婦科診治照護全書：頻尿、夜尿、膀胱炎、尿失禁、解尿困難、解尿疼痛健康指南 / 謝卿宏著. -- 初版. -- 臺北市：原水文化出版：家庭傳媒城邦分公司發行, 2020.07
面；　公分. -- (Dr.Me健康系列；168)
ISBN 978-986-99073-4-7(平裝)

1.泌尿生殖系統疾病 2.婦科 3.婦女健康

415.8　　　　　　　　　　　109008505

城邦讀書花園
www.cite.com.tw